不安もパニックも，さようなら

不安障害の認知行動療法：
薬を使うことなくあなたの人生を変化させるために

著

デビッド・D・バーンズ

監修・監訳

野村総一郎

中島美鈴

訳

林　建郎

星　和　書　店

Seiwa Shoten Publishers

2-5 Kamitakaido 1-Chome
Suginamiku Tokyo 168-0074, Japan

when panic attacks

THE NEW, DRUG-FREE ANXIETY THERAPY
THAT CAN CHANGE YOUR LIFE

by

David D. Burns, M.D.

Translated from English

by

Souichiro Nomura, M.D.

Misuzu Nakashima

Takeo Hayashi

監訳者まえがき

本書の著者、デビッド・D・バーンズ氏は世界的な大ベストセラー『Feeling Good』（邦訳『いやな気分よ、さようなら』星和書店、1990）により、うつ病に対する認知療法を世の中に広めた最大の功労者と目される精神科医です。認知療法は多くの研究によりその有効性が科学的に証明され、今やうつ病の治療技法としては標準的なものとなったと言っても過言ではありません。多くのうつ病治療ガイドラインにも組み入れられ、日本でも2010年度から医療保険点数がつけられ、厚労省でもこの技法を身につけるための研修センターが計画されるなどの動きが見られます。また一般の人の間でも認知療法の知名度は高まり、マスコミやネットメディアでも取り上げられることが多くなっています。このような広がりを見せる認知療法の旗頭の一人として、バーンズ氏の存在を挙げることには異論がないでしょう。星和書店でも、これまで『いやな気分よ、さようなら』の他、『フィーリングGoodハンドブック』『もういちど自分らしさに出会うための10日間』などの翻訳を出版してきました。

さて、本書は２００６年に出版されたバーンズ著『When Panic Attacks』の邦訳です。認知療法は本来うつ病に対する治療法なのですが、不安障害の治療としても応用され始めています。それにもかかわらず、不安に的を絞ってきちんと認知療法を扱った患者向け、一般向けの本がありませんでしたが、本書はその最初の一冊として、記念すべき力作であると思われます。ここでは不安障害のいろいろなタイプ、パニック、強迫、心気、全般不安、社交不安など、もれなく、各々の学問的解説というよりも、実際のケースを通して生き生きと、当然ながら様々の治療技法と絡んで述べられています。『いやな気分よ、さようなら』でも示されていた認知療法の古典的な技法ももちろん登場しますが、書き込みやすいようにツールキットという形でまとめて巻末に示されるなど、バーンズ氏の方法も円熟味が増しているように思われます。また本書を一読すると、認知療法が哲学的に深められたように感じられる部分が随所に見られます。仏教的考えとの関係も述べられていますし、第15章では「受け入れの逆説」という表現で、スピリチュアルな観点を加えるなど、かなり東洋的な色彩を帯びています。私個人の考えでは、認知療法はソクラテス的設問を基にすると言われているように、典型的な西欧哲学の色彩が強いように思え、そこが日本人的自我にそぐわない面もあるように感じられるのですが、ここに至って、東洋的考えとの融合が見られるのは興味深いところです。このように多少哲学的な側面もあるのですが、もちろんそれは本書が難解になったことを意味しません。むしろ逆であって、なかなかアメリカ的なユーモアにあふれた表現が随所に見られるなど、楽しく読め、実践できる形式となっています。

いずれにしろ本書は、実際に著者のガイドにしたがって、1頁目からきちんと実践するのも良し。自分に必要な部分だけ、ワークブックとして用いるのも良し。ケースを通して不安障害について知識を得るのも良し。とても一人ではできない、と、専門家の助けを借りる契機となるのも良し。様々の点で有用性がありますし、日常気分記録表を中心に展開される治療風景が目に浮かぶ、という点でも、治療者の勉学ツールとしても役に立つのではないかと思われます。

2011年　吉日

野村総一郎

目　次

はじめに

セルフヘルプ本は、実際に役に立つのでしょうか？　過去15年間、アラバマ大学メディカルセンターのフォレスト・スコーギン博士らは、この疑問に答えるために革新的研究を行いました。その研究では、大うつ病エピソードの治療を希望する60人の患者さんを、無作為に2つのグループに分けました。患者さんたちは全員、精神科医の治療を受けるまで4週間待たなければならないと告げられました。その間、最初のグループには、私の最初の著書、『Feeling Good: The New Mood Therapy（邦題：いやな気分よ、さようなら）』を全員に配り、待機期間中にそれを読むよう指示しました。もう一方のグループの患者さんには、この本を配りませんでした。そして、研究アシスタントがすべての患者さんに毎週電話をかけ、よく用いられる2種類の心理検査を使い、うつ病の変化を追跡しました。

研究者らは、研究結果に驚きました。4週間の待機期間が終了すると、薬物療法や精神療法をまったく受けていないにもかかわらず、『いやな気分よ、さようなら』を読んだ患者さんの

3分の2に、大きな改善あるいは回復が見られたからです。事実、彼らは大きく改善し、その後治療する必要はなかったのです。

一方、『いやな気分よ、さようなら』を配られなかったグループは、改善しませんでした。研究者らは、再度4週間の待機期間を設け、そのグループに『いやな気分よ、さようなら』を配り、それを読むよう伝えました。患者さんたちの3分の2が回復し、その後の治療をまったく必要としませんでした。さらに、『いやな気分よ、さようなら』に反応した患者さんは、今のところ3年間再発せず改善を維持し続けているのです。

これらは、信頼度の低い研究ではありません。精神医学や医学の権威ある専門誌に発表された、専門家が参照する研究報告です。研究者らは、うつ病に悩む患者さんのほとんどには、『いやな気分よ、さようなら』の読書療法を第1選択治療とすべきである、と結論づけました。なぜならこの療法は、一般に薬物療法や精神療法よりも速く効果が現れるからです。さらにまた、この療法は驚くほど費用効果が高く、体重増加、不眠、性障害、依存などの、薬物療法に伴う副作用の問題がまったくありません。

私が『いやな気分よ、さようなら』で説明した療法は、認知行動療法（Cognitive Behavior Therapy：CBT）と呼ばれています。その名の由来は、うつの原因となる否定的思考あるいは「認知」を変える方法や、行き詰まりの原因となる自虐的行動パターンを変える方法を、患者さんが学ぶことにあります。スコーギン博士の革新的研究は、治療薬やセラピストの指導がなくても、セルフヘルプ本を用いた認知行動療法（ＣＢＴ）が多くの人々にとってとても効果的なことをはっきりと示しています。[1]

ＣＢＴがセラピストの指導で行われる場合も有効であることは、数十を超える研究で報告されています。ＣＢＴは、少なくとも短期的には最も優れた抗うつ薬治療と同等に有効で、長期的にはそれ以上に有効です。例えば、最近ペンシルバニア大学病院とヴァンダービルト大学病院の外来で実施された画期的研究では、中等度から重度のうつ病エピソードの患者さん２４０名が、ＣＢＴを受けるグループ、パロキセチン（商品名パキシル）の薬物療法を受けるグループ、プラセボという偽薬をのむグループの、３つの治療群に無作為割付けされ、短期および長期予後が比較されました。その結果は2編の主要な研究報告となって、最も権威ある精神医学専門誌 Archives of General Psychiatry に最近発表されました。[2] ここでも、ＣＢＴは少なくとも短期的に抗うつ薬治療と同等に有効であること、また長期的にはそれ以上に有効との結果が示されました。

ペンシルバニア大学精神医学部の会長を務めるロバート・デルベー博士は、ＣＢＴに長期的効果のある理由を、患者さんが自分で問題や感情を管理するのに必要なツールをＣＢＴが提供する点にあると説明しています。さらに彼は、薬ではなくＣＢＴこそが中等度から重度のうつに悩む患者さんにとっての最適な治療法であるべきと結論づけています。また、「うつ病の患者さんは、薬では解決できないうつ以外の諸問題にまいっていることが多い……認知療法が奏効する理由は、そのような諸問題に対処するスキルが学べるからである」と書いています。[3]

CBTは、不安の治療にも有効であることが示されています。事実、オンタリオ州トロントにあるヨーク大学のヘニー・A・ウェストラ博士とノヴァスコシア州ハリファックスにあるダルフージー大学のシェリー・スチュワート博士は、彼らが各国の文献を概説した中で、以下のように結論づけています。

- CBTは、すべての不安治療におけるゴールド・スタンダード（最もすぐれた基準となる治療法）である。
- CBTは、他の種類の精神療法あるいは薬物療法よりも有効である。事実、薬物療法を併用しないCBTは、それを併用するCBTよりも有効である。[4]

私自身の臨床経験も、以上の結論と矛盾しません。しかし問題は、CBTの読書療法が不安の治療に有効か、という点です。もし、あなたが、対人恐怖、慢性不安、パニック発作、恐怖症、スピーチ不安、テスト不安、心的外傷後ストレス障害、強迫性障害などで悩んでいる場合、この本は役に立つのでしょうか？　いくつかの有望な研究結果から，この本は役立つであろうと言われています。ロンドン大学精神医学研究所のアイザック・マークス博士の研究では，セラピストによる精神療法や薬物療法を併用せずに，CBT技法のみを用いる治療で，多くの患者さんが不安障害を克服できました。『いやな気分よ，さようなら』がうつに悩む人々に効果的であるように，本書が不安に悩む人々にとって効果的であることを私は願っています。しかし，万人に等しく効果をもたらす本，技法，薬はありません。本書で紹介する技法に加えて，思いやりがあり，熟練したセラピストの助けを必要とする人もあるでしょう。そのことを残念に思う必要はありません。どのような場合に，メンタルヘルス専門家の助けを求めるべきでしょうか？　絶対的なルールはありませんが，以下のガイドラインが役に立ちます。

● **あなたの障害の重さはどの程度ですか？**　障害に圧倒されていると感じたり，希望がもてないと感じるのであれば，セラピストによる精神療法はとても役に立つ可能性があります。

● **あなたには自殺衝動がありますか？**　もしあなたに，自分の人生を終わらせたいという衝動があるのならば，決してセルフヘルプのみに頼ってはいけません。緊急の対面介入が必須です。かかりつけのセラピストがある場合，すぐに連絡をとり，相談してください。セラピストがいない場合，いのちの電話（http://www.find-j.jp/）へ電話をかけるか，近くにある病院の救急処置室へ行き相談してください。あなたの大事な命を運まかせにしてはいけません。

●**あなたには殺人衝動がありますか？**　もしあなたが、怒りを感じていて、他人を傷つけたり殺したりする強い衝動がある場合、緊急の介入が必須です。こうした強い衝動をもてあそんではいけません！

●**あなたはどのような問題や障害をもっていますか？**　問題や障害の種類によって、治療の難易度は異なり、ときには薬が必要な場合があります。例えば、強くてコントロールできないほどの気分の高揚や抑うつ気分を伴う双極性疾患（躁うつ病）をお持ちの場合には、リチウムなどの気分安定薬が必要かもしれません。

●**あなたはどれだけ長い間苦しみましたか？**　3～4週間本書の技法を用いても、症状が改善しないのであれば、専門家による指導が有効かもしれません。それは、どんな学習についても言えることです。テニスのサーブが不調な場合、自分でそれを直すことは難しいでしょう。どこに原因があるのか、自分では完全に理解できない可能性があるからです。優れたコーチならば、問題をすぐに診断し、修正方法を示してくれます。

うつや不安に悩まされてきた多くの人々が、今や薬を服用せず迅速かつ効果的な治療を受けて、完全に回復できるようになったのです。現在のあなたが、セラピストの治療を受けているか、薬物療法の治療中か、自分自身で恐怖を克服しようと努力しているかにかかわらず、いずれの場合も本書に紹介する技法はきわめて重要です。あなたの目指すゴールは、単に症状の軽減ではなく、考え方と感じ方の深いレベルでの変化です。

第一部

基礎

第一章　我思うゆえに我恐れる

　ほとんどの人が、不安、心配、神経過敏、恐れ、緊張、パニックなどがどのような感じかを知っています。一般に、不安は不快感の1つに過ぎません。しかし、時としてそれは、私たちの手足の自由を奪い、人生の妨げになります。しかし、幸いなことに感じ方を変えることはできるのです。

　抑うつの治療、そしてすべての種類の不安――慢性不安、気おくれ（シャイネス）、スピーチ不安、テスト不安、恐怖症、パニック発作など――の治療に、薬を用いない強力で新しい治療法が開発されました。治療のゴールは、単に部分的な改善ではなく、完全な回復です。あなたが朝目覚めたとき、恐怖感をもたず、新しい一日と向き合う意欲にあふれ、生きていることはすばらしいと言えるようになることが、私の望みなのです。

　不安は、次のようにさまざまな形をとって現れます。この中に、どれか心当たりはありますか？

●**慢性不安**：家族、健康、キャリア、経済状態などをいつも心配しています。胃の調子は良くなく、何か悪いことが起きるような気がしますが、何が問題なのかはっきりとはわかりません。

●**恐怖と恐怖症（フォビア）**：針、血液、高所、エレベーター、車の運転、飛行、水、蜘蛛、蛇、犬、嵐、橋の上、狭い場所に閉じ込められることなどを恐れます。

●**パフォーマンス不安**：試験、他人の前で演じなければならない時、運動会での競技に参加しなければならない時など、あなたの身体は動かなくなってしまいます。

●**スピーチ不安**：集団の前で話をしなければならない時、あなたはいつも、「自分が震えると皆に変だと思われてしまう。頭は真っ白になるし、恥をさらすだろう。皆に軽蔑されてノイローゼだと思われてしまう」と心の中でつぶやくため、神経過敏になってしまいます。

●**気おくれ（シャイネス）**：社交的な集まりの場で神経過敏になり、自己意識を過剰に感じてしまうあなたは、心の中でこうつぶやきます。「皆魅力的でリラックスしている。でも自分は面白味のない人間だ。自分が人と接するのが苦手でぎこちなくなっていることはばれてしまう。すると変人や負け組だと思われる。こんな変な人間は自分だけなんだ。一体自分の何が悪いのだろうか？」。

●**パニック発作**：突然、恐怖を伴うパニック発作をあなたは経験します。それは、雷のように前ぶれがないように感じられます。発作のたびに、めまいや動悸、指のうずきなどを感じます。あなたはこう心の中でつぶやくでしょう。「私は心臓発作を起こしているに違いない。失神するか、あるいは死んでしまうかもしれない！　呼吸がうまくできない。窒息したらどうしよう！」。あなたは、このまま死にたくないと必死になりますが、不思議なことにパニックは、じきに消え失せてしまいます。あなたは当惑し、おびえ、屈辱を感じます。何が起きたのか、またいつ発作に襲われるのか、あなたは不安になります。

●**広場恐怖：**誰も助けてくれる人がいない場所で、パニック発作のような恐ろしいことが起こるかもしれないと考え、家を離れて1人になるのを恐れます。広い場所、橋の上、群集、食料品店での順番待ちの列、公共交通機関の利用などを恐れるようになります。

●**強迫観念と強迫行為：**心の中から振り払うことのできない強迫的な考えと、恐怖をコントロールするための迷信的な儀礼行為の強迫的衝動に悩まされます。例えば、細菌に対する恐怖と、1日中繰り返し手を洗うことの耐えがたい衝動で、疲れきってしまいます。または、床に就いた後も、何度もストーブの点検に起き上がり、火がきちんと消えているかどうか確認するようになります。

●**心的外傷後ストレス障害：**何カ月前または数年前に起こった、強姦、虐待、拷問、殺人などの、身震いするような恐ろしいできごとの記憶やフラッシュバックにとりつかれ、悩みます。

● **容姿の不安（身体醜形障害：いわゆる醜形恐怖）**：友人や家族が何もおかしなところはないと言っても、あなたは安心できず、自分の容姿がグロテスクあるいは異常と感じます。そしてそう考えることで疲れ切ってしまいます。容姿の不安には、鼻が歪んでいる、髪が薄い、身体の形が異常、などがあります。誰もが自分の容姿を醜いと思うに違いないと強く思い込み、途方もない時間をかけて形成外科医に相談したり、鏡をのぞいて自分の欠点の修正を試みたりします。

● **自分の健康についての心配（心気症）**：疼痛、苦痛、疲れ、めまい、その他の症状を、何軒もの病院をはしごして訴え続けます。自分が何か恐ろしい病気に罹っていることは間違いないと感じますが、医師は異常がないと断言します。2～3日の間、安心しますが、すぐにまた自分の健康に関する強迫観念にとらわれ始めます。

以上あげた恐怖のいずれかに今苦しめられているのであれば、私はあなたにこう質問します。「もし私がそれを克服する方法をあなたに教えることができるとしたら、それはあなたにとってどれ程の価値がありますか？」。ちょっと想像してみてください。明日あなたはスピーチしなければならない、あるいは大事な試験を受けなければならないとします。それでも、今夜は胃がもたれることなく、自信に満ちてリラックスしたまま眠りにつくことができるのです。

仮にあなたが寂しい思いをしていて、対人恐怖に悩んでいるとします。もし自分がどんな状況で誰といてもリラックスでき、自然に振る舞い、有意義な会話を楽しめるようになるとしたら、どの程度の価値がありますか？　もしあなたが、恐怖症、パニック発作、強迫観念や強迫行為に悩んでいて、こうした恐怖を永久に克服する方法を私が教えることができるとしたら、それにはどのくらいの価値がありますか？

こうした目標は、とくに何年も不安や抑うつに悩み続けている人にとっては、とても達成不可能に思えるかもしれません。しかし私は、あなたが薬や長々としたセラピーに頼らず恐怖を克服できると確信しているのです。あなたは、これまでにこのようなことを言われたことがないかもしれません。医師のところへ行けば、脳内の化学的バランスがくずれているので、薬で治しましょう、と言われるかもしれません。しかし、私が臨床経験から得た考えは、最新の研究結果によって裏付けられています。あなたは、薬の助けを借りずに恐怖を打ち負かすことができるのです！[1]　必要なものは、多少の勇気、あなた個人の常識、そしてこの本に書かれている技法です。不安の原因については、多くの学説がありますが、本書ではそのうち以下の４つに焦点を絞ります。

● **認知モデル**：認知モデルは、否定的思考が不安を引き起こすという考えに基づいています。

「認知」という言葉は、単に1つの思考を意味するしゃれた単語にすぎません。不安や恐怖をあなたが感じるのは、その度にあなたが「何か恐ろしいことが起きようとしている！」と考え、自分を信じ込ませてしまうからです。例えば、あなたが飛行機に乗るのを恐れていることとしましょう。自分の乗った飛行機が乱気流に巻き込まれると、「この飛行機は墜落する！」と考えるでしょう。そして乗客が悲鳴をあげる中、飛行機が火の玉となって墜落する様子を想像してしまうのです。あなたの恐怖は、乱気流が原因ではありません。あなたが自分自身に発する否定的「考え方」が原因です。あなたの考え方を変えれば、感じ方を変えることができるのです。

●**曝露モデル**：このモデルは、回避がすべての不安の原因となるという考えに基づいています。言い換えれば、あなたが不安を感じる原因は、恐れている対象を回避していることにあります。例えば、高所に恐怖を感じる人は、はしご、高い山道、ガラス張りのエレベーターを避けているかもしれません。この理論によれば、あなたが逃げるのをやめて、最も恐れている怪物と直面すれば、おそらく恐怖に打ち勝つことができるのです。ちょうどいじめっ子に対して「全力でかかってこい。僕はもうお前から逃げ回るのはやめにしたんだ」と宣言することに似ています。

●**隠された感情モデル**：このモデルは、すべての不安の原因が親切さや優しさにあるという考えに基づいています。不安になりやすい人は、ほとんどすべての場合、対立や怒りなどの否定的感情を恐れ、他人を喜ばせる傾向をもっています。自分が動揺すると、あなたは他人を動揺させたくないために、問題を箒で掃きあつめ、カーペットをもちあげてその下へ隠してしまうのです。あなたのその行動は、すばやく無意識的に行われるので、自分でも気づいていません。そしてその後、あなたの否定的感情は、不安、心配、恐怖、パニック感情などに姿を変えて再浮上します。姿を変えて現れた感情の本当の姿を見極め、あなたにつきまとう問題を解決してしまえば、不安は通常解消します。

●**生物学モデル**：このモデルの根本にある考えは、不安や抑うつは脳内の化学的バランスの不均衡によって生じる、そしてその治療には薬物が必要、というものです。一般に、2種類の薬剤が推奨されます。ソラナックス、ホリゾンなどの抗不安薬、そしてプロザック（日本未発売）、パキシル、ジェイゾロフトなどの抗うつ薬です。あなたを診察する医師は、これらの薬剤のみが、抑うつと不安の真に有効な治療法であり、ちょうど糖尿病患者が血糖値調節に生涯インスリン注射を必要とするのと同じように、これらの薬剤を生涯のみ続ける必要がある、と言うでしょう。

以上、不安の原因と治療に関して、4つの根本的に異なる理論を紹介しました。その中で、どれが正しい理論でしょうか？　認知モデルによれば、あなたは考え方を変えなければなりません。曝露モデルによると、逃げ回るのはやめて恐怖に直面しなければなりません。隠された感情モデルでは、あなたは感情を表現しなければなりません。そして、生物学モデルによると、あなたは薬をのまなければならないでしょう。

これら4つの理論には、それぞれに支持者がいます。私は、最初の3つの理論は正しいと確信しています。そして、認知技法、曝露技法、隠された感情技法を、不安を訴える患者さんすべてに用いています。生物学モデルについては、かなり議論の余地があります。私自身、フルタイムの精神薬理学者としてキャリアを始めた頃は、すべての患者さんに薬物療法を行いましたが、現在は薬物を用いない不安と抑うつの治療法を強く好みます。私の経験上、非薬物療法のほうが、ずっと効果的で、速く効果が現れます。また、苦痛を伴う気分変動を自分で克服するツールを生涯持ち続けることが可能なため、長期的にも優れた療法なのです。

しかし、これは、これらのうちいずれかという選択の問題ではありません。もしあなたとあなたの医師が治療薬を必要と考え、あるいはあなたが抗うつ薬による治療を好むのであれば、薬物療法と精神療法を併用することもできるでしょう。しかし、数百万と言われる、薬によって治癒しない人々や薬物療法を好まない人々にとって、新たな非薬物療法の発展は、吉報に違いありません。その概要をご紹介していきましょう。

認知モデル

認知モデルは、以下の3つの簡単な考えに基づいています。

①あなたの気分は、あなたの考え方次第である。
②あなたが不安なとき、あなたは自分を騙している。不安は、歪んだ非論理的な思考が原因で生じる。それは、心理的詐欺である。
③考え方を変えれば、あなたは感じ方を変えることができる。

かつてフランスの哲学者デカルトは、「我思うゆえに我あり」と言いました。本書の技法は、これとほんの少し違う考えに基づいています。つまり、「我思うゆえに我恐れる」です。言い換えれば、あなたの思考または認知が原因で、不安は生まれてくるのです。

例えば、あなたは今この文章を読んで、何らかの思いや考えをもっていることでしょう。「またこの手のバカバカしい自己啓発本か。こんなのは詐欺だ！」とあなたが考えているのなら、失望や苛立ちを感じているか、腹を立てているかもしれません。

あるいは、こう考えているかもしれません。「この本が私の助けになるはずがない。私の悩みはもっと深刻だ」。もしそう考えているのであれば、落胆と失望を感じているかもしれません。あるいは、「おや、この本はおもしろそうだ。しかも、もっともなことが書いてある。もしかすると役に立つかもしれない」と考えているのなら、おそらく興奮や好奇心をあなたは感じていることでしょう。

いずれの場合も、「体験した出来事」は同じです。読者のみなさんは、同じ本を読んでいます。あなたが読んだ内容の感じ方は、この頁に書かれてある言葉からではなく、すべてあなたの考え方から生じているのです。

私たちは、身の回りに起こる出来事を、絶え間なく解釈し続けています。しかし、それが無意識に行われるために、私たちはそれに気づいてはいません。思考は私たちの心の中をよぎって流れて行くだけですが、それは肯定的そして否定的な強い感情を作り出す力をもっています。

認知療法(注)は、思考または認知の種類によって作り出される感情の種類も異なるという考えに基づいています。ペンシルバニア大学医学部のアーロン・ベック博士は、これを「認知的特異性理論（Theory of Cognitive Specificity）」と呼びました。例えば、悲しく憂うつな気分を感じているのであれば、あなたは、心の中で愛する人を失ってしまった、自尊感情にとって重要な何かを失ってしまった、とつぶやいている可能性があります。もし罪の意識や恥ずかしさを感じているとすれば、自分は悪い人間だ、自分の個人的価値を傷つけた、と心の中でつぶやいているかもしれません。絶望を感じているのであれば、状況は決して変わらないだろう、と心の中でつぶやいているかもしれないのです。そして怒りを感じているのであれば、誰かに不当な扱いを受けた、誰かが自分を利用しようとしている、あるいは、あいつは自己中心的なまぬけだ、と心の中でつぶやいているかもしれません。

不安、心配、パニック、恐怖についてはどうでしょうか？　こうした感情に結びつく思考には、どのような種類があるでしょうか？　読み進む前に、あなたの考えをここに書き出してください。あなたは、本を読みながら記入することには慣れていないかもしれません。しかし、私の目標は、あなたと考えを共有することだけではありません。私はあなたに、人生を変えることができる新しいスキルをいくつか学んでもらいたいのです。もし、どんな思考が不安や恐怖をかきたてるのか見当がつかないのであれば、推測でかまいません。あなたの答えが間違っていたとしても、この練習であなたの思考回路は活性化されます。推測して答えを書いたら、先へ読み進んでください。

（注）認知療法と認知行動療法は同じ意味です。これらの用語は、本書をつうじ互換性をもって使われます。

答え

不安、心配、パニック、恐怖などを感じるとき、あなたは心の中で、今自分が危険な状態にある、そして何か非常に悪いことが起きつつある、とつぶやいています。例えば、今あなたがパニック発作を起こしつつあるとしましょう。あなたは心の中で自分がコントロールできなくなって、発狂する寸前にある、とつぶやいているかもしれません。あなたが自動車の運転に恐怖を感じるのであれば、体が凍りついたように固まってしまい、車はコントロールを失って、ひどい事故が起きるだろう、と思い込んでいる可能性があります。

ひとたび不安を感じ始めると、あなたの否定的思考と否定的感情が互いを強化する悪循環に陥ります。破滅的思考が不安と恐怖の感情を作り出し、これらの感情は、さらに否定的感情を作り出すきっかけとなります。自分に向かって、「どうしよう、こわい。本当に危険な状況にいるに違いない。さもなければ、これほどの恐怖に襲われるはずがない」とつぶやきます。

何かを心配したり神経質になったとき、心の中にはどのような思考が押し寄せてくるだろうかと自問してみると、あなたの感情を引き起こす恐ろしいメッセージを探し出すことができます。それらの思考は、まったく真実であるかに思えます。しかし、それは真実ではありません。不安を感じるとき、あなたは文字どおり真実ではないことを心の中でつぶやいているのです。

この点が、神経症的不安と健全な恐怖を分ける大きな違いの1つです。神経症的不安と健全な恐怖は、いずれも原因はあなたの思考にあります。しかし、健全な恐怖を引き起こす思考は、歪んでいません。健全な恐怖は、危険の妥当な知覚から生まれます。そして、健全な恐怖は治療を必要としません。あなたが本当に危険な状況にあるとき、多少の健全な恐怖をもつことは、自分の生命を救うかもしれないのです。対照的に神経症的不安は、なんら有益なはたらきをしません。その理由は、それが真実の脅威とは無関係だからです。こうした感情の原因となる思考は、常に歪んでいて非論理的なものです。

32頁にあげた「思考の歪みチェックリスト」には、不安、抑うつ、怒りなどの感情を引き起こす10の歪みが挙げられています。それらの思考の歪みは、あなたが不安な時の思考と似ていることに気づくことでしょう。これらの歪みのいくつかは、とくに不安、心配、内気、パニックを感じるときに一般的に見られます。それらは、以下を含んでいます。

●**先読みの誤り**：あなたは心の中で、何か恐ろしいことがこれから起きる、とつぶやいています。例えば、高所恐怖症のあなたがハシゴの最上段に立っているとすれば、おそらく心の中で「これは本当に危ない。落ちるかもしれない」とつぶやくでしょう。あなたが対人恐怖症であれば、パーティで誰かと話しているとき、「私は、何かバカげたことを言って笑いものになるに決まっている」と心の中でつぶやいているかもしれません。

●**心の読みすぎ**：納得できる証拠がないにもかかわらず、他人があなたを批判し、あるいは見下していると自分で決めつけます。カリフォルニア大学バークリー校で大学院課程に編入したキャリーは、手続きで問題が生じていると聞き、不安になりました。なぜならそのとき彼女は、「たぶん私は歓迎されていないんだ。ここは私にとって本来の居場所ではない」と心の中でつぶやいていたからです。しかし、問題の原因はすぐに明らかになりました。その日遅くに分かったのですが、実は、彼女の指導教官が、キャリーを大学3年生ではなく2年生の授業の補助教員に変更していたのです。しかし彼女は傷つき、不安になりました。今度は、「たぶん彼が考えていたよりも私は優秀ではないことが分かったから、より程度の低いクラスの担当にしたのだ」と心の中でつぶやいていたからです。

●**過大解釈**：ある状況の危険性を誇張して考えてしまいます。ある男性が、髭剃りの最中に皮膚を傷つけてしまい、「あれっ？　ひどい出血だ！　白血病じゃないだろうか？」と心の中でつぶやき、心配になります。彼はこの恐怖をぬぐい去ることができず、かかりつけの医師に、直ちに検査してほしいと訴えました。もちろん、検査結果に異常はありませんでした。

●**感情的決めつけ**：ものごとをどう感じているかによって決めつけてしまいます。「私はおびえているから、何か危険が迫っているに違いない」、あるいは「今にも発狂しそうな気がするから、これから気が狂うに違いない」と、心の中でつぶやきます。

●**「すべき」思考**：「私は、こんなに不安を感じたり、人と接するのを恐れたりすべきではない。普通の人はそんな感じ方をしないものだ」と心の中でつぶやきます。

●**レッテル貼り**：「愚か者」、「ノイローゼ」、「失敗者」などのレッテルを自分に貼ります。

●**自己非難**：自分が不安を感じている事実も含め、あらゆる欠点や不十分な点をつかまえて、自分を責め立てます。

以上あげた歪みの中に、思い当たるものはありましたか？　聞き覚えのあるものがあれば、それは良いことです。なぜなら、あなたの考え方を変えれば、感じ方を変えることができるからです。歪んだ思考の誤りをみつけることができれば、あなたの恐れは消えていきます。

かつて私は、不安に悩むある弁護士を治療したことがありました。ロサンゼルスで一、二を争うほど優秀な法廷弁護士のジェフリーは、長年の輝かしいキャリアを持っており、定年間際になって、私のセラピーを受けにきました。それまでのキャリアの中で、彼が敗訴した事件は1件のみでした。しかし、その大きな成功にもかかわらず、ジェフリーは人生に本当の幸せを見出したことはありませんでした。彼は常に心配し、緊張を緩めることができなかったのです。彼につきまとう否定的思考の1つは、「もし法廷で敗訴したら自分はどうなってしまうだろう？　きっと悲惨な目に遭うに違いない！」というものでした。

ジェフリーは、訴訟に負けることを恐れるあまり、とりつかれたように働きました。週7日、目覚めている時間はすべて仕事に費やしました。リラックスすることも楽しむこともできないからと休暇さえ返上し、代わりにその間始終仕事をして過ごしました。ジェフリーの人生は、仕事と心配の単調な繰り返しになりました。そのため彼は、自分が心の平穏と幸福を1分たりとも感じることなく人生を終えるのではないか、と恐れていました。

ジェフリーには、数多くの治療薬の服用経験と、35年間におよぶ精神分析の受療歴がありました。しかし、それらによって、彼の不安感を消すことはできませんでした。彼の理解するところでは、5歳の頃に妹が脳炎で亡くなったことに原因の一端があるようでした。精神分析医の1人が、彼の不適応感は、おそらく彼女の死に対する罪責感から生じているのではないか、と言ったのです。その分析医は、両親が妹をかわいがることに腹を立てていたジェフリーが、しばしば妹の死を願っていたことから、心の奥深くで自分を責めている可能性を提起しました。もちろん、妹の死にジェフリーは何の責任もありません。しかし、彼は彼女への嫉妬心を思い出すことはできました。

不幸なことに、この洞察は何の改善ももたらしませんでした。心の中でジェフリーは、依然として自分が「悪い」人間と感じていたのに、彼の分析医はその問題の克服方法を決して示そうとはしなかったからです。ジェフリーは、その感情が合理的ではないと知りつつ、自分は汚れた恥ずべき人間であり、周囲の人々が彼の本質を見抜いたとしたら、誰もが彼を拒絶するだろうという考えを拭い去れずにいました。そのため彼は自分の感情を隠し、皆に良い印象を与えるために全力を注ぐ人生を送ってきたのです。彼は一生懸命勉強し、UCLAのロー・スクールでは首席になり、そして著名な弁護士となりました。

ジェフリーは、法廷ではトラのように勇猛との評判をとり、大企業を相手にいくつもの環境汚染問題を独力で手がけ、常に勝訴してきました。彼は、敵にまわすと非常にこわい存在として恐れられていました。しかし、法廷外では、あらゆる状況で極端なぎこちなさと不安を感じていました。彼の秘書、妻、そして娘たちは、いつも彼に親分風を吹かせていました。彼は拒絶を恐れ、彼女らの要求に意気地なく従っていたのです。

私は彼に、「そうしたらどうなるか」技法を提案しました。これは、不安の原因となる思い込みや幻想の特定に役立つ技法です。私たちは、「もし私が法廷で負けたら、悲惨なことになる」というジェフリーの思考から始めました。私たちの対話は、次のように進みました。

デビッド「ジェフリー、例えばあなたが法廷で敗訴したと仮定しましょう。そうすると、どんな結果が生じますか？　あなたがもっとも恐れているものは何ですか？」

ジェフリー「そのニュースが広まって、皆が私の敗訴を知ることになるでしょうね」

デビッド「それで、もし皆があなたの敗訴を知ったらどうなるのですか？　予想される最悪の結果はどうなりますか？」

ジェフリー「皆が考えていたほど私は優秀ではないことが知られてしまって、私への依頼がストップするでしょうね」

デビッド「わかりました。それでは、皆が弁護の依頼をやめたとしたら、どんな結果が起きると思いますか？」

ジェフリー「私は破産するでしょう」

デビッド「もちろん誰も破産などしたくありません。でも私が知りたいのは、破産があなたにとってどのような意味をもつかという点です。どんなことになると思いますか？　あなたは何をもっとも恐れますか？」
ジェフリー「そうなれば、もはや妻と娘たちからの愛情が得られなくなります」
デビッド「それから？」
ジェフリー「彼女らは私のもとを去って行くと思います。私は文無しで1人ぼっちになってしまう」
デビッド「それからどうなると思いますか？　あなたがもっとも恐れているものは何ですか？どんなことを想像しますか？」
ジェフリー「最後にはホームレスになって、ロサンゼルスの街をうろつきながら暮らすことになるでしょうね」

ジェフリーは、歩道に座り込んで物乞いしているところへ、自分がかつて勝訴した相手方の弁護士たちが、2000ドルくらいしそうなスーツを身につけ、集団で歩いてくるところを想像しました。彼らはジェフリーを一瞥し、蔑んだ口調でこう言います。「おやおや、あの凄腕のジェフリーじゃないか。見ろよ、ひどい落ちぶれようだ。なんて負け犬だ」。ジェフリーは、こうした恐怖が不合理なことを理性では分かっていても、感情的にはその危険が現実に起こりうると信じていました。彼は自分が失敗したら、皆から見下され、見捨てられてしまうだろうと確信していたのです。

30頁には、23項目のよくある自虐的信念をリストにあげました。そこにあげたのは、不安、抑うつ、対人関係での対立などの際に私達を苦しめる態度や信念です。リストを読んで、ジェフリーの自虐的信念を同定できるか試してみてください。彼の最初の思考は、「もし私が法廷で負けたら、悲惨なことになる」というもので、最終的には、彼が1人ぼっちの惨めなホームレスになるという思い込みです。この幻想から、あなたは彼のどのような自虐的信念を同定しますか？　あなたの考えをここに書き出してください。

答え

①

②

③

④

私がジェフリーの自虐的信念として同定したのは以下のとおりです。

- **業績の完全主義**：ジェフリーは、決して失敗やミスを犯してはならないと思い込んでいます。
- **自己認識の完全主義**：彼は、自分が自らを批判するのと同じように、他人も彼を厳しく批判すると思い込み、達成した業績で皆に好印象を与えなければならない、さもないと皆から拒絶されるだろうと考えています。人々が彼を、欠点のある傷つき易い人間として受け入れ愛することなどできるはずはない、と思い込んでいます。
- **達成への依存**：ジェフリーは、達成した業績に自己価値の基礎をおいています。自らが達成した業績は偉大でなければならず、さもなければ無意味も同然と彼は考えています。
- **承認への依存**：彼の自尊感情は、皆からの承認を得ることを前提に成り立っています。
- **拒絶への恐怖**：ジェフリーは、1人でも彼を拒絶する人がいたら、彼の人生は貧困と惨めさに支配されてしまうと思い込んでいます。
- **他者を喜ばせる**：ジェフリーは、彼自身のニーズや感情を犠牲にしても、同僚や家族の要求を常に受け入れなければならないと思い込んでいます。
- **無価値感／劣等感**：ジェフリーは、自分に生まれつき欠点や欠陥があると思い込んでいるように見えます。そのため、常にそれらを隠したり、自分を実際以上によく見せたりしようとします。

● **他者の自己愛への過敏性**：ジェフリーは、彼が大切に思う人々は皆他人を操るのがとても巧みで、仕事の上での要求が非常に厳しいと思い込んでいます。

● **山火事の誤り**：ジェフリーは、すべての人間がクローンのようにまったく同じに考え、行動すると考えています。もし1人の人間が彼を見下したとすると、たちまちその事実が広まって、誰もが彼を見下し、見捨てると思っています。

● **スーパーマン**：ジェフリーは、常に勝訴し決して敗訴してはならないと思い込んでいます。

ここまで見てきて分かるように、ジェフリーは、達成した業績にもかかわらず、彼自身をあまり高く評価していません。彼は自分が悪い人間で、愛されない存在と内心考えています。同時に彼は、自分の家族や同僚のこともあまり高く評価していないのです。ジェフリーが想像する世界は、少しでも欠点を見せたら彼に背を向けてしまう、批判的で要求の厳しい人々であふれています。彼が不安になるのも無理はありません！

追って私は、あなた自身の自虐的信念を同定するための、「そうしたらどうなるか」技法を含むさまざまな手法の用い方を説明します。30頁のリストを読んだだけでも、あなたはすでにいくつか同定できたでしょう。思い当たる項目番号に○印をつけてください。こうした洞察はあなたの好奇心をかき立てるかもしれませんが、私たちの目標はそれよりももっと大きなものです。私たちは、本能レベルでの本物の変化を求めます。ジェフリーが長年とらわれてきた罠から抜け出し、求め続けても得られなかった喜びと自尊感情をもつためには、私たちにどんな支援ができるでしょうか？

ジェフリーを治療している間に、彼は実際に敗訴を経験しました。彼のキャリアをつうじて、それは2回目となる敗訴でした。その訴訟は、彼が友人への好意から無料で弁護を引き受けた小さな事件で、被告は実際に罪を犯していました。それでもジェフリーは恥ずかしさと不安を感じて、誰にも敗訴を知られたくないと望んでいました。

この出来事は、私たちにとって願ってもない好機となりました。私は、失敗が原因で背を向けるというジェフリーの思い込みを、テストするつもりはありませんかと彼にたずねました。当時彼は、カリフォルニア州弁護士会の会長を務めていました。私は、次の弁護士会の会合に索引カードを上着のポケットにしのばせて参加するよう提案しました。彼が会合で会う優秀な同僚10人に、自分が敗訴したことを告げて反応を見る実験です。会話が終わるごとに、同僚が肯定的、否定的、またはどちらでもない中立的の、いずれの反応を示したかを索引カードにメモするのです。そうすることで、彼がパーフェクトではないことを知った同僚らが、果たして彼を軽蔑するかどうかを判断します。

ジェフリーは、この実験を非常に嫌がりました。彼はとても不安になったのです。しかし、彼は長年悩んでおり、ありとあらゆる解決法を試していたので、最終的には実験に同意しました。

ジェフリーは、実験の結果にショックを受けました。彼は同僚10人に、法廷で敗訴したことをあえて伝えてみると、その内の5人は彼の発言などまるで聞かなかったかのように振る舞った、とその翌週の面接で彼は言いました。その代わりに、彼らは自分のことを話すことに熱中していたそうです。

この結果は、彼にとって救いでした。ジェフリーは、思考の歪みチェックリストの6番目の項目に自分が該当していたことを発見したと報告しました。それは、過大解釈と過小評価です。彼はそれまで、他人の目に映る自分の重要さを過大視し、多くの弁護士の自己愛がいかに強く、自己中心的であるかを軽視していたと言いました。自分がそれほど重要ではないことを発見したことで、彼は救われたのです。

残りの5人の同僚弁護士の反応は、さらに彼を驚かせるものでした。彼らは、ジェフリーが予想していたように背を向けはしませんでした。それどころか、心を開いて彼の話を聞いてくれたのです。彼らは、ジェフリーでさえも時には負けることがあるのは救いだ、と言いました。

そして、最近彼らが敗訴した例について洗いざらい話し始め、夫婦間の対立や子供たちとの問題までも彼に打ち明けたのです。ジェフリーは、同僚たちに初めて親近感を抱いたと言いました。やっと自分が他人に与えることのできる何かをもっていることを感じた、と彼は言いました。

ジェフリーは、真実がいつもの思い込みとは正反対であることを発見したのです。それまでは、常に自分の弱さと傷つきやすさを努めて隠そうとしていました。なぜなら、それが非常に恥ずべきことと考えていたからでした。彼のもつ富、能力、成功にもかかわらず、ジェフリーは周囲の人々と実際に親しくなったことはなく、心の平穏や幸せを感じたことはありませんでした。結果的には、彼の人間的で脆弱な面が、大きな資産となったのです。

私はこれを、受け入れの逆説と呼んでいます。これは、認知療法の一技法ですが、その考えは、多くのスピリチュアルな伝統の中核でもあります。例えば、キリスト教会の初期の中心人物に、聖パウロがいます。彼は、「肉体に与えられた棘」に悩んでいました。聖書学者らには、この弱点の正体が何であるかは分かりません。今までの推測では、双極性疾患（躁うつ病）、性的錯乱、吃音症などがあげられています。聖パウロは、彼の肉体からこの棘を抜いてくれるよう神に祈りました。しかし、神はその祈りを無視しました。最後に聖霊が現れ、聖パウロにこう告げました。「私の恵みはあなたにとって十分である。なぜなら、あなたの弱点に私の強さは完全に現れるからである」。

ジェフリーは、成長期にこの教えをいつも耳にしていたものの、その意味を理解することはなかったと言いました。彼は、弱点が強さであるという考えをいつも理屈に合わないと考えていて、決してそれを信じたことはなかったと言いました。しかし、今突然に、彼はその一節の意味を理解したのでした。実際には、彼の「弱点」が彼の最大の強みであり、彼の「強さ」がそれまでずっと彼の弱みだったのです。そのため、彼が表現しようと努めてきた強さである、完璧な外見、しゃれた洋服、法廷でのめざましい勝利などが、心の平穏をもたらすことは決してありませんでした。彼の弱さ、すなわち常に隠そうとしてきた不安や自信喪失が、他人との連帯を初めて可能にしたのです。

その回の面接まで、私はジェフリーと一緒にいて彼を心安く感じることはありませんでした。私は彼を尊敬していましたが、同時に威圧感も感じていました。彼は高価そうなスーツを身にまとい、面接を始めるときは毎回丁寧に会釈をしました。メモを毎回細かくとり、終了前に必ず面接内容を要約してから帰って行きました。そして次回の面接には、タイプアップした詳細な要約を見せて、私の承認をとりました。その内容は、まるで法律関係の書類のようでした。ときどき、彼は私を告訴するつもりではないかと疑ったほどです。しかし、彼が実験で突破口を開いたとき、突然彼は人情味があり、足が地についた人間に見え始めました。彼がより好ましい人物になったことに私は気がついたのです。

認知療法で私がとても気に入っていることの1つは、それがスピリチュアルな信念を補完することです。あなたの宗教的志向がどのようなものであれ、回復したときには、突然あなた自身のスピリチュアル・ルーツがより深く理解できるようになります。このことは、あなたが宗教的ではなく、神の存在を信じていなくてもあてはまります。私たちは誰でも、圧迫感や不安、または解放感や喜びの源泉となる価値と信念を、それぞれがもっています。

私たちは、ジェフリーの変容を仏教徒の観点から容易に考察することができます。仏教には、私たちの苦悩の原因は、現実から生じるのではなく、現実についての判断から生じるという教えがあります。仏教徒は、成功や失敗、強さや弱さなどというものは、実際には存在しないと教えられるのです。こうしたものは、私たちが経験を判断するために用いるレッテルであり、これらのレッテルは、判断を迷わせ、有害なものとなる可能性をもちます。事実、レッテル貼りは、思考の歪みチェックリストの9番目にあげられていて、抑うつ、不安、激怒などの潜在的な原因となります。

当初、仏教徒の教えは、ナンセンスに聞こえることがあります。仏教徒の語る内容は、容易に理解できないことがあるのです。成功は成功であり、失敗は失敗です。強さは強さであり、弱さは弱さです。これ以上明らかなことがあるでしょうか？　しかし、劇的な個人的変革を経

よくある自虐的信念のリスト

達　成
1．業績の完全主義：私は決して失敗したり誤りをおかしてはならない。 2．自己認識の完全主義：私に欠点があったり、傷つきやすかったりしたら、誰も私を愛し受け入れてくれない。 3．達成への依存：私の人間としての価値は、達成した業績、知性、才能、社会的地位、収入、容姿などに左右される。
愛　情
4．承認への依存：自分が価値ある人間であるためには、全員の承認が必要だ。 5．愛情への依存：私は、愛されていなければ幸せや満足を感じることができない。 6．拒絶への恐怖：誰かに拒絶されるということは、私自身に何かまずいところがあるに違いない。1人ぼっちでは、私は惨めで無価値な人間と感じる。
服　従
7．他者を喜ばせる：私は、自分がみじめになっても、常にあなたを喜ばせなければならない。 8．対立への恐怖：互いに愛し合っている人間同士は決してけんかをしたり口論したりしない。 9．自己非難：私の対人関係上の問題は、自分に落ち度があるにちがいない。
過度な要求
10．他者非難：私の対人関係上の問題は、常に他人に落ち度がある。 11．全能感：あなたは私を、常に私の希望どおりに扱うべきである。 12．真実：私は正しく、あなたは間違っている。

抑うつ
13. **絶望感**：私の問題は決して解決されないだろう。私は決して本当の幸せや満足を感じることはないだろう。
14. **無価値感／劣等感**：私は基本的に無価値で、欠陥があり、他人よりも劣った存在である。
不安
15. **感情の完全主義**：私は常に幸せを感じて、自信にあふれ、自分をコントロールしなければならない。
16. **怒りへの恐怖**：怒りは危険であり、どんな代償を払っても回避すべきである。
17. **否定的感情への恐怖**：私は決して、悲しみ、不安、不適格、嫉妬、傷つきやすさなどを感じてはならない。私は感情を隠すべきで、他人を動揺させてはならない。
18. **他者の自己愛への過敏性**：私が大切に思う人々は皆、要求が厳しく、他人を操るのがとても巧みで、力がある。
19. **山火事の誤り**：すべての人はクローンのようにまったく同じに考えるものだ。もし1人の人間が私を見下したとすると、たちまちその事実が広まって、誰もが私を見下し始める。
20. **スポットライトの誤り**：他人と会話するのはスポットライトを浴びながら演技するようなものだ。もし私が洗練され機知に富んだ興味深い人物との印象を与えられないと、私は人々から好かれることはない。
21. **呪術思考**：私が十分に心配すれば、すべてはうまく行く。
その他
22. **低い欲求不満耐性**：私は苛立ってはならない。人生はいつもゆったり過ごさなければならない。
23. **スーパーマン／スーパーウーマン**：私はいつも強くなければならない。決して弱くあってはならない。

思考の歪みチェックリスト

1. **全か無か思考**：ものごとを黒か白かの二者択一的に見る思考。完全な成功でない限り、それはあなたにとって完全な失敗となる。
2. **一般化のしすぎ**：1つの否定的なできごとを、「いつもこんなふうになる」または「決してうまく行ったことがない」のように一事が万事式に捉える思考。
3. **心のフィルター**：ビーカーの水にインクを一滴落とすような見方。マイナスのことばかりくよくよと考えて、プラスのことを無視する思考。
4. **マイナス化思考**：自分の達成した業績やプラスの資質が、大したことはないとみなす思考。
5. **結論への飛躍**：事実に裏づけられていない結論に飛躍する思考。
①心の読みすぎ：明確な証拠もないのに、他人の自分に対する言動を否定的に捉える。
②先読みの誤り：何か悪いことが起きると心の中でつぶやく。「来週の試験では、大失敗することが自分にはわかっている」。
6. **過大解釈／過小評価**：度を越えた物事の誇張や、重要性の過少評価。これは「双眼鏡のトリック」とも呼ばれる。一方から覗くと欠点がエベレストのように大きく見え、他方から覗くと自分の強さや長所がほとんど見えなくなる。
7. **感情的決めつけ**：「私は不安だから、きっと危険が迫っているに違いない」、あるいは「自分が失敗者のように感じるから、きっと本当に失敗者だ」などのように、自分の感じ方から推論する。
8. **「すべき」思考**：「すべき」「すべきではない」「しなければならない」という言葉で自分や他の人々を批判する。（例：「こんなに人見知りして神経質になるべきではない」）
9. **レッテル貼り**：ある欠点や間違いが自分そのものであるという思い込み。「私は間違ってしまった」ではなく、自分に「失敗者」というレッテルを貼ってしまう。一般化のしすぎの極端な形。

10．**非難**：問題の原因を正確に突き止めることをせず、自分あるいは他人を非難する。
①個人化：あなたが犯したミスについて、自分が完全な責任を負っていないのに自分を容赦なく非難する。
②責任の押しつけ：問題にかかわった自分の責任を否定して、他の人々を非難する。

験すると、あなたは突然ものごとをずっと深いレベルで理解するようになります。ジェフリーは、法廷で敗訴しました。その経験は、本当に彼が堅く信じていたような「失敗」でしょうか？　それとも、彼にはずっと捉えることのできなかった、心の平穏と喜びの入り口だったのでしょうか？

曝露モデル

前の章では、ジェフリーの劇的な回復の例を挙げて、考え方を変えれば感じ方を変えることができるという認知モデルの説明をしました。曝露モデルは、作用の仕方が異なります。あなたが不安を感じるとき、常にあなたは恐れている何かを避けているのです。自分が最も恐れている怪物に直面することで、恐怖を打ち負かすことができるのです。

もちろん、前の章のジェフリーの回復のプロセスをこの曝露モデルを用いて説明することもできるでしょう。彼がついに心を開いて同僚らに自分が敗訴したことを語ったとき、彼は常に恐れていた怪物と直面しました。そして、その怪物には牙がないことを発見したのです。

自分の恐怖に直面する方法は数多くあります。私は若い頃、血液恐怖症でした。私が医学部の学生となるまでは、それが大きな問題となることはありませんでした。しかし、医学部2年生のときに採血の実習があり、他人の腕から血液をとらなければならなくなって、私は採血ができない（したくない）ことに気づいたのです。そのため私は、医学部を1年休学しました。

休学中、進路についてよく考え、本当に医師になりたいと心に決めました。そのためには、遅かれ早かれ歯を食いしばって耐えて、血液恐怖症を克服しなければならないことも自分では分かっていました。そこでインターンを始める前に、私は1カ月間、カリフォルニア州オークランドにあるハイランド病院の救急治療室（ER）でボランティアとして働くことにしました。そこは大きな外傷センターで、月に約8000件の救急治療を行っていました。ERで受け付ける患者さんはひどい怪我をした人が少なくありませんでした。そのため、自分の血液恐怖症克服の場には適当と考えました。

最初にERに足を踏み入れたとき、私は非常に不安で、自分が宙に浮いているように感じました。どんなことが起きるのか、まったく見当がつかなかったのです。しかし、実際には、それほどひどいものではありませんでした。振戦せん妄のアルコール依存症例が2名、感染症と骨折が2名で、血まみれだったりこちらが精神的ショックを受けてしまうような患者さんが運び込まれることはありませんでした。

やがて、救急車のサイレンが遠くから聞こえてきました。そのとき私は、突然恐怖感に襲われました。サイレンの音が大きくなるにつれて不安も高まり、めまいを感じ始めました。突然、ERの廊下に警官や救急隊員の叫び声が響きわたり、車輪つきの担架にのせられた血まみれの患者さんが全速力で運び込まれてきたのです。患者さんが一番大きな治療室に搬送されると、10名を越す医師と看護師が駆けつけ、必死で処置を始めました。太い針を患者さんの両腕に刺し、急激に低下する血圧を維持するため、輸液バッグを血圧測定カフで絞り出し、輸液の速度を最大限に保とうと努力していました。

私は廊下からその様子を見て、看護師に患者さんはどうしたのかと尋ねました。彼女の説明によると、運び込まれたのは市役所の爆破を計画していた男で、製造している途中で爆弾が誤って爆発し負傷したのだそうです。彼は、かろうじて命を取りとめている状態でした。顔や胸、腕などにひどい火傷を負い、腰から上の皮膚はすべてなくなっている様でした。私にとってそれは正視に耐えないものでした。すると看護師が私の袖をつかみ、「あなたにも手伝ってもらわないと」と言ったのです。

私は彼女に、自分はそうした経験のないただの医学生で、どうしてよいかわからないと説明しました。すると彼女は私に歯ブラシを手渡し、「これを使って！」と言いました。

「生きるか死ぬかの人の歯を磨くということ？」と私は尋ねました。

「違います！　彼の組織に黒い斑点がついてるでしょう？　あれは爆薬なのよ。有毒物だからブラシでこすり落としてください」と彼女は言いました。

それは、ぞっとするような作業でした。彼の胸全体は、血液にまみれた生肉のかたまりでした。私は自分を勇気づけ、歯ブラシと手を使い血まみれの組織をこすり続けました。当時はまだ、日常的にゴム手袋を使う時代ではなかったのです。私は怯えました。しかし、その男性の命がかかっていたので、やめるわけにはいきませんでした。彼が気を失っていて、何も感じなかったのは幸いでした。完全なパニック状態とめまいの中で、およそ10分ほど経過した頃、私の中に奇妙な変化が起こりました。不安が少しずつ小さくなり始め、そして突然消え去ったのです。あっという間に、私の血液恐怖症は「治癒」されました。

全くの偶然から、私はフラッディングとよばれる技法を経験したのです。それは、恐れていることを回避する代わりに、意図的に自分をそれに曝し、洪水のような不安を浴びる技法です。その場合、不安と戦おうとしたり、コントロールしようとはしません。ただ不安に身をまかせるのです。最後には不安が自ら燃え尽き、あなたは治癒されます。

それ以降、私はERでの仕事が好きになりました。私は少しも血液や血糊にひるまなくなりました。以前は医師と看護師のチームが、あれだけ数多くの生死にかかわる複雑な救急患者を、あれほどの思いやりと熱情をもって治療できることが私にはいつも奇跡的なことのように思えました。しかし今や私がそのチームの一員となって、治療に貢献し、一人前の医師になることを学んでいるとは信じられないことでした。私が精神医学に深くのめりこんでいなかったら、外科あるいは救急医療の道に進んだかもしれません。

隠された感情モデル

隠された感情モデルは、認知モデルや曝露モデルとは大きく異なります。それは、すべての不安の原因が「優しさ」にあるという考えに基づいています。事実、私はときどき不安が「優しさの病気」ではないかと考えます。ここに不安を感じる人が100人いたとすれば、その人たちは、あなたが今までに会った中でもっとも優しい人々でもあるのです！

セラピストのための不安のワークショップを開くときには、私はいつも、優しさと不安の関係を探る研究のためと称して、参加者に2つの質問を行います。第1問は、今までの人生で、何らかの不安に苦しめられた人はいますか、という質問です。ほとんどすべての手があがります。彼らに手をあげたままにしておいてもらって、次に第2問を質問します。それは、「自分のことを基本的に優しい人間と考える人はいますか？」というものです。参加者全ての手があがり、皆はクスクス笑い始めます。そこで私は、こう言います。「ご覧のとおり、優しさと不安との間には１００％の関連性があるのです」。

もちろん、これはユーモアをまじえたデモンストレーションで、本物の研究ではありません。しかし、不安についての非常に基本的な原理を示しています。あなたが不安を感じるとき、ほとんどの場合、気づかないうちに問題を避けているのです。自分が優しい人間でいたいため、また波風を立てたくないため、あるいは誰の気分も動揺させたくないために、あなたはその問題を、意図的に意識上から排除しているのです。すると突然、あなたは理由もわからず不安になります。そして恐怖症またはパニック発作に見舞われたり、あるいはあなたの家族や金銭問題、健康問題などをくよくよと考え始めるのです。こうしてあらゆる種類の不安を発症しますが、その原動力はほとんど常に同じです。つまり、あなたは何かに動揺しているのですが、そのことを認めたくはないのです。

隠された問題は、通常過去の忘れられたもの（影のうすくなったもの）ではなく、今ここにはっきりと存在するものです。それは、あなたの上司との争いであったり、あるいは友人や家族に腹を立てていることかもしれません。隠された対立や感情を意識化すると、あなたは突然、不安、恐怖、パニックなどによって悩まされてきた理由を理解できるようになります。封印し続けてきた感情を表現すると、通常不安は解消します。

私の勤務するフィラデルフィア大学病院で行った認知療法グループで、私はブレントという名の不安をもつ患者さんを治療しました。彼はその日の朝早く、自分が発狂するとの思い込みからERを経由して入院した患者さんでした。ブレントはそれまで、精神科治療を受けたことも、感情障害で苦しんだ経験もありませんでした。彼は幸せな結婚生活を送り、地元の高校で彼は生物学を教える教師でした。仕事が大好きで、教室での授業とその準備に、週約60時間をかけていると彼は言いました。事実彼は、過去5年連続して生徒たちから「今年の最優秀教師」に選ばれている、と誇らしげに言いました。

ブレントと彼の妻の夢は、子供のいる家庭をもつことでした。彼らは何年もの間、その夢を追い求めてきましたが、妊娠することはありませんでした。彼女は40歳に近く、残された時間が少ないことを心配していました。そして最後の希望を託し、私たちの病院の不妊治療クリニックを訪れました。

彼らがクリスマスパーティーのため、母親の家まで車で出かける途中、ブレントの妻は彼に特別なクリスマスプレゼントがあると言いました。その日の朝、医師から電話があり、彼女が妊娠したことが分かったのです。それを聞いて、ブレントはパニックに陥り、運転できる精神状態ではなくなりました。彼は車を道路脇に止め、震えがひどくて運転ができないと妻に言いました。心配した彼女は、母親の家までの運転を代わりました。しばらくして、落ち着きを取り戻したものの、依然として極度の不安を感じていました。

クリスマスの2日後も、ブレントの不安やパニックは続いていました。彼は、メキシコ料理のファストフード店へ行き、特製メガ・ブリトーの持ち帰りを注文しました。彼は店員に、ブリトーにはマメを入れないで欲しい、とはっきり伝えました。彼はマメが大嫌いなため、2度もマメ抜きの念を押しました。カウンターで接客した店員は、ほとんど英語を喋りませんでしたが、理解できた様子でした。オーダーした品ができあがり、受け取りに行くと、今度は別の男性がレジを担当していました。「それ、マメ抜きですよね？」と彼は尋ねました。レジの男性は愛想よくうなずき、調理の男性に向かってスペイン語で何かを話しかけました。そしてブレントに、調理人はマメ抜きであることをわかっていて、そのブリトーは間違いなく注文どおりのものだと伝えました。ブレントは代金を支払い、店員は彼にメガ・ブリトーの入った袋を手渡しました。

家に着いたブレントは、大きな期待感とともに台所のテーブルに座りました。しかし、袋の中にあったのは、マメ入りの巨大なブリトーでした。彼は激怒しました。そして、ナイフでブリトーを繰り返し突き刺し、めちゃめちゃにしたのです。ブリトーは、テーブルの上といわず壁といわず、台所のそこら中に飛び散りました。

「コールド・ケース・ファイル」などの法廷ものや探偵もののテレビ番組が大好きなブレントは、血液の飛び散るパターンを見慣れていました。そのため、壁に飛び散ったブリトーの模様をみた彼は、「なんてことだ！　まるで血が飛び散ったみたいじゃないか。もし僕が連続殺人犯で、衝動に駆られて人々を切り刻み始めたらどうしよう。僕には父親の資格はない！　自分が爆発しそうな気がする！」と突然考え始めました。

その日の夕方になっても、この恐怖が頭から離れることはありませんでした。そしてその日の晩は、自分が殺人者になる恐怖から眠ることができず、ベッドで寝返りを繰り返して夜を明かしました。彼は、「地元のブリトー切り裂き男が大虐殺！　捜索始まる！」と朝刊におどる見出しすら想像しました。

翌朝ブレントは、発狂しそうなので、精神科病院へ入院し拘束衣を着る必要があると妻に告げました。彼女は急いでスタンフォード救急治療室へ彼を連れてゆき、そのまま彼は精神科の閉鎖病棟に入院しました。

ブレントは、暴行歴や攻撃性の既往歴がなく、親切で穏やかな男性に見えました。彼はいつも子供ができることを望んでいて、今やっとその望みがかなうというのに、なぜそのような奇妙で恐ろしい考えを持ち始めたのか、理解できないと言いました。なぜこんなことになったのでしょうか？

ここで少し探偵になったつもりで、ブレントの恐怖の原因を探ってみましょう。彼は、熱心で勤勉な高校教師で、妻を愛する夫です。しかし、突然の怒りからキッチンナイフでブリトーを切り刻む男でもあります。ブレントは何かに悩んでいるのでしょうか？　彼には、カーペットの下に隠している問題や感情があるのでしょうか？

あなたは、論理的な答えを見つけることができないかもしれません。もちろんその答えを知っているのは、ブレントだけです。まったく見当がつかなくても、あてずっぽうで答えを書いてください。あなたがここに何かを書き出すまでは、この先を読み進まないでください。では、次の記入欄にあなたの考えを書いてください。

答え

以下は、あなたが何も書き出せなかった場合のヒントです。ブレントの不安のタイミングについて考えてください。彼がこれほどのパニックを感じ始めたとき、起こりつつあった出来事は何でしたか？　彼の妻は、彼に妊娠を告げました。自分が父親になることに対して、割り切れない感情をもつ余地はあるのでしょうか？　もしあるとすれば、それはなぜでしょう？　彼は自分が子供好きと言っています。そして、どう見ても生徒たちにとって献身的な教師です。

さて、ここで私たちは探偵の帽子をかぶりましょう。ブレントは週に60時間をかけて、最高の教師になるべくベストを尽くすと言いました。おむつ交換など、父親となることに伴う新たな責任のすべてによって、彼が押しつぶされそうになっている可能性はないでしょうか？　言い換えれば、彼は両価的で相反する感情を抱いているのではないでしょうか？　一方ではいつも自分の子供が欲しいと思いつつ、いざ実態に直面すると彼は怖気づいてしまいます。彼は混乱し、どう対処してよいか不安を感じているのです。夜中の3時に、オムツを交換するのは誰でしょうか？

私はブレントに、これらの推理がいくらかでも当たっているかと聞きました。彼は、まるで私が心の中を見透かしているようだと答えました。実際に、子供が生まれた後の生活にどう対応すればよいのか分からないため、混乱していることを認めたのです。しかし、こうした感情を、彼は妻に決して伝えようとはしませんでした。なぜなら、父になることに否定的感情や戸惑いをもつことは、普通ではないと考えていたからです。父親たるものは、子供を愛し、自分のような否定的な考えはもってはならない、というのが彼の意見でした。また、彼はもし妻が自分が戸惑っていることを知ったとしたら、打ちのめされるのではないかと考えていました。彼は彼女を動揺させたくなかったのです。

お分かりのように、ブレントの大虐殺の幻想は彼の気持ちを代弁しています。それは、「私は父親としてふさわしい人間なのかどうか分からない。ひとたび子供が生まれたら、自分が世話をしたり面倒を見られるか見当もつかない。実のところ、父親になると考えただけで、気が狂いそうなんだ！」というメッセージを、はっきりと大声で伝えているのです。

ブレントのパニック感情は、彼が父親になることを望まなかったり、自分の子供に対して彼が危険な存在ということを意味しているのでしょうか？　いいえ、それはまったく違います。ブレントは彼の妻を愛していて、本当に子供が欲しかったのです。彼には、ただ単に自分の感情を表現することが必要でした。

私は彼に、子どもをもつことへの戸惑いの感情をもつことは完全に健常であることを伝えたかったのです。そのため、私はグループの他の参加者に向かって、この中で子をもつ人は何人いるかを尋ねました。ほとんど全員の手があがりました。私は次に、「子供のことでときどき苛立ったり、怒ったりした経験のある人は？」と質問しました。全員の手があがりました。そこで私は、「自分の子供にひどく腹がたって、殺してしまいたいと思ったことのある人はいますか？」と尋ねたのです。またしても全員の手があがりました。そして皆クスクスと笑い始めました。

私はブレントに、どこの親も時にそうした感情をもつことがあること、そして彼と妻が愛し合うチームとして直面する新たな挑戦とその対処方法について語り合うことは、2人の絆を強くするかもしれないと伝えました。ブレントの表情は明るくなりました。彼は、急に気分が軽くなったけれども、依然として自分の戸惑いを妻に伝えたら、彼女が打撃を受けることを心配していると言いました。

私は彼に、それは実際にそのことを彼女に伝えてみなければ分からないこと、そしてもし彼女が四六時中（母になることに関する）戸惑いを抱かないとしたらよっぽどおどろきだと伝えました。彼女は彼が考えているほど傷つきやすくはないかもしれないし、互いにより心を開いて話し合うことが、彼らの関係をより有意義で実りのあるものにするだろう、と伝えました。認知療法グループのすぐあとに、家族療法セッションがあり、彼女がそれに参加する予定であることを私は彼に指摘し、その機会をとらえて彼女と話し合ってはどうかと提案しました。ブレントは、心を開いて打ち明けることには非常に神経質になっているけれども、自分の子をもつことへの気持ちを彼女に告げる決心でいると言いました。

そして、彼女は彼の話をきいても取り乱すことはまったくありませんでした。彼の緊張をすでに感づいていたので、打ち明けてくれてホッとした、と言いました。ブレントは、妊娠について急に期待がふくらむのを感じ、不安は完全に消え去りました。彼はその日の午後退院し、病院では一晩も過ごしませんでした。

以上、あなたは不安を打ち負かす3つの強力な方法を学びました。認知技法は、あなたを不安にして抑うつ気分にする否定的思考や態度の誤りを修正することを手助けします。曝露技法は、あなたが回避し続けてきた怪物と直面することを手助けします。隠された感情技法は、あなたがカーペットの下に押しやったり、無視し続けてきた、隠された対立や感情を的確に同定することを手助けします。

あなたはどの技法を用いるべきでしょうか？　3つのアプローチは、すべてとても役に立つ技法です。私は自分の患者さん全員にこの3つの技法すべてを使っています。私が、抑うつや不安に悩む患者さんから学んだことがあるとすれば、それは、「私たちは皆それぞれ違う」ということです。どの方法が誰に有効かを、予め知ることは不可能です。そして誰にでも有効な単一の技法も存在しません。常に試行錯誤していくわけですが、粘り強く取り組むことによって、必ず自分に効果のある技法を発見することができます。

第二章　不安？　それとも憂うつ？

うつや不安といった否定的感情は、単体で生じることは少ないようです。実は、不安とうつは、しばしば同時に現れます。しかし、この2つは、互いに大きく異なる感情です。不安は、危険の知覚から生じます。あなたは、何か恐ろしいことが起きそうだ、と考えない限り、不安を感じることはありません。例えば、あなたが高所恐怖症で、山道を歩いていて、断崖にさしかかったとしましょう。おそらくあなたは、今にも足を滑らせ墜落するかもしれないと考えて、パニックに捕らわれてしまうでしょう。

対照的に、うつ状態にあるときは、すでに悲劇的な出来事が起こってしまったようにあなたは感じます。すでに崖から滑り落ちてしまい、谷底に横たわっているかのように感じるのです。あなたの気分は落ち込み、意気消沈して、憂うつになります。自分は無価値な人間だ、失敗者だ、まったく立派なところのない人間だ、などとあなたは心の中でつぶやきます。かつて楽しんでいた活動は、やり甲斐のないものに今は思えてしまいます。何事にも刺激を受けなくなり、興奮することがなくなってしまうのです。精神的にまいってしまって、人生が無意味に思えてきます。最もつらいのは、希望がもてないことです。この先何も変わらないと感じ、ずっとこのまま惨めな人生を送る、と思い込んでしまいます。

あなたがうつ状態になると、ほとんどの場合、不安を感じるようになります。そして、不安と闘っているときのあなたは、同時にうつ状態にあるかもしれません。これはなぜでしょうか？　研究者たちにも、うつと不安が一緒に生じる確かな理由はよく分からないのですが、4つの競合する仮説が提起されています。1番目の仮説は、さまざまな異なる種類の感情を、ほとんどの人は区別できないというものです。分かっているのは、自分が動揺しているということだけなのです。類似した例では、砂漠に住む人々には雪を表す言葉が1つしかないことがあります。それは、彼らが雪を見ることはほとんどないからです。一方、エスキモーの人々には、雪を表す言葉は数多くあります。彼らは常に雪と付き合い、遭遇する雪のさまざまな種類を表現するため、細かな語彙を必要とするからです。

2番目の仮説は、うつが不安をもたらす、というものです。例えば、あなたがずっとうつ状態にあると、自分が欠点だらけで、他人よりも劣っているように感じ、意欲も低下します。そしてこのことに不安を感じてしまうのです。うつが仕事や自分の生活に影響を与えるのではないか、人生の目標を達成することはもう決してない、決して幸せになることはないだろう、と不安に思います。

3番目の仮説は、不安がうつにつながる、というものです。不安、気おくれ（シャイネス）、心配、恐怖症、パニック発作などが、仕事や個人生活の支障となることに疑いの余地はありません。とくに不安が強いとき、それはなおさらです。それはあなたから活力を奪い、憂うつな気分をもたらします。人によっては、薬物療法や精神療法を受けているにもかかわらず、何年あるいは数十年もの間、不安に悩まされている例もあります。そうした人たちは、最終的に意気消沈し、うつ状態になってしまいます。何の治療も役に立たないからです。また、羞恥心も不安の中心的な特徴の1つです。あなたは他の人に自分の心の中の考えている本当のところを知られると他人に見下されたり、変人だと思われはしないかと不安やパニック症状を隠そうとするのです。自分は孤立しているという感覚や、不完全な人間であるという感覚は、容易にうつを引き起こします。なぜなら、そうした感覚によって、他人との温かみのあるオープンな関係を築くことがとても難しくなってしまうからです。

不安とうつの4番目の仮説は、共通原因の仮説（Common Cause Theory）と呼ばれます。この仮説によれば、不安とうつは、それぞれに固有な原因の他に、少なくとも1つの原因を共有しています。言い換えれば、不安そしてうつなどの、異なる種類の感情を同時に引き起こす何らかの原因が、脳内に存在するかもしれないのです。私の患者さんの多くに、うつ、罪責感、絶望感、不安、怒り、苛立ちなどの数多くの異なる否定的感情が、同時に見られるため、この仮説は合理的だと思っています。

それでは、あなたが今どんな気分でいるのか、調べてみましょう。以下の簡易気分調査票の、4つのカテゴリーに回答してください。この調査は1～2分で終わります。4カテゴリーすべてを完成させたら、各カテゴリーの冒頭にある点数票から採点してください。本書を読み、練習問題を行う間に、自分の進捗状況を記録するため、簡易気分調査票を何回使ってもかまいません。私の患者さんたちのほとんどは、最低週に1回これを使っています。

簡易気分調査票

この票の使い方：下の欄に調査の日付を記入してください。その日付の左の欄に最近どのように感じているかをもとに気分の点数を記入します。それぞれの票の左側に合計得点を記入します。**すべての項目を記入してください。**

点数は左例を参考に評価してください

0＝まったくない　1＝少々ある　2＝ある程度ある　3＝たくさんある　4＝大いにある

今日の日付を左の欄に記入してください	（例）1月1日							

不安な気分

1．不安	1							
2．神経過敏	1							
3．心配	3							
4．恐れやおびえ	3							
5．緊張やイライラ	2							
今日の合計点↓	10							

不安の身体症状

1．不整脈の結滞や動悸	0							
2．発汗、悪寒、ほてり	1							
3．身震いやふるえ	0							
4．息切れや呼吸困難	0							

5. 息苦しさ	1							
6. 胸の痛みや胸が締めつけられる感じ	2							
7. 胃痙攣、吐き気、胃の不調	2							
8. めまい、ふらつき、平衡感覚の不調	3							
9. 自分や周囲の世界が非現実的な感じ	1							
10. 感覚の麻痺やうずき感	0							
今日の合計点→	10							

うつ

1. 悲しみや憂うつ	2							
2. がっかりした、または希望がもてない	3							
3. 自尊心が低い	4							
4. 無価値感や自分がダメだという感じ	3							
5. 人生の楽しみや満足感の喪失	2							
今日の合計点→	14							

自殺衝動

1. あなたは自殺について考えていますか？	2							
2. 自分の人生を終わらせたいと思いますか？	2							
今日の合計点→	4							

（続き）

簡易気分調査票は単純なものに見えますが、あなたの気分の小さな変化も検出する、妥当性および信頼性のある手法です。このテストは、一般の雑誌にあるような心理ゲームや占いではありません。実際に、最近の研究に使われている数多くの手法よりも正確であることが、研究によって実証されています。

簡易気分調査票の1枚の用紙で、これらのテストを8回行うことができます。以下の記入例は、重度の不安に2週間悩まされていた女性のものです。彼女の合計点数は、6月1日および8日に、それぞれ16点でした。しかし翌週彼女の得点は、合計10点に減少しました。これは、大きな改善です。さらに、6月22日までには合計6点まで下がり、その次の週はたった3点になりました。7月5日には合計1点となり、ほとんど不安は解消されたことを示しています。その次の週、不安は再燃し、彼女の得点は再び合計11点まで上がりました。これはよくあることです。そこで、彼女に（再び）以前役立った技法を使ってもらったところ、7月19日には得点は0点まで下がりました。

簡易気分調査票

この票の使い方：下の欄に調査の日付を記入してください。その日付の左の欄に最近どのように感じているかをもとに気分の点数を記入します。それぞれの票の左側に合計得点を記入します。**すべての項目を記入してください。**

点数は左例を参考に評価してください

0＝まったくない　1＝少々ある　2＝ある程度ある　3＝たくさんある　4＝大いにある

今日の日付を左の欄に記入してください	6月1日	6月8日	6月15日	6月22日	6月29日	7月5日	7月12日	7月19日
不安な気分								
1．不安	3	3	2	1	1	0	2	0
2．神経過敏	2	2	2	2	1	0	1	0
3．心配	4	4	3	1	0	0	3	0
4．恐れやおびえ	4	3	2	1	0	0	3	0
5．緊張やイライラ	3	4	1	1	1	1	2	0
今日の合計点→	16	16	10	6	3	1	11	0

点数表：5項目の不安な気分テスト

	合計点	意味
通常の範囲	0-1	**不安の症状が全くないかほとんどない**：これはベストの得点です。今あなたは、不安や心配に悩まされていることはほとんどないか、あってもわずかです。
	2-4	**不安であるかないかの境目**：あなたにはわずかな不安の症状しか生じていませんが、本書に紹介する技法が役に立つでしょう。
臨床的範囲（セラピーが必要の可能性）	5-8	**軽い不安**：得点はとくに高くはありませんが、不安がかなりの苦痛や不快感を引き起こしているかもしれません。
	9-12	**中等度の不安**：質問項目の少なくとも2項目で「ある程度ある」またはそれ以上と回答しました。この得点範囲は、明らかに苦痛の原因となるのに十分な不安があることを示し、改善の余地はかなりあります。
	13-16	**深刻な不安**：強い不安を感じています。少なくとも、あなたの現在の不快感はかなり大きなものでしょう。しかし、あなたが少し勇気を出して机に向かい取り組めば、予後がよくなるでしょう。
	17-20	**極端な不安**：あなたはとても強い不安につきまとわれていると思われます。そして、かなり苦しんでいることでしょう。本章に紹介する技法、そして専門家によるセラピーが非常に役に立つと思われます。

不安な気分テストの合計点の解釈：この尺度は、不安の情動性症状を測定・評価します。点数が高いほど、あなたが感じている不安は強いということになります。

このテストの点数は、めまぐるしく変化します。ある日のあなたは、ひどく心配して、ストレスでまいっていても、翌日にはずっと自信にあふれ、リラックスできるかもしれません。このテストを頻繁に行うと、その点数が日によって変化することがよく分かります。さらに、不安はあなたが置かれている状況にかなり左右されます。あなたがシャイな性格であっても、他人を避けている限り、たぶんあまり強い不安は感じません。

不安の強さと回復の経過見通しは無関係です。私は、とても不安の強い患者さんが急速に回復するのを何度も見てきました。対照的に、軽い不安でも、回復までにかなりの辛抱と忍耐強さを必要とする場合があります。不安は人の心をおびえさせますが、危険なものではありません。点数とは関係なく、改善の経過見通しには希望をもつことができます。

研究の結果、多くの不安障害の患者さんが本書で紹介するような手法を使い、自分の力で問題を克服できることが示されました。しかし、どうすることもできず途方に暮れてしまっていたり、強い不安を感じている場合は、専門家によるセラピーも役立ちます。どんな場合も独力で頑張り抜かなければいけない、という規則はありません。

点数表：10項目の不安の身体症状テスト

合計点	意　味
0－2	不安の身体症状がほとんどないか、まったくない
3－6	不安の身体症状が2つ3つある
7－10	軽い不安の身体症状がある
11－20	中程度の不安の身体症状がある
21－30	強い不安の身体症状がある
31－40	極端な不安の身体症状がある

不安の身体症状テストの合計点の解釈：この尺度は不安の身体症状を測定・評価します。点数が高いほど、あなたは身体症状を感じているということになります。それでは得点が高いと危険だということになるのでしょうか。重い精神障害で改善しないということになるのでしょうか。

そんなことはまったくありません。不安の身体症状は、よく見られます。そして、特定の種類の不安は、これらの症状を伴う傾向があるのです。例えば、パニック発作が生じている間は、めまいを感じたり、息切れしたり、胸苦しさを感じたりすることがあります。パニック発作を起こした人のほとんどが、こうした種類の症状は「たくさん」または「非常に強く」ある、と言います。しかし、パニック発作の治療には強力な新技法があり、数多くの患者さんが、わずか数回あるいはたった1回の面接で回復しています。

不安の身体症状は、不安な気分テストに挙げた症状ほど、具体的なものではありません。例えば、あなたが激怒したとき、おそらく筋肉が緊張し、心拍数の増加を伴って呼吸は速くなるでしょう。しかし、これらの症状は、不安というよりも怒りを表すものです。同様に、不安ではなく、インフルエンザから胃の不調が引き起こされることもあります。

人によっては、内科疾患と不安の身体症状を混同する場合があります。例えば、パニック発作に悩む患者さんは、その症状が内科的原因から生じていると思い込みがちです。その典型的な例が、パニック発作の最中に生じる、死、発狂、心臓発作などの何らかの恐ろしい出来事が起こるにちがいないという思い込みです。しかし、医師の診察を受けても、内科的にはどこにも悪いところは見つからないでしょう。

心気症に悩む人たちもまた、頭痛、腹痛、疲労、挫傷などの良性身体症状を、がんなどの重い内科疾患の徴候と解釈します。彼らは、内科疾患ではなく感情的苦痛が自分の症状を引き起こしていることが認識できずに、医師から医師へと診断を求めて渡り歩きます。

点数表：5項目のうつテスト

	点数	意味
通常の範囲	0－1	**うつの症状は、ほとんどないかまったくない**：これは、もっとも好ましい点数です。現時点では、あなたにはうつが問題となっていないと考えられます。あなたが以前うつ状態にあったのであれば、この得点は最終的目標として望ましい点数です。この目標を達成するには、しばらく時間がかかるかもしれません。しかし、忍耐を強く続ければ、その達成は可能でしょう。
	2－4	**うつであるかないかの境目**：うつの症状は最小で、おそらく精神的な「チューンアップ（調整）」が必要なだけでしょう。健常なアップダウンの範囲内です。しかし、ちょうど微熱があるようなもので、高熱ではないものの、活力やモチベーションは望ましいレベルにありません。それに、境界性うつは、放置すると悪化する可能性があります。本書にあげる技法の多くは、不安への対処が主体（メイン）ですが、うつにもとても役立ちます。
	5－8	**軽いうつ**：あなたには、軽いうつの症状がいくつか、あるいは重いうつの症状が1つ2つ見られます。この得点範囲は軽度のうつを示し、自尊心は低下し、日常生活が楽しめなくなっているレベルです。
	9－12	**中程度のうつ**：この得点範囲は、かなり重いうつのレベルを示しています。多くの人が、この範囲の得点レベルに数カ月から数年の単位で留まることがあります。回復の経過見通しは非常に良好ですが、不幸なことに、うつ状態にある人の多くは、そのことを認識していないか、信じていません。彼らは、自分た

		ちが本当に欠点だらけで、他人に劣ると考え、再び幸せや満足を感じることはありえないと思い込んでしまいます。私は、あなたにそうした考え方に負けて欲しくはありません。その考え方は、自己成就する予言となってしまうからです。ひとたび諦めてしまったら、何も変えることはできません。そうなると、あなたは本当にもう希望がもてないと結論づけてしまうでしょう。私は、うつに悩む人は誰もが回復を得て、喜びと自尊心を再び感じることができることを確信しています。
臨床的範囲（セラピーが必要の可能性）	13-16	**重いうつ**：この範囲の得点を示す人は、通常とてもひどい落ち込みを感じ、落胆して、自分は価値のない人間と思い込み、何をやってもやりがいが見出せず、満足感も得られない状態にあります。あなたが自分の気分を友人や家族に相談すると、彼らは、「元気をだしなさい」とか「物事を悪く考えないように」と答えるでしょう。通常の場合、そうした表面的助言は事態を悪化させます。あなたは、信用されていないと感じ、拒絶されたと感じるからです。今はとてもそう思えなくとも、実際には、重いうつの回復経過の見通しは明るいものです。
	17-20	**極度のうつ**：このレベルのうつは、ほとんど信じられないほどの苦悩があることを表しています。しかし、改善と回復の経過見通しは、依然として非常に良好です。セルフヘルプ技法はとても役立つものの、専門家による治療もまた必要です。ちょうど、森の中で迷ってしまったときのようなものです。帰りの道が分からず、周囲が暗くなり、空気も冷たくなってきて、あなたは恐ろしくなります。しかし、善良な信頼できるガイドが現れて、あなたを安全な場所へ導いてくれるでしょう。

（続き）

うつテストの合計点の解釈：この尺度は、悲しみ、落胆、劣等感、無価値感などのうつの主な症状を、人生の喜びや満足の喪失感と併せて測定・評価するものです。得点が高いほど、うつが重いことを表します。

得点が2以上であれば、あなたは、その他の一般的なうつの症状である、罪責感、睡眠障害、疲労、そして仕事、趣味、スポーツ、友人や家族と過ごす時間などのかつて楽しんだ活動への身のすくむようなモチベーション喪失、なども経験しているかもしれません。

うつは、あなたから自尊心を奪ってしまう点で、もっともひどい苦悩をもたらす障害の1つです。加えて、希望をもてない気分が、まるで苦悩は永久に続くかのような幻想を生みます。私はよく、うつを世界で最も古く、最も残酷な詐欺にたとえます。なぜならそれは、あなたを騙して、真実ではないことを信じ込ませてしまうからです。あなたは自分が能力のない人間で、本当はもっとうまくできるはずだ、と自分に言いきかせます。さらに、自分は本当の喜びや満足、創造性や親密さを再び経験することは決してできないと言うのです。その上あなたは、今の自分もこの先の人生も絶望的で、それは揺るぎない真実だと思い込んでいるかもしれません。

しかし、改善の経過見通しはとても良好です。実のところ、うつからの回復は人間にとって最も喜びにあふれた経験の1つとなり得ます。多くの患者さんが、まるで生き返ったようだと言い、人生でそれまでに経験したことのない幸せを感じると言います。

点数表：2項目の自殺衝動テスト

	意味
第1項目	もしあなたがうつ状態あるいは落ち込んでいる場合、この項目で高い点数が示されても異常ではありません。うつ状態にある人の多くは、ときどき自殺について考えます。こうした思考は、行動に移す計画を立てない限り、通常危険なものではありません。しかし、あなたに自殺の幻想や衝動があり、あるいはうつや落ち込んだ気分が1～2週間続くようであれば、精神保健専門家の意見を求めることが賢明です。あなたの命は貴重です。そしてあなたはその貴重な命を（ロシアンルーレットのように）もてあそぼうとは思わないはずです。
第2項目	この項目は自殺衝動の質問です。1以上の得点は潜在的に危険で、専門家の治療が明らかに必要です。もしあなたに人生を終わらせたい願望がある場合は、いのちの電話に電話してみてください。

自殺衝動テストの合計点の解釈：通常自殺衝動は、希望をもてない気分が原因となって引き起こされます。あなたがうつ状態のとき、何も変わりようがない、との強力な確信が生じることがあります。そうなると、自殺を苦悩からの唯一可能な救いと考えてしまうかもしれません。実際には、希望をもてない気分は、決して正当な根拠のあるものではありません。私は、自分は無価値な人間で、状況は良くならない、と堅く思い込んだ重いうつの患者さんを、何千回も面接してきました。数十年もうつ状態にあって、あらゆる種類の治療薬をのんでも効果のな

かった患者さんも多くいました。それでも、その人たちは最終的に回復し、喜びと自尊心を再び経験することができました。あなたにとってもこれは可能であることを私は確信しています。

不安テストまたはうつテストで、「臨床的範囲」に該当する得点を示した場合、それは何を意味するのでしょうか？ それはあなたが精神を障害されていて、専門家の助けが必要ということでしょうか？ いいえ、まったく違います。この範囲の得点を示した人でも、本書に紹介するような技法を自分で用いるだけで改善し、さらには回復した人がたくさんいます。しかし、中には専門家の指導が必要な人もいます。こうした問題を克服すべく闘ってもうまくいかない人、不安やうつの気分が生活の中で障害となっている人は、精神保健専門家のコンサルテーションを受けてください。さらに、自殺傾向の思考や感情を今あなたが抱いているのであれば、優れた精神保健専門家の治療をただちに受けてください。これはとても重要なことです。

また、今度はあなたの点数が、不安な気分テストあるいはうつテストで、2～4点などの最小の範囲にあった場合を考えてみましょう。それは、あなたが、本書に記載された技法から得るものは何もなく、それらの助けは必要ないことを意味するのでしょうか？ いいえ、まったく違います。私だったら、合計点0を目標にします。中途半端に満足してはいけません。合計点0の世界では、まったく違った気分がします。

同時に、私は人間がいつも幸せでいられるとは考えていません。そして、それが望ましいとすら思っていません。人生にはストレスがつきものです。私たちの誰もが、ときには自信喪失と心配のブラックホールに落ち込んでしまいます。重要なことは、苦痛を伴う気分変動にとらわれたり、恐れたりすることのないように、それに対処できる手段をもつことなのです。

第三章　あなたは不安障害ですか？

不安は、さまざまな形（様相）で現れます。私たちの中には、心配性の人もいれば、パニック発作を発症する人もいるし、強迫観念、恐怖症、健康への恐怖などを抱く人もいます。多くの人が、痛々しいほど気おくれしたり、聴衆を前に話をしなければならないときには、固まったように動けなくなったりします。75頁に記載した表には、最もよく見られる種類の不安を、その一般的名称と公式診断名と共にあげました。診断名は、米国精神医学会（APA）の精神疾患の分類と診断の手引（DSM-IV）を引用しました。例えば、気おくれ[注]（シャイネス）は、社会不安障害と診断され、慢性の心配は、全般性不安障害と診断されます。こうした診断名が何を意味し、また意味しないのかについて、検討してみましょう。

（注）シャイネスは、「気おくれ」と訳されることの多い狭義の対人不安を示す用語です。目立つことやこれまでに経験したことのない場面で、緊張し自分のふるまいかたを強く気にします。対人恐怖や社会不安障害に比べて軽い症状のものを指します。

最近あなたが、いろいろなことを心配しているとしましょう。あなたは、ありふれた心配性でしょうか、それとも全般性不安障害でしょうか？　あるいは、ぎこちなさや過剰に自意識を感じてしまうため、社交の場に出ることが苦手だとしましょう。あなたは単なるシャイな性格でしょうか、それとも社会不安障害という病気に罹っているのでしょうか？　どこまでが気おくれ（シャイネス）の範囲で、どこからが社会不安障害の範囲なのでしょうか。同様の疑問は、リストにあげた不安の種類それぞれに言えます。例えば、ほとんどの人は、自分の容姿についてなんらかの不安を抱えています。それがどの程度の不安なら、身体醜形障害と呼ばれるのでしょうか？

多くの医師は、社会不安障害や身体醜形障害などの、診断名を使用することを好みます。そうすることで、患者さんの問題をより正確に考え、意思をより正確に伝達することができるからです。加えて、こうした診断名をつけることで、もっとも効果的な治療方法を考えやすくなります（選択しやすくなるのです）。例えば、あなたがパニック発作に悩まされているとすれば、私がその治療に用いる技法は、あなたに対人恐怖、強迫的傾向、うつなどがある場合に用いるのとは違う技法になるでしょう。

診断名は、研究目的にも役立ちます。明確な診断を受けた患者グループを対象とした新たな治療法の研究によって、何が有効で何が無効かを知ることができるからです。例えば、私が対人恐怖を治す新たな治療法の効果を実証した研究結果を公表したとします。するとその研究結果を知った私とは無関係の第三者が、私の研究と同様に対人恐怖の患者集団にその新たな治療法が効果的であるかを追試することができます。もし、研究結果が再現されれば、私たちはそれを経験的に実証された治療法と呼びます。人間の行動科学は、こうして進展します。本書で紹介する技法は、実際に数多くの研究で検討され、あらゆる形の不安やうつの治療における長期・短期の高い有効性が実証されています。

しかし、これらの診断名にはいくつかの問題点があります。

- 不安や心配は非常に一般的なので、不必要に人々を病的とみなしてしまいかねません。
- 医師に、数種類の不安障害があると言われれば、あなたは自分に欠陥があると思ったり、それを恥ずべきことと感じてしまうでしょう。しかし最も不安の強い人の多くは、すでに自分に欠陥があり、それを恥ずべきことと感じています。そのため、診断がそうした感情をより強くする可能性があります。
- あなたは、自分が「脳の病気」や精神疾患にかかったのだという結論に飛躍してしまうかもしれません。これは真実ではありません。その理由は後述します。
- あなたは自分がコントロールできない力の犠牲者と感じ、快方に向かうためには薬による治療が必要だと考えるかもしれません。ほとんどの場合、これも真実ではありません。

DSM-IVに記述された不安障害の診断基準を読むと、あなたはその複雑さに驚くことでしょう。例えば、全般性不安障害の診断基準を満たすには、以下のような症状が必要になります。

- 「少なくとも過去6カ月間に」、いろいろなことについて過剰に心配する日が「心配しない日よりも多く」なければならない。
- あなたは、自分の心配をコントロールすることが難しくなければならない。
- 心配は、あなたの生活の中で「かなりの苦痛」を引き起こさなければならない。
- あなたは、筋肉の緊張など、不安の身体症状を経験していなければならない。

こうした基準は、あえて批判的な目で見ようとしない限り、とても合理的に見えます。例えば、あなたがものごとを「過剰」に心配しない限り、全般性不安障害と診断することは許されません。どの程度の心配が「過剰」なのでしょうか？　私にもわかりません。それに、全般性不安障害と呼ばれるためには、なぜあなたの心配は6カ月続かなければならないのでしょうか。もし、あなたの心配が5カ月と29日続いているとします。これは全般性不安障害ではないのでしょうか？　そして6カ月目の真夜中、突然に全般性不安障害を発症するのでしょうか？　もしそうであれば、前日までの症状は何だったのでしょうか？　いずれにせよ、6カ月未満続く心配と、6カ月以上続く心配とは、少しも変わらないのです。

全般性不安障害のもう1つの基準は、これと同じくらい奇妙なものです。自分の心配をコントロールすることが難しいということは、どのようにして決めるのでしょうか？　それは、自分の心配をコントロールすることが、いつも難しいことを言うのでしょうか、それとも、ときどき難しくなるのでしょうか？　不安をもつ患者さんで、不安のコントロールに多少の困難を抱えていない人に私は会ったことがありません。私たちは、ロボットのように感情のスイッチをオンとオフで切り替えることはできないのです。

最後に、全般性不安障害であるためには、心配が「かなりの苦痛」を引き起こしている必要があります。どの程度を「かなりの苦痛」とするのでしょうか？　そして、常に心配していても、その心配があなたに苦痛を与えないとしたら？　中には、好んで心配する人がいます。例えば、子供のことをいつも心配していることによって、彼らを危険から守っている、そしてそれは子を愛する母親のつとめとあなたは考えているかもしれません。この場合、あなたは全般性不安障害ではないのでしょうか？

内科医は、実際の疾患をこのような主観的であいまいな基準で診断することはありません。

救急処置室に、高熱、咳、息切れで患者さんが運び込まれたとします。そしてX線写真で肺炎が確認されたら、ただちに肺炎の治療が開始されるでしょう。私が内科医なら、「あなたの症状は、2日しか続いていません。症状が1週間続かないと肺炎と診断することは許されないので、来週の金曜日、あなたがまだ生きていたらもう一度来てください。肺炎の治療をしましょう」とは言いません。そんなことはナンセンスです。発症が1日、1時間あるいは1分であっても、肺炎は肺炎です。

私には、DSM-IVの不安障害の診断基準は、どちらかといえば不思議の国のアリスのような、空想的でナンセンスなものに思えます。6カ月後に心配が全般性不安障害という疾患に変化する、と仮定することはできます。そのようにDSM-IVには公式に定義されているからです。しかし、6カ月というカットオフ・ポイントが恣意的なことを忘れてはなりません。全般性不安障害は、肺炎が実際の疾患であるのと同じ意味で、実際の疾患ではないのです。心配は実際に存在します。しかし、全般性不安障害は実際には存在しません。

こうした診断基準は、そもそもどのようにして作られたのでしょうか？　気づいていないかもしれませんが、それらは厳密な科学的根拠に基づいて決定されたものではないのです。実際は、精神医学者がときどき開く委員会で、診断基準の最新バージョンを投票により決めるのです。彼らはあごをさすりながら、全般性不安障害が突然生じるまでに、何カ月の心配が必要かを思案します。6カ月というのは、究極的な意味で「正しい」ものではありません。それは、最後に開かれた委員会において、投票で決められた期間に過ぎません。どんな数字がそこで提案され決められたとしても、6カ月同様に妥当で、同様に無意味なのです。それは、針の頭の上で何人の天使が踊れるかを議論した、中世の哲学者に少し似ているかもしれません。

不安障害の診断基準はなぜこれほど恣意的なのでしょうか？　それは、精神医学者が「不安障害」と分類する気分の多くは、私たち全員がときどき経験する正常な気分だからです。常に変化する私たちの気分を、（無理やりに）これは障害だ、これは障害ではないというように区分してしまうことは、重大な概念的問題を引き起こします。なぜなら、本来何も（カットオフ・ポイントなど）存在しないところに、カットオフ・ポイントを、恣意的に創り出す必要があるからです。そこに、問題が生じます。「不安障害」は、ほとんどがそれを創り出した精神医学者の心の中だけにある、架空の存在です。それは、実在する脳の病気ではありません。

前に私は、ほとんどのセラピストが、気おくれ（シャイネス）、スピーチ不安、恐怖症、強迫観念など、特定の種類の不安と苦闘していることについて述べました。そして、セラピストの多くは、どうしてよいかわからなくなり、自分が無価値であると感じ、希望が持つことができず、強い自信喪失を経験します。他の人と同様、セラピストも人間です。こうした気分は、どこにでもある人間的経験です。すると誰もが「脳の病気」を持っていることになるのでしょうか？

平均的な人に比べ、かなり多くの不安や自信喪失を経験する人がいることに、疑いの余地はありません。その逆に、ほとんど不安を経験したこともなく、生まれつき幸せで、自信にあふれる外向的性格の人もいます。なぜ人によって不安傾向がより強いのか、その理由を科学者は解明できていません。しかし、遺伝的および環境的要因が重要な役割を果たしていることは確かです。あなたに不安傾向が強い場合、それは脳の病気や不安障害の罹患を意味するものではありません。これらの「全か無か」的病名では、人間的感情の意義ある分類を行うことはできません。

「角を矯《た》めて牛を殺す（欠点を直そうとして大切なものをそうでないものと一緒に捨ててしまう）」のたとえの弊害に嵌らないように、ここまで述べてきたことを要約し明確にしたいと思います。

- 不安と抑うつは実在する。
- これらの気分のせいで、苦しみ、無力になってしまうことがある。
- 不安やうつと苦闘している人たちは、治療を受けるに値する人たちである。
- 薬物を用いない新しい治療法があり、それを用いた完全回復の見通しは、目覚ましく良い。

●こうした気分を、一連の「障害」あるいは「脳の病気」へと転換することは、効果的な対処をとる上で必要でもなければ望ましいことでもない。

もちろん脳の病気は実在します。統合失調症、双極性障害（躁うつ病）などの、いくつかの重い精神疾患は、疑いなく脳内の生物学的障害に起因します。しかしほとんどの場合、こうした病名は恣意的なものです。

しかし、病名というレッテルは、人々の心に権威をもって映ります。あなたが医師から肺炎と告げられたら、それは医学的治療が必要な、実際の病変を伴う実際の疾患があなたにあるということです。あなたは、自分にない知識と教育訓練が豊富な医師の言うことを信じます。しかし、医師があなたに、全般性不安障害、強迫性障害、外傷後ストレス障害、あるいは社会不安障害などの病名を告げたとしましょう。それは単に、彼または彼女が、あなたもすでに知っているずっと不安を感じてきたということを病名をつけて（用いて）言っているだけなのです。

自分がどの種類の不安を抱いているか、そしてどの程度強い不安なのかが分かったら、私たちは腕をまくって仕事に取り掛かることができます。次のステップで、あなたは不安障害と分類されても、今ある以上に何ら新しい情報はそこに加わらないのです。ただ、不安が脳内の化学的不均衡から生じ、薬によってそれは治癒されるという印象が、私たちに生まれます。人を惑わすこの考え方について、次章で検討しましょう。

あなたの不安プロフィール

注：あなたの不安の種類に該当すると思われる項目のすべてに○をつけてください。

不安の種類	症状	該当するものに○	公式な診断名
1．慢性不安	仕事、健康、金銭、学校、家族などについて常に心配します。		全般性不安障害（GAD）
2．パニック発作	突然、いまにも気を失ったり、発狂したり、死んだり、コントロールを失ったりするのではないかと感じます。		パニック障害
3．広場恐怖	家を離れると何か恐ろしいことが起こるのではないかと心配します。		広場恐怖
4．恐怖と恐怖症	蜘蛛、血液、高所、車の運転、飛行、狭いところに閉じ込められることなどの特定のことがらに強い恐怖をもちます。		特定の恐怖症
5．対人恐怖症	他人と一緒にいてしばしば神経過敏になったり自意識過剰になったりしてしまいます。		社会不安障害
6．トイレ不安	公衆トイレを使うことに神経過敏になります。		こうした問題への具体的な診断名はありません。これらはすべて社会不安障害の一形態と
7．テスト不安	試験を受けなければならなくなると、いつも神経過敏になり身体が堅くなってしまいます。		

8．スピーチ不安	集団を前にしてスピーチをしなければならないとき、不安を感じます。		考慮されます。
9．パフォーマンス不安	大勢の人を前に演技したり、競技したりする時に、神経過敏になり、不安になります。		
10．強迫観念	コントロールを失ったり、他人を傷つけたり、犯してもいない罪を告白したり、汚物や細菌に汚染されているなどの、動揺を誘発する思考を振り払えずにいます。		強迫性障害（ＯＣＤ）
11．強迫行為	何かの数を数えたり、何かを繰り返し洗ったり、祈ったり、特別な方法で物を並べたり、言葉を繰り返しつぶやいたりするなどの、特定の儀式に熱中します。		
12．外傷後ストレス障害	レイプ、死、暴力、拷問、重傷などの外傷的出来事による、動揺を誘発する記憶に悩まされます。		外傷後ストレス障害（ＰＴＳＤ）
13．健康不安	医師がそんなことはないと否定しても、しばしば自分が重い内科疾患に罹っているのではないかと心配します。		心気症
14．容姿への不安	誰もそう思わないのに、自分の容姿がどこか異常で、グロテスクと思い込んでいます。		身体醜形障害（ＢＤＤ）

注記：中には、不安や心配への傾向が強い人があります。１種類の不安をもつ人は、他の数種類の不安を併せ持つ確率が高くなります。

（続き）

第四章　本当に変わりたいですか

～不安とうつに隠されたメリット～

　不安とうつは、世界各国を通じて最も一般的なメンタルヘルス障害です。そして、非常に深刻な苦悩を人々にもたらします。不安とうつは、人々から自信、生産性、心の平穏などを奪い、また対人関係において対立を生じさせることがあります。しかし、良いニュースがあります。それは、薬や長々しいセラピーに頼ることなく、あなたは人生を変えることができる、ということです。これから私は、不安を打ち負かし、憂うつな気分を克服するための数多くの強力な技法の使い方を紹介します。ほとんどの場合、予想以上に早く結果が得られるでしょう。

　しかし、うまい話には裏があります。こうした技法の説明を読み流すだけでは、効果は期待できません。それらを理解することは、役には立つものの、それだけで不安やうつを治癒することは無理でしょう。あなたが人生を変えたいと思うのなら、これらのツールを手にとって、使わなければなりません。具体的には、次の項目を実行してください。

①不安やうつの隠されたメリットを手放さなければなりません。それは喪失を意味することがあります。

②自分が最も恐れている怪物と立ち向かわなければなりません。多少の勇気と決意が必要になります。

③筆記練習をいくつか実行しなければなりません。これには積極的な努力が必要です。

人生を変えることなどできない、とあなたは考えているかもしれません。しかし、それがもし本当に可能であれば、変えてみたいと思いますか？　私がその方法を教えることができれば、あなたは今すぐに人生を変える気がありますか？

その答えを探すために、ここで思考実験を行ってみましょう。わたしとあなたが、セラピーの面接を行っているとします。私の机の上には魔法のボタンがあります。それを押せば、あなたの抱えるすべての問題は、何の努力もなしに完全にすぐに消え去るとしましょう。そして、すばらしい気分であなたは診察室をあとにすることができます。この話が本当なら、あなたはそのボタンを押しますか？

「もちろん、ボタンを押しますよ！」が当然の答えでしょう。しかし、多くの人が、それとは反対の反応を示すのです。多くの人は、ボタンを押そうとはしません。もちろん彼らの苦悩は本物です。しかし、自分が変わることに関して、彼らの気持ちは簡単ではないのです。そのため彼らは、現状にしがみつこうとします。セラピストはこの不可解な現象を、伝統的に「抵抗」と呼んでいます。本章では、行き詰まりの原因となるこの隠された影響力を、正確に探し出す技法を学びます。この隠された影響力が白日の下にさらされれば、通常その圧倒的な力は除去できます。

昔私は、サムという名の若者を治療したことがありました。彼は、ワシントンＤＣのファストフード・レストランで働いていました。ある夜、２人のピストル強盗が、閉店間際に彼を襲い、ピストルを突きつけて金を奪いました。彼らは店の大きな冷蔵庫にサムを凍死させようと閉じ込め、盗んだ金をもって逃走しました。翌朝、マネージャーが、縮みあがって震えるサムを冷蔵庫の中で発見したとき、彼はかろうじて生きている状態で、ひどく精神的外傷を負っていました。

それから数カ月経って私の治療を受けにきたとき、サムには典型的な外傷後ストレス障害（ＰＴＳＤ）の症状が見られました。身体的には回復していたものの、依然として強い不安と怒りの感情で彼は衰弱していました。恐ろしい事件の鮮明な記憶が、不意に彼の心によみがえってくるのです。このフラッシュバックに、彼は突然恐慌状態に陥り、無力感と自分の脆さを感じていました。彼はまた、強盗した男への復讐も空想していたのです。

サムは、来る日も来る日も四六時中自分をみじめに感じ、なんとかして彼の人生を取り戻したいと思っていました。私はサムに、恐ろしくそして屈辱的な事件を経験しても、完全に回復する見通しは明るいことを告げました。彼の否定的感情は、心の中を常に流れている恐ろしい考えと鮮烈なイメージから生じること、そして考え方や感じ方を変えることができる新しく強力な技法が数多くあることなどを、私は彼に説明しました。わずかな幸運と勤勉が、彼の不安と怒りを完全に除去することさえできるかもしれないのです。

私は、このメッセージを聞いてサムが大喜びすると考えていました。しかし、彼は、私の技法など役に立たないと主張し、猛烈に反論し始めたのです。突如として、私は彼の仲間というよりも敵であるかのように感じました。サムは、苦しみながら必死に救い求めていたにもかかわらず、援助を申し出た私と言い争いを始めたのです。

サムは、なぜ私に抵抗したのでしょう？　ここで少し時間をとって、この点について考えましょう。そして、あなたの意見をここに書いてください。この練習を済ませる前に私の答えを読まないように、答えは紙で隠しておいてください。

答え

苦悩していたにもかかわらず、何らかの理由で、サムは自分自身の不安と怒りによって助けられていたのではないかと私は思いました。もしそうであれば、それによって抵抗の理由が説明できると私は考えました。その答えを得るために、サムを行き詰ったままにさせている影響力を正確に探し出す動機づけの技法――メリット・デメリット分析（CBA）――を私は提案しました。これは、問題を引き起こしている（原因となっている）思考、感情、癖などのメリットとデメリットを、すべてリストアップする技法です。その後、それらのメリットとデメリットを比較して、自分が変化を望んでいるか否か、より賢明な判断をくだすのです。

私はサムに、常に不安と怒りを感じていることのメリットを考え出せますか、と尋ねました。86頁の例にあるように、サムは、いくつかのすばらしいメリットを考え出しました。まず彼は、それ以上危害が身に及ばないよう、用心したり防御したりできると考えました。これは、不安と格闘している人に共通する思い込みです。私はこれを、「魔法の考え」と読んでいます。不安が苦痛を伴うものであるにもかかわらず、何らかの理由で自分を守ってくれたり、役に立っているという考えです。

サムの怒りには、隠されたメリットもいくつかありました。自分は強い男で、数人のちんぴらに襲われて逃げられたままにしておくような男ではないことを、その怒りは示していました。彼の復讐の空想には、2人のサディスティックなガンマンに好きなようにさせるわけにはいかないという、プライドと自尊感情が表れていました。

サムの不安と怒りのメリットは、なぜ彼が治療に抵抗したか、その理由を明確に示していました。彼は筋のとおらない偏屈な頑固ものではなく、私を打ち負かそうと考えてもいませんでした。彼の側からすれば、彼は単に、責任感を持ち、道義的で男らしく現実的な人間であろうとしていただけだったのです。

次に私は、常に不安を感じていることのデメリットをサムに考えてもらいました。上記のように考えることと引き換えに、支払わなければならない代償です。サムのメリット・デメリット分析にあるように、彼は毎日目が覚めている間四六時中みじめさを感じているなどの、注目すべきデメリットをリストアップしました。また、不安が自分を危険から守ってくれる、あるいは万が一再び強盗の被害にあったときにはより効果的な対処ができる、といった考えには疑問を感じていました。

サムの怒りにも、デメリットはあるでしょうか？　サムが理解したのは、ピストル強盗は彼が怒っていることすら知らない、ということでした。そのため、彼が常に感じている怒りと復讐の夢想が苦しめているのは、彼だけということになります。それによって台無しになるのは、彼らの人生ではなく、彼の人生なのでした。

私はサムに、常に不安と怒りを感じていることのメリットとデメリットを比較して、100点満点で評価するように求めました。メリットとデメリットの、どちらが大きいと感じるでしょうか？　メリットのほうがデメリットよりも多かったにもかかわらず、サムはデメリットのほうが大きいと判断し、右側の丸に70点を記入し、左側の評価は30点としました。ときには1つの強いデメリットがいくつかのメリットよりも重い場合があり、その逆の場合もあります。

サムへの宿題として、地元の警察署へ行き、強盗や強奪にあわないためのヒントを教えてもらうよう、私は提案しました。サムの住んでいるところは、治安の良くない地域だったからです。応対した警察官は、襲われないための安全上のヒントを8項目記載した、良くできたパンフレットをくれました。サムは「いつも心配している」ことが、推奨項目の中には入っていないことに驚きました。その次の週にサムと会ったとき、彼の態度は、大きな変化を見せていました。彼の抵抗は消え失せ、私たちはチームとしての一体感をもって問題に取り組むことができました。その後数回の面接でサムの不安と怒りは完全に消滅し、治療を終わらせる用意が整いました。

サムの例は、抵抗がどのように影響を及ぼすかを示しています。たとえ回復がまったく努力せずに得られるとしても、人はある程度回復を望まないことがあるのです。もちろん、人それぞれに問題は異なり、変化に抵抗する理由は多少異なるでしょう。例えばあなたが、テストへの不安に悩まされているとすれば、頭が真っ白になりはしないかといつも心配するでしょう。あるいは最終試験を受ける際に、身体が動かなくなることを心配するかもしれません。しかし、本当に良い仕事をするには不安は支払うべき代償、とあなたは思い込んでいるかもしれないのです。常に心配することが、勤勉と最善を尽くすことを動機づける、との考えです。そこには、ひとかけらの真実があります。わずかな不安は、モチベーションを高める場合があります。しかし、収穫逓減はすぐにやってきます。度を越えた不安は、人を無力にします。私の経験では、最も良い仕事をするときは、緊張せずに自信があるときで、心配や不安を抱えているときではありません。

あるいは、あなたは恐怖を克服したいと思っているものの、そのためにやらねばならない仕事が嫌なだけかもしれません。回復するために支払う代償が高すぎる、と思うこともあるでしょう。不安をかかえる誰もが、回復するためにやらなければならないこと、〝そして誰もやりたがらないこと〟があります。それが何か思い出すことができますか？　この先を読み進む前に、あなたの考えをここに書いてください。

サムのメリット・デメリット分析

あなたが変えたいと望んでいる、態度、気分、習慣を記述してください

強盗にあったことにいつも怒りを覚え、心配している。

メリット	デメリット
1．いつも用心深くしていれば、再び強盗にあう確率は低くなるだろう。誰かが私をだまさないように、常に注意を怠らずにいるだろう。	1．毎日、目が覚めている間はいつもみじめさを感じている。
2．私の不安は現実的だと思う。この地域ではいつも誰かが強盗や窃盗にあっているのだから。	2．不安な人も、幸せで自信にあふれた人も、強盗にあう確率はおそらく同じだろう。実際には、不安で臆病な人は標的になりやすいかもしれない。
3．私の怒りは、自分の強さを示していて、奴ら負け犬が私を好きなようにして逃げられるものではないことを示している。	3．もう一度ピストル強盗にあう確率は低い。
4．彼らの行為は正しくないので、私には怒る権利がある。	4．いくら心配しても、再び強盗にあったとしたら何の役にも立たないだろう。
5．私の怒りの感情は、私が強い価値観をもつことを表している。	5．私を襲ったピストル強盗は、私が怒っていることを知らない。そして彼らは間違いなく私の感情など気にしていない。だから私一人が苦悩していることになる。私は自分を罰しているに過ぎない。
6．私は犠牲者だから、自分を哀れむことができる。	
7．注意を怠らずにいれば、いつか犯人を見つけ出して、逮捕させることができる。	
8．奴らへの復讐を空想することができる。	
30	70

答え

あなたは、すぐに答えを推測したかもしれません。不安を克服したいのであれば、あなたは恐怖と直面し、最も恐れている怪物と対決する必要があります。例えば、あなたが閉所恐怖症に悩まされているとしましょう。私は、あなたに不安が洪水のように襲ってくるまで、クロゼットのような小さくて閉ざされた空間に自分を閉じ込めるよう求めるかもしれません。あなたにそれができるでしょうか？

もちろん恐れているものへの曝露だけが、私たちの用いる技法ではありません。私は、恐怖を克服する40の強力な技法を紹介します。そのほとんどは、恐ろしいものではありません。実際には、それらの技法はあなたの好奇心をそそることでしょう。しかし、曝露は治療計画の重要な一部分です。そして、最初のうち恐ろしいと感じるかもしれません。曝露を行うには、常に多くの勇気と決意を必要とします。

私はかつて、トレバーという31歳の男性を治療したことがありました。彼には、5年間デートの相手がいませんでした。私にとって、それは驚きでした。というのも、彼は背が高くハンサムで、親しみやすく、魅力ある男性に思えたからです。私の見る目が正しいかどうかを確認するため、夏休みを利用してクリニックの受付を手伝ってくれた私の娘に意見を聞いてみました。彼女には、患者さんのことは何ひとつ話すことはできないけれど、ただトレバーに注目したかどうか、彼は印象に残った男性かと尋ねました。彼女は彼のことを間違いなく覚えていました。ハッとするほどすばらしい男性で、実のところまるで雑誌GQのモデルのようだった、と彼女は言いました。

なぜこれほどハンサムで魅力的な男性に、デートの相手ができないのでしょうか？　結局、トレバーは汗をかきやすいため、強くそれを意識していたことが分かりました。シャツの脇の下についた汗のあとを見れば、どんな女性も嫌悪感を感じると彼は思い込んでいたのです。彼は発汗を心配するあまり、とくに夏の間はほとんどいつも家に引きこもっていました。

トレバーは、孤独な生活にうんざりしていて、なんとか社会生活を軌道に乗せたいと考えていました。私は、それを可能にする方法を私が教えましょうと言ったら、それは彼にとってどれほどの価値があるかと尋ねました。彼は、のどから手が出るほどその方法を知りたい、そのためにできることなら何でもすると言いました。それは、私の聞きたかった答えでした。私は、室内で話し合う代わりに屋外でいつもの2倍の時間枠の特別面接を行い、〈恥への挑戦〉を試したいと提案しました。恥への挑戦とは、公衆の面前で意図的に馬鹿げたことを行い、それでも世界に終わりは来ないことを確認する技法です。私はトレバーにこのことを説明しました。恥への挑戦を恐ろしいと思うかもしれないが、それによって恐怖が克服できるかもしれないことを彼に伝えたのです。

次の木曜日、トレバーは午後2時からの特別面接にやってきました。場所はフィラデルフィア、その日は8月でも特別に暑く、湿気の多い日でした。〈恥への挑戦〉の準備のため、病院を出る前に私は臨床検査室へ立ち寄り、プラスチックのスプレーボトルを借り出して、それに水をたっぷりと入れました。汗をかくために、私は近くにあるコンビニエンスストアまでのジョギングを提案しました。彼は緊張しているように見えましたが、それに同意し、私たちは走り始めました。

数分後コンビニへ到着したときには、2人ともかなりの汗をかいていました。私は、完全に汗まみれに見えるよう、トレバーのわきの下に水をスプレーしたいと言いました。さらに、頭にも水をかけて、文字どおり顔面から汗がしたたるように見せかけ、びしょ濡れしたところで店に入り、多くの人の目につくようレジのすぐ脇に立ち、右手を頭の後ろにあて、汗にまみれた脇の下を完全に露出するよう指示しました。そして、左手で脇の下を指差し、店にいる人全員に聞こえるような大声でこう言うのです。「いやはや、今日はなんて暑い日だ！　私を見てくれ！　まるで豚のように汗をかいてしまった！」。

トレバーは震え上がり、私の言っていることが信じられないといった様子でした。彼は、自分にそんなことができるわけがないと主張しました。彼がどれほど汗をかいているかを店にいる人が見たら、完全に気分を悪くしてしまうと言うのです。私は彼に、たとえ恐ろしくとも、どんなことでもすると約束したはずですよ、と注意しました。恐怖を打ち負かし、人生を変えたいと彼が本当に望んでいるのなら、これが支払わねばならない代償であることを伝えました。私たちはしばらくの間、〈恥への挑戦〉のメリットについて議論しました。彼はそれを実行すべきでしょうか、それとも実行すべきではないのでしょうか？　最後にトレバーは、こう言いました。「分かりました。そんなに簡単だというのなら、まず先生がやってみせてください」。

私は、「いいですよ。お安いご用です」と答えました。私は、顔と脇の下にたっぷりと水を吹きつけ、汗が滴り落ちているように見せかけて店に入りました。そして手を頭の後ろに載せ、脇の下を指差しながら、どれだけ暑い思いをして大汗をかいたかを大声で宣言しました。店内の人たちは、とくに興味を引かれたふうではなく、自分の用事に専念している様子でした。私は、自分をまるで透明人間のように感じました。

そのとき私は、店の入り口前の歩道に座りこんで、ガーガーとアヒルのように大声でわめくホームレスの男性に気づきました。人々は、彼にもまったく注意を払っていなかったのです！

私は外へ出て、今度はあなたの番ですよとトレバーに伝えました。彼はおびえた顔で固唾をのみ、店の中へと入って行きました。彼の汗まみれの脇の下も、誰かに嫌悪感やショックを与えた様子はありませんでした。私との違いは、彼がとてもハンサムなためか、店内の数名が彼に話しかけたことぐらいでした。それはまるで、長いこと会わなかった友人との出会いのようでした。トレバーはそこでの出来事を、ほとんど信じることはできませんでした。

その後私たちは、近所にある他のいくつかの店にもジョギングしながら向かい、順ぐりに恥への挑戦を行いました。人々は、私たちの汗にまみれたおふざけを楽しんでいるようでした。気分を害した人は、誰もいなかった様子でした。私たちは、たくさんの人とその日の暑さについて雑談しました。このことは、トレバーにとって思いがけない発見でした。誰もが親しみのこもった反応を示したことに、彼はショックを受けたのです。

私たちが最後に訪れたのは、女性用のファッショナブルなスポーツウエアを売る店でした。私は、若く魅力的な女性がトレバーに熱い視線を送っているのに気づきました。しかし彼は、まったくそのことに気づいてはいませんでした。私はトレバーに、彼女に近寄り、手を頭の上に載せて脇の下を指差す汗まみれ宣言を再度行うよう言いました。

そんなことをしたら、彼女の気分を完全に害してしまう、とても自分にはできない、と彼は強く抵抗しました。私は、恐怖から自由になるには、これこそまさにやらなければならないことですよ、と言いました。それは、彼にとっての卒業練習なのです。私は彼に、それが最後の練習で、それをやりとげたら二度と〈恥への挑戦〉を行わないと約束しました。

彼は仕方なく彼女に近寄り、脇の下を指差して、恥ずかしそうに自分がどれだけ汗まみれかを告げました。彼女は、汗にはまったく関心を示さず、彼が話しかけたことにとても喜んでいる様子でした。すぐに彼らは会話に夢中になり、数分後には、いつかゆっくりお茶でものみたいとの提案が彼女からありました。トレバーはびっくりして、それはすばらしい考えだねと答えました。彼女は、「じゃあ、私の電話番号が要るでしょう」と言いながら、紙に番号をメモするとトレバーの手のひらにそれを押しつけ、「なるべくはやく電話してね！」と言ったのです。トレバーは、有頂天で店から出てきました。彼は、あまりの幸福感に口もきけない状態でした。

〈恥への挑戦〉は、なぜこれほど効果的だったのでしょうか？　トレバーは彼の否定的思考が、まったく根拠のないことを発見しました。長い間心の中でつぶやいてきたことを信じるのをやめた瞬間、彼の対人恐怖は過去のものとなったのです。

多くの専門家が、曝露療法はこうした効果の現れ方をすると考えています。実際には、曝露自体が恐怖を終わらせるのではありません。あなたのそもそもの不安の原因であった歪んだ思考の誤りを証明した瞬間、不安は消失するのです。残念なことに、自分の恐怖に直面することは、決して容易ではありません。そして、直面したときに感じる恐ろしさを麻痺させる心理的麻酔薬はないのです。

ここまで私たちは、否定的感情の隠されたメリットを放棄し、自らの恐怖と直面することについて議論してきました。しかし、不安を克服し、より大きな自尊感情を育てたいのであれば、やらなければならないことがまだ他にもあります。それは、筆記練習です。筆記練習は、成功への鍵を握っています。あなたが筆記練習を実行していれば、失敗することは難しいでしょう。筆記練習に抵抗すれば、成功することは難しいでしょう。

私は、すでにいくつかの筆記練習を課してきました。あなたは実行しましたか？　それとも練習は飛ばして、読み続けてきましたか？　確実に結果を出したいのであれば、これらの練習は非常に重要です。

次章であなたは、セラピーの基本となる、日常気分記録表の使い方を学びます。日常気分記録表は、不安やうつの引き金となる思考を同定し、それを変化させることに役立てるものです。しかし、それには着実な努力が必要です。そして、それを頭の中で済ますわけにはいきません。公表された数多くの研究結果と同様、私の臨床経験も、ある重要な事実を強調しています。それは、うつ状態にあり不安を抱えている人で面接の合間にセルフヘルプ課題を実行しない人は、通常改善しないということです。それどころか、ときには悪化する場合もあります。対照的に、シャツの袖をまくって課題の実行に取り組む人は、最も迅速かつ持続する改善を経験します。私はあなたに、そうした人になって欲しいのです。

多くの人が筆記練習には抵抗します。彼らがペンや鉛筆を手にしない理由は、それが必要ないと考えているからです。彼らは、受身の態度をとって、努力の必要ない魔法のような方法を望んでいるのです。しかし、本物の感情の変化は、努力と練習を必要とします。

私はかつて、ひどく不幸せなアイリーンという女性を治療しました。彼女は、次の面接までに日常気分記録表を完成させることを、いつも「忘れて」ばかりいました。面接の間、彼女は、それまでの人生で彼女を失望させたすべての人への不平を述べました。しかし、治療の対象となる具体的な問題の同定には乗り気ではありませんでした。ある日、アイリーンは、「たぶん私は、不安を感じてうつ状態にあることが好きなのかもしれない」と言いました。

私はアイリーンに、おそらくそれは正しいかもしれないと告げ、うつで不安を抱えていることのメリットと、回復することのデメリットをすべてリストアップするよう提案しました。これは、サムが実施したメリット・デメリット分析と似ていますが、今回のアプローチは逆説的なものです。私たちが吟味したのは、アイリーンの行き詰まりの原因となる要素だけで、回復することのメリットは無視しました。

アイリーンは、みじめな状態にあることのメリットを、以下を含めてたくさんあげました。

● 動揺していると、夫の注意を引きつけることができる。
● 料理や家事をしなくて済む。夫がすべて代わりにしてくれる。

- あのぞっとする職探しのために外出しなくて済む。
- 犠牲者の役を演じることで、自分を哀れむことができる。
- 私のことを十分に愛してくれていないすべての人々（とくに父と兄弟）に対して、不平を言うことができる。
- いつも怒っていられる。
- 自分が特別と感じていられる。
- バーンズ先生をイライラさせて、自分をコントロールすることも、あれこれ指図することもできないことを見せつけていられる。
- いつでも好きなときに飲酒したり、抗不安薬をのんだりすることを正当化できる。

アイリーンは、回復することのデメリットも以下を含め数多くリストアップしました。

- 面接の合間に精神療法の宿題を一生懸命こなさなければならない。
- 飲酒をやめなければならない。断酒会（ＡＡ）ミーティングにも参加しなければならない。
- 料理や家事をしなければならない。
- 職を探さなければならなくなる。

- バーンズ先生と会う理由がなくなってしまう。
- 自分が特別と感じることができなくなる。他の人たちと同様、普通の人間になってしまう。
- 他の人たちとの対人関係を築かなければならなくなる。人に接するのは不安だ。
- 今までずっと先延ばしにしてきたすべての事柄に手を着けなければならなくなる。
- 自分を不当に扱ったすべての人たちについての不平を言えなくなってしまう。
- 犠牲者としての同一性意識を失ってしまう。

私はアイリーンに、彼女のうつは良いことに違いないと告げました。私は、うつのメリットと回復のデメリットが数多くリストアップされたことにとても安心した、とくに彼女は支払いのよい患者さんで、通常毎週2回私との面接が計画されているから、と言いました。私たちは面接の間に、よく議論し口論しがちでしたが、彼女は私の好きな喧嘩相手の1人であり、回復してもう会えなくなったらとても寂しく思うだろう、と彼女に伝えたのです。そして、この先何年も一緒に仕事ができるよう、彼女が宿題を「忘れ」続けてくれることを願っていると付け加えました。

次の面接に現れたアイリーンは、前回以来毎日最低30分、日常気分記録表を記入したと言いました。彼女は飲酒をやめ、すでにAAミーティングに2度ほど参加していました。そして、ずっと気分がよくなったので、近々治療を終了する準備ができていると思うと言いました。アイリーンの苦悩は本物でしたが、彼女は治療に長年抵抗していました。筆記宿題をやることへの彼女の抵抗には、治療が成功して、長年なじんだ忠実な友人との別れへの恐れが反映されていたのです。

アイリーンのような人は、数多くいます。彼らは、片足を水の中、もう片方の足を岸の上に置いています。人生を変えたいと必死に望んでいますが、その一方で、変化に抵抗するのです。変化に抵抗する理由は、人それぞれに僅かずつ異なります。もしあなたが人生を変えたいと望むのであれば、問題が何であれ、隠されたメリットを放棄し、代償を支払わねばならないことに変わりはありません。

本章で紹介した例に見られるように、効果的な治療は、ただ単に長椅子に横になり、あなたの気持ちを表現したり、そもそも自分の恐怖がどこから生まれるのかを理解することで得られるものではありません。そこで、私はあなたに以下の質問をします。以下の3問にあなたはどのように答えますか？

● もしここに、あなたの不安、うつ、怒りを今すぐ消去してしまうボタンがあったとしたら、あなたはそれを押しますか？

●あなたは、最初のうちはとても不安をかき立てられるにしても、自分が最も恐れているものと直面し対決しても良いと考えていますか？

●あなたは、それが楽ではないにせよ、この本を読みながら筆記練習を行っても良いと考えていますか？

もし、この3問の答えがすべて「はい」であれば、不安消滅のときはすぐそこに来ていることでしょう！

第五章　日常気分記録表

私は、最近ニューヨークで行ったワークショップで、個人的問題をグループで話してくれる参加者を募りました。マーシャという名のセラピストが、手を挙げてくれました。彼女は、26歳になる自分の娘のことがいつも心配でならないので、助けて欲しいと言いました。マーシャは、自分を「ジュウィッシュ・マザー（ユダヤ人の母親のように過保護でうるさい母親）」と表現し、自らにとってもまたときには娘のレズリーにとっても、その強迫的な心配が障害になると説明しました。

マーシャによれば、娘のレズリーは子供の頃から肥満と闘い続けてきたそうです。青年期になると、彼女の問題はさらにひどくなりました。ダイエットは成功せず、レズリーの体は病的に肥満してきました。最後の手段として、最近レズリーは胃のステープル手術を受けました。結果は大成功でした。すぐに体重は70ポンド以上減り、気分はとても良くなりました。しかし、マーシャがレズリーのことをいつも心配していることに変わりはなく、「レズリーは薬をのみ忘れていないだろうか？　水分を十分補給しているだろうか？」などの考えが、一日中絶えることなく彼女の頭に浮かぶのです。心配のあまり、マーシャは日に数度レズリーに電話をかけ確認していると言いました。

マーシャの強迫観念的な心配と強迫行為的な電話が侵入的であるにもかかわらず、ふだんレズリーは、ユーモアのセンスと寛容さをもってそれに反応していました。マーシャによれば、彼女らの関係は、堅固で愛情に満ちたものでした。

マーシャの感情を理解することは、難しくはありません。なぜなら、子を愛する親なら誰でもときには心配するからです。しかし、レズリーには責任能力があり、問題なく暮らしているのです。マーシャの心配は過剰なものでした。マーシャはメンタルヘルスの専門家であり、不安をもつ親たちの治療に日々携わっているため、そんな自分に戸惑っていると言いました。彼らへのアドバイスを頻繁に行っていながら、自分のこととなると実践できていないので、自分はまるで詐欺師のようだ、と言いました。マーシャは自分自身に失望していました。

私はマーシャに、日常気分記録表を完成させるよう頼みました。日常気分記録表は、考え方を変えれば、感じ方を変えることができる、という考えに基づいています。空白の日常気分記録表は、103~104頁にあります。記入には5つのステップがあります。

ステップ①　**動揺した出来事**：日常気分記録表の動揺した出来事の欄にあなたを動揺させた出来事を簡単に記述します。不安や動揺を感じたときのことを、いつでもよいので選びます。

ステップ②　**感情**：そのときどのように感じたかを表す言葉を選び、○で囲みます。そして、0％（最小）から100％（最大）でその感情を評価します。評価した点数は、「事前評価（％）」の欄に記入します。

ステップ③　**否定的思考**：それぞれの感情に伴う否定的思考を、正確に同定します。「自分は、罪の意識を感じるとき、何を考えているのだろう？　どんな考えが心の中をよぎるだろう？」、または「不安を感じて心配なときは、心の中で何をつぶやいているだろう？」と自問してください。例えば、あなたが憂うつな気分のとき、「私は無価値で愛されない人間だ」と心の中でつぶやいているかもしれません。それぞれの否定的思考を自分がどの程度信じているか、0％（まったく信じない）から100％（完全に信じる）までの範囲で評価し、その点数を「事前評価（％）」に記入してください。

ステップ④　**歪み**：日常気分記録表の最終頁（105頁）にある思考の歪みチェックリストを参考に、それぞれの否定的思考の中に歪みを同定してください。

ステップ⑤　**合理的思考：**それぞれの否定的思考に、よりポジティブで現実的な新しい思考で挑戦します。合理的思考の１つひとつをあなたがどの程度信じているか、０％（まったく信じない）から１００％（完全に信じる）までの点数で評価し「確信（％）」の欄に記入します。最後に、否定的思考をもう一度評価して、新たな評価点を「事後評価（％）」に記入します。

ステップ①は、非常に重要です。なぜなら、あなたの問題のすべてが、不安や動揺を感じた瞬間それぞれに埋め込まれているからです。そのときの考え方と感じ方を変える方法を習得したら、あなたが抱える問題の解決方法を、すべて理解できるようになるでしょう。

日常気分記録表

動揺した出来事

感情	事前評価(%)	事後評価(%)	感情	事前評価(%)	事後評価(%)
悲しい：気がふさぐ、憂うつ、弱りきった、不幸せな			**きまりの悪い**：当惑した、屈辱的だ、人目を気にする		
不安な：心配した、パニック状態の、神経過敏な、おびえた			**希望がもてない**：落胆した、悲観的な、絶望している		
罪の意識がある：深く後悔している、悪い、恥じている			**失望した**：行き詰まった、邪魔された、打ち負かされた		
劣っている：価値がない、不適格だ、欠点だらけだ、能力がない			**怒った**：激怒した、腹を立てた、苛立った、逆上した、怒り狂った		
孤独で寂しい：愛されてない、望まれていない、拒絶された、1人ぼっち、見捨てられた			**その他**（記述してください）		

否定的思考	事前評価(%)	事後評価(%)	歪み	合理的思考	確信(%)
1.				1.	
2.				2.	
3.				3.	
4.				4.	
5.				5.	
6.				6.	
7.				7.	
8.				8.	

(続き)

思考の歪みチェックリスト

1. **全か無か思考**：ものごとを黒か白かという絶対的な二分法で見ています。
2. **一般化のしすぎ**：たった1つの否定的な出来事を、全体の失敗として捉えます。「いつもこんなふうになる」とつぶやきます。
3. **心のフィルター**：マイナスのことばかりくよくよと考えて、プラスのことを無視します。
4. **マイナス化思考**：自分のプラスの資質が、大したことはないとかたくなに主張します。
5. **結論への飛躍**：事実に裏づけられていない結論に飛躍します。
   ①心の読みすぎ：他人が自分に対して否定的に反応していると思い込みます。
   ②先読みの誤り：何か悪いことが起きると予言します。
6. **過大解釈／過小評価**：度を越えて物事を誇張したり、重要性を過少に評価したりします。
7. **感情的決めつけ**：「自分が失敗者のように感じるから、きっと本当に失敗者だ」などのように、自分の感じ方から推論します。
8. **「すべき」思考**：「すべき」「すべきではない」「しなければならない」という言葉を使います。
9. **レッテル貼り**：「私は間違ってしまった」とつぶやくかわりに、「私は失敗者だ」または「私はまぬけだ」というレッテルを貼ってしまいます。
10. **非難**：問題を解決する代わりに、あなたは欠点を見つけます。①個人化：自分ひとりがすべての責任を負っているわけではないのに自分を容赦なく非難します。②責任の押しつけ：問題にかかわった自分の責任を否定して、あなたは他の人々を非難します。

マーシャの日常気分記録表を、108〜109頁に記載しました。ご覧のように、彼女は、動揺した出来事を、「ワークショップの間、ずっとレズリーのことが心配」と簡単に記しています。私はマーシャに、否定的感情を同定して点数で評価するよう求めました。日常気分記録表には、10種類の否定的感情が記載されています。最初の種類には、「悲しい、気がふさぐ、憂うつ、弱りきった、不幸せな」が含まれます。マーシャは、「悲しい」の単語を○で囲みました。そして、その感情を100％と評価し、「事前評価（％）」に記入しました。彼女は、とても深く悲しんでいたのです。また、「不安な、罪の意識がある、恥じている、不適格だ、能力がない、孤独で寂しい、きまりの悪い、行き詰まった、苛立った、圧倒された」などの言葉を○で囲みました。最も強い感情は、「行き詰まった」と「圧倒された」で、彼女はそれぞれ200％と評価しました。それらは評価枠の外へ飛び出してしまったのです！

次にマーシャは、次の否定的思考を記入しました。

①私は、ここまでバカバカしいほどに、レズリーのことを心配すべきではない。
②私は、この問題にとらわれるべきではない。いずれにせよ、自分は臨床心理士であり、あまり神経過敏であってはならない。
③過剰に支配的なあまり、私は失敗を犯してレズリーからの信頼を失うかもしれない。

１３９頁にあるように、「事前評価（％）」の欄は、マーシャが最初の２つの否定的思考を１００％と評価し、３つ目を50％と評価していることを示しています。つきつめれば、マーシャの問題は２つで、１つ目は過剰な心配、２つ目はその心配のために自分自身を責めていることなのです。

同僚たちの前で、自ら問題を共有するボランティアを買って出たほどですから、彼女の動機づけは高いことが分かります。しかし、ひと目でわかるほど物事は単純ではありません。容赦ない心配と自己批判の放棄に、もしかしたら彼女は割り切れない思いをもっているかもしれません。マーシャが変化に抵抗しているとしたら、その理由をあなたは考え出せるでしょうか？次にあなたの考えを書いてください。何も思いつかなくても、何か当て推量で書いてみてください。

マーシャの日常気分記録表

動揺した出来事　ワークショップの間、ずっとレズリーのことが心配

感情	事前評価(%)	事後評価(%)	感情	事前評価(%)	事後評価(%)
悲しい：気がふさぐ、憂うつ、弱りきった、不幸せな	100%		きまりの悪い：当惑した、屈辱的だ、人目を気にする	60%	
不安な：心配した、パニック状態の、神経過敏な、おびえた	100%		希望がもてない：落胆した、悲観的な、絶望している	90%	
罪の意識がある：深く後悔している、悪い、恥じている	90%		失望した：行き詰まった、邪魔された、打ち負かされた	200%	
劣っている：価値がない、不適格だ、欠点だらけだ、能力がない	75%		怒った：激怒した、腹を立てた、苛立った、逆上した、怒り狂った	25%	
孤独で寂しい：愛されてない、望まれていない、拒絶された、1人ぼっち、見捨てられた	90%		その他（記述してください）圧倒された	200%	

否定的思考	事前評価(%)	事後評価(%)	歪み	合理的思考	確信(%)
1. 私はここまでバカバカしいほどにレズリーのことを心配すべきではない。	100%			**1.**	
2. 私は、この問題にとらわれるべきではない。いずれにせよ自分は臨床心理士であり、過剰に神経過敏であってはならない。	100%			**2.**	
3. 過剰に支配的なあまり、私は失敗を犯してレズリーの尊敬を失うかもしれない。	50%			**3.**	
4. 子供をまた1人失うのはとてもつらいことに違いない。	100%			**4.**	
5. イリーサの死は私の責任だ。私は身勝手で、彼女を失望させた。	100%			**5.**	
6. 私は再び失敗してはならない。	100%			**6.**	

答え

マーシャは、不安と自己批判を放棄することに抵抗している可能性があります。なぜならば、

● 心配することが子を愛する母としての重要な役割、と彼女は考えているかもしれません。

● 自分は、レズリーを守っている、と考えたがっているのかもしれません。

● 彼女は、心配するのをやめてしまえば、何か恐ろしいことが起こるという迷信に近い思い込みをもっているかもしれません。

● 彼女は、罪責感や自己批判のすべてが、問題を克服し易くすると考えているかもしれません。

● 彼女は否定的思考が間違いなく真実と考えているかもしれません。

● 常に心配していることが、孤独感や夫婦間の問題など、無視されてきた他の問題との直面から、彼女を妨げているかもしれません。

もちろん、以上はすべて推測です。マーシャ本人に聞いて確かめるまで、真実を知ることはできません。私はマーシャに、「レズリーへの心配を完全に忘れることができるよう、不安の克

服方法を今日私が教えることができるとしたら、試してみたいと思いますか？」と尋ねました。

マーシャは、もしその方法を教えてくれるのなら、是非試してみたいと言いました。私は彼女の気持ちを確かめるために、少し違った角度から質問をしてみました。「けれども、危険ではありませんか？　もし、レズリーが薬をのむのを忘れたり、十分な水分補給を怠ったりしたら、結局はあなたがそれを注意しなければならないのですよ。もし心配することをやめてしまったら、あなたは電話をかけなくなってしまうかもしれない。おまけに、そうした心配をすることが子を気づかい、愛している母親である証なんですよ」。

マーシャは、私の言いたいことはよく分かる、けれどもレズリーは、とても責任能力のある女性で、四六時中注意を喚起する必要はない、と言いました。そして口をとざし、彼女は下を向きました。やがてやわらかな声で、「でも、また子供を失うのはとてもつらいことでしょうね」と言いました。涙をこらえながら、マーシャはもう一人いた娘について説明を始めました。イリーサという名の彼女は、脳脊髄液経路の閉塞が原因で、脳室が拡大する先天性水頭症を患っていました。イリーサが生まれた直後、神経外科医は、脳室拡大が致命的になるのを防ぐため、閉塞をバイパスするシャントを脳内に作ったのです。

その障害にもかかわらず、イリーサは正常に発育し、聡明で情緒の安定した女性に成長しました。高校での彼女は勤勉で、コーネル大学の医学部進学課程に入学しました。あるとき、大学で開かれた父母会へ出席するため、マーシャはマンハッタンからイサカまで、車で行きました。イリーサは、母親に会うのを楽しみにしていたのですが、頭痛と吐き気を訴えていました。マーシャは、最近シャントを洗浄したか、と彼女に聞きました。なぜなら、シャントが詰まると、こうした症状を引き起こすことがあるからです。

イリーサは、シャントなら大丈夫と答えました。マーシャは長時間の運転で疲れていましたが、外での夕食をイリーサに提案しました。イリーサは、翌日大事な試験があるので、勉強しなければならない、と答えました。それを聞いて、ホテルでゆっくりしたいと考えていたマーシャは内心ほっとしました。

マーシャは、そこまで話すとまた口を閉ざしました。両眼にはあふれる涙が見えましたが、彼女はそれを抑えていました。ワークショップは静まり返り、針が落ちてもその音が聞こえるほどでした。そして、「イリーサはその晩亡くなったのです！」と言いながら、マーシャはこらえきれずに泣き出しました。

彼女がしばらく泣いたあと、私は、イリーサの死を嘆き悲しむ上で妨げとなることが何かあったのですかと尋ねました。彼女はうなずきました。あなたはイリーサの死に罪責感を感じていますか、と私は聞きました。再び彼女はうなずき、もし自分勝手な行動をとらず、あの晩もう少し長くイリーサと一緒にいてあげれば、彼女を救うことができたと言いました。自分は娘を失望させたのだ、同じ過ちは二度と繰り返したくない、と彼女は言いました。

私はマーシャに、これらの否定的思考を日常気分記録表に書き加えるように言いました。１０９頁に記載したマーシャの日常気分記録表に見られるように、彼女はそのすべてを１００％信じていました。

私はマーシャに、どの否定的思考から最初に取り組むかを尋ねました。彼女は5番目の、「イリーサの死は私の責任だ。私は身勝手で、彼女を失望させた」を選びました。あなたは、この思考にある思考の歪みを見つけ、次の表に○印をつけてください。記入には、１０５頁の思考の歪みチェックリストを参照してください。否定的思考に潜む歪みの同定は、科学的というよりも芸術的な作業です。ですから、完全な正確さを期する必要はありません。

思考の歪み	(○)	思考の歪み	(○)
1. 全か無か思考		6. 過大解釈／過小評価	
2. 一般化のしすぎ		7. 感情的決めつけ	
3. 心のフィルター		8. 「すべき」思考	
4. マイナス化思考		9. レッテル貼り	
5. 結論への飛躍：①心の読みすぎ ②先読みの誤り		10. 非難：①個人化 ②責任の押しつけ	

答え

10項目すべてに該当する、かなりはっきりとした歪みを、あなたは同定できたのではないでしょうか。

思考の歪み	（○）	説　明
1. 全か無か思考（全か無）	○	イリーサの死はすべて自分の責任、とマーシャは自分に言いますが、たくさんの要素がそこには原因として関わっています。
2. 一般化のしすぎ（一般化）	○	マーシャは、その晩の彼女の行動を、自らの同一性意識全体に、過剰に一般化しています。彼女はイリーサが亡くなった晩、とても疲れていて休息が必要でした。そのため彼女は自分が身勝手な人間と結論づけました。
3. 心のフィルター（フィルタ）	○	彼女は自分が犯した「過ち」を反芻思考し、イリーサを失望させたあらゆる可能性について考えています。
4. マイナス化思考（マイナス）	○	マーシャは、過去何年もの間、2人の娘のために払った彼女の犠牲を度外視しています。

5. 結論への飛躍：①心の読みすぎ（読心） ②先読みの誤り（先読）	○	マーシャは、何が起こるかは予測できたはずで、娘の命も救うこともできたはずと考えています（先読みの誤り）。もちろん、イリーサが危険な状態にあったことを彼女が知っていたら、マーシャは介入したはずです。またマーシャは、イリーサを失望させたと言っています（心の読みすぎ）が、イリーサが母親に失望した証拠はまったく見当たりません。
6. 過大解釈／過小評価（過大／過小）	○	マーシャは、自分の重要性を過大解釈し、イリーサの高い責任能力と自立心を過小評価しています。
7. 感情的決めつけ（感情）	○	マーシャは罪責を感じているため、自分が罪を犯したと仮定しています。
8. 「すべき」思考（すべき）	○	マーシャは、その晩別の行動をとるべきだったと自分に言っています。
9. レッテル貼り（レッテル）	○	彼女は自分に「身勝手」というレッテルを貼っています。
10. 非難：①個人化（自責） ②責任の押しつけ（他責）	○	イリーサの死は自分のせい、とマーシャは自らを責めています。

マーシャの日常気分記録表

動揺した出来事　ワークショップの間、すっとレズリーのことが心配

感情	事前評価(%)	事後評価(%)	感情	事前評価(%)	事後評価(%)
悲しい：気がふさぐ、憂うつ、弱りきった、不幸せな	100%		**きまりの悪い**：当惑した、屈辱的だ、人目を気にする	60%	
不安な：心配した、パニック状態の、神経過敏な、おびえた	100%		**希望がもてない**：落胆した、悲観的な、絶望している	90%	
罪の意識がある：深く後悔している、悪い、恥じている	90%		**失望した**：行き詰まった、邪魔された、打ち負かされた	200%	
劣っている：価値がない、不適格だ、欠点だらけだ、能力がない	75%		**怒った**：激怒した、腹を立てた、苛立った、逆上した、怒り狂った	25%	
孤独で寂しい：愛されてない、望まれていない、拒絶された、1人ぼっち、見捨てられた	90%		**その他**（記述してください）圧倒された	200%	

否定的思考	事前評価(%)	事後評価(%)	歪み	合理的思考	確信(%)
1. 私はここまでバカバカしいほどにレズリーのことを心配すべきではない。	100%		フィルタ、マイナス、感情、すべき、ラベル、自責	1.	
2. 私は、この問題にとらわれるべきではない。いずれにせよ自分は臨床心理士であり、過剰に神経過敏であってはならない。	100%		すべき、ラベル、自責	2.	
3. 過剰に支配的なあまり、私は失敗を犯してレズリーの尊敬を失うかもしれない。	50%		読心、先読、すべき、ラベル	3.	
4. 子供をまた一人失うのはとてもつらいことに違いない。	100%		先読	4.	
5. イリーサの死は私の責任だ。私は身勝手で、彼女を失望させた。	100%		全か無、一般化、フィルタ、マイナス、読心、先読、過大・過小、感情、すべき、ラベル、自責	5.	

6．私は再び失敗してはならない。	100%		先読、感情、すべき、ラベル、自責	6．	

（続き）

116～118頁に記載したマーシャの日常気分記録表に見られるように、彼女は心のフィルターを「フィルタ」、マイナス化思考を「マイナス」などと省略して記入しています。

自分の否定的思考の歪みを同定することには、どんなメリットがあるのでしょうか？　第1には、否定的思考が自分で考えているほど現実的ではないことの理解が挙げられます。マーシャが、ほとんどの否定的思考を100%信じていたことを思い出してください。しかし、これほど多くの歪みをもつ思考に、一体どれほどの現実性があるのでしょう。第2には、歪みの同定が否定的思考における誤りの証明を導いてくれることです。私は、不安、パニック、うつなどの感情に終止符を打つための数多くの技法を、あなたに紹介します。ある思考の中に潜む歪みを同定すれば、どの技法を最初に試せばよいか、わかるようになります。

マーシャの5番目の否定的思考が明確な自己非難を含んでいるため、私は、二重の基準技法を試すことにしました。この技法は、私たちの多くが二重基準を用いている事実を利用するものです。私たちは動揺を感じると、自分自身にとても厳しい態度をとります。しかし、まったく同じ問題を抱える親友には、それよりもずっと客観的で同情的な態度で接します。私は、似たような状況で娘を失った友だちがいたとしたら、どんな言葉をかけるだろうか、とマーシャに聞きました。「あなたは娘の死に責任があるのよ。あなたの身勝手さが彼女を失望させたのよ」と言うでしょうか？

マーシャは驚いた様子で、「親しい友人には、決してそんな言葉はかけません」と言いました。それならば、どんな言葉をかけますか、と尋ねました。マーシャは、「あなたは神様ではないのだから、いつも子供のそばにいて助けてあげることなどできない、とその友人に言うでしょう。もしその晩、娘に助けが必要と分かっていたら、過去何度も彼女がそうしてきたように、娘のそばにいてあげたに違いないこと、そして彼女はいつも親切で心の広い、献身的な母親であったこと、自分に身勝手というレッテルを貼ることは事実に即していないことなどを指摘するでしょう」と言いました。

私はマーシャに、それは友人に優しい態度をみせるための言葉なのか、それとも真実の言葉か、と尋ねました。彼女は、それは間違いなく真実を述べた意見と答えました。私は、日常気分記録表の、5番目の否定的思考の下にある合理的思考の欄に、それを記入するよう求めました。１２３頁の表にあるように、彼女は、「もしイリーサが、あの晩私の助けを必要としていたら、子を愛する母親なら誰でもそうしたように、私は彼女のそばについていてあげたはずだ」と記入しました。私は彼女に、その考えをどの程度信じますかと聞きました。彼女は１０

0%と「確信（%）」の欄に記入しました。彼女は、その合理的思考が間違いなく彼女の本心と考えたからです。

私は彼女に、その合理的思考は否定的思考と矛盾するように見えることを指摘しました。一方では、自分は身勝手でイリーサの死は自分の責任、と彼女は書いています。そして他方では、娘の命を救うためなら何でもしただろう、と書いているからです。人は、2つの異なる考えを同時に信じることはできません。そのため彼女は、否定的思考あるいは合理的思考いずれかへの確信を、放棄しなければならないでしょう。

マーシャは、もはや否定的思考が現実に即しているとは思わないと言いました。そこで私は彼女に、今の時点でその否定的思考を0〜100%で評価すると、どれくらい強く信じていますかと尋ねました。彼女は事前評価の100%を抹消して、事後評価の欄に5%と記入しました。これは彼女が、5番目の否定的思考をもはや信じていないことを示しています。

合理的思考によって本能レベルでの感じ方を変えるには、以下の2つの条件を満たす必要があります。

● **必要条件**：合理的思考は、100%あるいはほぼ100%の真実を含むものでないと効果はありません。正当化や部分的真実では、考え方や感じ方を変えることは無理です。

マーシャの日常気分記録表

動揺した出来事　ワークショップの間、すっとレズリーのことが心配

感情	事前評価(%)	事後評価(%)	感情	事前評価(%)	事後評価(%)
悲しい：気がふさぐ、憂うつ、弱りきった、不幸せな	100%	15%	**きまりの悪い**：当惑した、屈辱的だ、人目を気にする	60%	0%
不安な：心配した、パニック状態の、神経過敏な、おびえた	100%	5%	**希望がもてない**：落胆した、悲観的な、絶望している	90%	0%
罪の意識がある：深く後悔している、悪い、恥じている	90%	5%	**失望した**：行き詰まった、邪魔された、打ち負かされた	200%	0%
劣っている：価値がない、不適格だ、欠点だらけだ、能力がない	75%	0%	**怒った**：激怒した、腹を立てた、苛立った、逆上した、怒り狂った	25%	0%
孤独で寂しい：愛されてない、望まれていない、拒絶された、1人ぼっち、見捨てられた	90%	0%	**その他**（記述してください）圧倒された	200%	0%

否定的思考	事前評価(%)	事後評価(%)	歪み	合理的思考	確信(%)
1. 私はここまでバカバカしいほどにレズリーのことを心配すべきではない。	100%	10%	フィルタ、マイナス、感情、すべき、ラベル、自責	**1**. 私の絶え間ない心配は、おそらく不必要なものかもしれないが、つまらなくバカバカしいものではない。それは愛情と心配のしるしなのだ。	100%
2. 私は、この問題にとらわれるべきではない。いずれにせよ自分は臨床心理士であり、過剰に神経過敏であってはならない。	100%	10%	すべき、ラベル、自責	**2**. 臨床心理士にも感情をもつことは許される。	100%
3. 過剰に支配的なあまり、私は失敗を犯してレズリーの尊敬を失うかもしれない。	50%	5%	読心、先読、すべき、ラベル	**3**. レズリーへの心配をやめ、頻繁な電話連絡をやめることは望ましいかもしれない。しかし彼女への思いやりと心配が、私への尊敬を失わせることにはならないだろう。	100%

(続き)

4. 子供をまた一人失うのはとてもつらいことに違いない。	100%	0%	先読	4. こんなことは、万が一にも起こりそうにない。レズリーは元気にしている。	100%
5. イリーサの死は私の責任だ。私は身勝手で、彼女を失望させた。	100%	5%	全か無、一般化、フィルタ、マイナス、読心、先読、過大・過小、感情、すべき、ラベル、自責	5. もしイリーサが、あの晩私の助けを必要としていたら、子を愛する母親なら誰でもそうしたように、私は彼女のそばについていてあげたはずだ。	100%
6. 私は再び失敗してはならない。	100%	0%	先読、感情、すべき、ラベル、自責	6. これはとても無慈悲な考えで、まるで卵の殻の上を歩くような気分にさせる。私は最初から「失敗」などしていない。	100%

● **十分条件**：合理的思考は、否定的思考の誤りを証明するものでなければなりません。考え方を変えれば、感じ方を変えることができます。このことを忘れないようにしてください。

マーシャの合理的思考は、間違いなく妥当なものでした。それはまた、彼女の否定的思考の誤りを証明し、彼女はもはや自分の身勝手さがイリーサの死の原因を作ったとは信じなくなりました。このことは、その合理的思考が感情的変化の必要・十分条件を満たしたことを意味します。マーシャは、波のように押し寄せる安心感を突然経験しました。そして、娘の死に対する罪責感や恥辱を感じなくなったのです。私は彼女に、イリーサの死に対する罪責感と、レズリーに対する絶え間ない心配には関連性があると思いますか、と尋ねました。言い換えれば、彼女が常にレズリーのことを心配しているのは、2人目の娘を絶対に同じような方法で失いたくないからなのでしょうか？

あなたには、このような質問をした理由がはっきりとわかるかもしれません。しかし、マーシャにとっては、まったく意外な指摘でした。彼女は臨床心理士でありながら、その可能性に思い至ることがなかったのです。時として私たちは、他人の問題には優れた洞察力をもつものの、自分自身のこととなると見えなくなることがあります。

この洞察は、異なる角度から彼女の心配に光を当てました。彼女はそれを、克服しなければならない強迫的神経症と捉えずに、2人の娘への愛情の表現ととらえました。私はまた、罪責感と恥辱のすべてが、イリーサの死の悲嘆作業と彼女の死からマーシャが自由になることを妨げているのではありませんかと尋ねました。マーシャはうなずき、再び涙を流し始めました。怒りや罪責感などの未解決な感情は、ときに悲嘆作業に干渉します。これらの感情が亡くなった人との別離を妨げ、結果として、その死は時の流れの中で凍結されたままになってしまいます。しかし今、マーシャは罪の意識から解放され、とても長い間抑え続けてきた悲哀と喪失の深い感情を、やっと経験することができたのです。

泣き終えたあと、マーシャは劇的な気分の高揚を感じました。この時点で、私は彼女に、日常気分記録表のその他の否定的思考にも挑戦してみませんかと尋ねました。122〜123頁にあるように、彼女を長い間苦しめてきた否定的思考のすべてに相反する、説得力のある合理的思考が生み出されました。「確信（％）」の欄には、すべて100％と記されています。また、事後評価の欄では、否定的思考の確信度合いが大幅な低下を示し、合理的思考が感情的変化の必要・十分条件を満たしたことを示しています。

彼女の気分が改善されたことを確認するため、私は否定的感情を0％（最小）から100％（最大）で再評価するようマーシャに求めました。感情セクションの「事後評価（％）」の欄が示すように、すべての否定的感情は劇的に改善されました。彼女は、依然として多少の悲しみとわずかな不安や罪責を感じていましたが、これは完全に健常なものです。結局、マーシャは娘の死について考えていただけでした。

私はマーシャに、イリーサの死についての彼女の感情を、レズリーと話し合ったことがありますか、と尋ねました。彼女はそれを考えもしなかったので、ワークショップが終わった日の晩話し合うと言いました。

マーシャの長年の心配と罪責は、わずか45分で終止符が打たれました。私は、誰にとっても45分で安心が得られると言うつもりはありません。しかし、不安やうつで苦しんでいる人は、誰もがマーシャと同じ程度に改善され得ると確信しています。

彼女の回復には、いくつかの鍵がありました。最初に、不安を感じたある具体的瞬間に彼女が焦点を絞ったことが挙げられます。第2には、自分がどのように感じていたかを正確に同定し、すべての心配、罪責、恥辱の原因となる否定的思考を日常気分記録表に記録したことがあります。それによって、彼女が心の中でつぶやいていることを、私も彼女も正確に理解できました。私たちは皆それぞれ異なっていて、考え方も違います。日常気分記録表の最大の長所の1つは、その人固有の考えと感情を映し出す点にあります。

3つ目は、マーシャのレズリーへの恐れを焚きつけていた、隠された感情を私たちが暴いたことです。レズリーへの心配の原因が、イリーサの死への罪責と恥辱であるとは、マーシャは当初認識していませんでした。罪責と恥辱が嘆き悲しむことを妨げていたために、彼女は喪失と折り合いをつけることができなかったのです。

4つ目に挙げられるのは、避け続けてきた悪魔と一か八か対決することをマーシャがいとわなかった点です。彼女は、苦痛を伴う思い出や感情を恐れていました。しかし、それらを白日のもとに曝して、真正面から取り組んだとき、回復はすぐそこに見えたのです。
そして最後に、自らの否定的思考の誤りをマーシャが証明したとき、彼女は自分を許し、悲嘆作業を可能にしました。その瞬間彼女は深い救いを経験し、回復したのです。人生のある瞬間に経験する啓発は、ほとんど常に自分自身や世の中に対する見方に劇的な変化をもたらします。

日常気分記録表は簡単に見えるかもしれません。しかしそれは、あなたの考え方と感じ方を変える、高度に洗練されたツールなのです。また、あなたにとって治療の基本でもあります。ここで、日常気分記録表の記入における5つのステップを復習し、それぞれで最も陥りやすい誤りを重点的に述べて行きましょう。あなたも、日常気分記録表を一緒にここで記入してみませんか？　103～104頁にブランクの記録表用紙があります。ステップをおさらいしながら、それを使って記入してください。この技法は、紙を使って筆記することが重要なことを忘れないでください。頭の中だけで済ませてしまっては、効果は期待できません。なぜなら、あなたの否定的思考が堂々巡りを始めるからです。この本への直接記入に問題はありません。730～731頁には、もう1部用紙が用意されています。個人使用であれば、いくらでも用紙をコピーすることができます。

ステップ①　動揺した出来事

日常気分記録表の動揺した出来事の欄に、あなたが動揺を感じた瞬間について簡単に記述します。その問題の説明には、人、場所、時間などについて具体的記述が必要です。過去において憂うつな気分になったとき、心配したりパニックになったときのことなら、いつのことでもかまいません。疑問に思ったときは、以下の質問を自分に問いかけてください。

- それは1日の中でいつのことでしたか？
- あなたはどこにいましたか？
- そのとき何が起きていましたか？

あなたの問題のすべてが、苦しみを感じていた瞬間に埋め込まれていることを忘れないでください。私たちがマーシャのもっていた否定的思考と感情を正確に同定できたとき、私たちは、彼女の心配の原因を理解することができました。そして、考え方と感じ方を変えた瞬間、彼女は自分の人生すべてに影響を与える深い変化を経験しました。

ステップ①で、誰もが犯しやすい間違いは、頭の中で自分の問題に取り組もうとすることです。前述したように、これはうまく行きません。否定的思考と感情がとても圧倒的で説得力あるように見えるため、あなたは同じところを堂々巡りすることになります。否定的思考と感情を紙の上に書いて記録したほうが、作業はずっとやりやすくなります。そうすることで、1つずつ集中した取り組みが可能になります。

このアドバイスは、当たり前のことに聞こえるかもしれません。しかし、多くの人がそれを無視します。そうした人たちは、自分の人生の問題を、ただ語っていたいだけなのです。もちろん、動揺を感じたときは誰もが耳を傾けてくれる人を必要とします。しかし、あなたが人生を変えたいと望むのであれば、遅かれ早かれ、動揺を感じた具体的瞬間に的を絞らなければなりません。すべての苦悩を解く鍵は、その瞬間それぞれに埋め込まれているのです。

これは、一般的なことを話し続ける患者さんと、注意深くそれを聞きながらときどきうなずき、「もっと聞かせてください」と促すセラピストに代表される従来の伝統的セラピーとはまったく異なります。伝統的セラピーの考え方は、感情についてあなたが語り、過去を十分に遡って探求すれば、最終的に何らかの深い変化が生じるというものです。このモデルのセラピーは、「グッド・ウィル・ハンティング」や「普通の人々」などを含む、ほとんどすべての映画やテレビ番組に描かれているセラピーです。私はこうした映画が好きですし、確かにそれはセラピーの伝統的モデルを、生き生きと描いています。しかし私の経験では、構造化されていない話し合い療法は、際限なく長引くだけで、何も変わらない傾向があります。あなたの友人や家族に、何年も精神療法を続けている人がいれば、おそらく私の言いたい点を理解できると思います。

あなたが、不安、頼りなさ、うつなどの感情に苦しめられているのであれば、私はあなたに、朝目覚めて「生きているってすばらしい」と言えるようになって欲しいのです。この目標を達成するためには、日常気分記録表を取り出して、腕をまくり、作業にとりかからなければなりません。

ステップ②　感情

動揺した出来事を記述した後は、そのとき、あなたがどのように感じていたかを表している言葉をすべて選び、○で囲みます。そしてその感情を０％（最小）から１００％（最大）で評価します。その評価点を「事前評価（％）」の欄に記入します。日常気分記録表を記入し終えたら、１２１~１２３頁にあるマーシャの記入例のように、再評価点を「事後評価（％）」の欄に記入します。

否定的感情の同定と評価は重要です。なぜならば、一定の種類の否定的思考から、特異的な種類の感情が生じるからです。否定的感情の同定と評価は、ステップ③で行う否定的思考の同定をより容易なものにしてくれます。日常気分記録表に記載する感情には、以下のような種類があります。

- **不安、神経過敏、心配**：あなたは、自分が危険に直面していて、何か恐ろしいことがいま起きつつある、と心の中でつぶやきます。
- **パニック**：あなたは、今にも死にそうだ、窒息しそうだ、失神しそうだ、抑えがきかなくなりそうだ、気が狂いそうだ、などと心の中でつぶやきます。
- **きまりの悪さ**：あなたは、他人を前にして自分がまるで間抜けのようだ、と心の中でつぶやきます。
- **内気**：あなたは、どれだけ自分が緊張し、不安を感じているか他人に分かってしまう、と心の中でつぶやきます。
- **孤独感**：あなたは、自分は愛されることなく、一生1人ぼっちの運命なのだ、と心の中でつぶやきます。
- **憂うつ**：あなたは、自分が落伍者で、自尊感情にとって大切な何かを失ってしまった、と心の中でつぶやきます。

●**絶望感**：あなたは、決して自分の問題が解決されることはなく、苦しみは生涯続く、と心の中でつぶやきます。

●**罪責感**：あなたは、自分が悪い人間だ、あるいは自分の価値観を損なう悪いことをした、と心の中でつぶやきます。

●**羞恥心**：あなたは、他人が自分のことを欠陥のある欠点だらけの人間ととらえ、見下している、と心の中でつぶやきます。

●**劣等感**：あなたは、自分が他人ほど優れた人間ではなく、こうあるべきと自らが考える姿よりも劣っている、と心の中でつぶやきます。

●**無価値感**：あなたは生まれつき自分に欠陥があると心の中でつぶやきます。

●**失望**：あなたは、他人や出来事が自分の期待どおりでなくてはならない、と心の中でつぶやきます。

●**怒り**：あなたは、他人が自己中心的な間抜けで、あなたのことを不公平に扱い、意図的に利用している、と心の中でつぶやきます。

●**身動きが取れない感じ**：あなたは、配偶者、恋人、友人、家族などの要求を聞き入れなければならない、と心の中でつぶやきます。

ステップ③　否定的思考

このステップでは、動揺を感じたときに心の中をよぎる否定的な考えを記録します。自分自身に以下の質問をしてください。「希望を持つことができず、落胆しているとき、私は心の中で何とつぶやいているだろうか？　パニックを感じるとき、自分に対してどんなメッセージを発信しているだろうか？」。

その答えを、日常気分記録表の否定的思考の欄に記入し、どれくらい強くそれぞれの否定的思考を信じているか、０％（まったく信じない）から１００％（完全に信じる）までの点数で評価し、「事前評価（％）」の欄に記入してください。このステップで念頭に置いておくと役立つ秘訣を以下に挙げます。

- 完全な文で記入します。「気が狂う」などの言葉を否定的思考の欄に記入しないようにしてください。なぜなら、そう書いても役立たないからです（意味がないからです）。そうではなく、「私は気が狂う寸前にある」などと記入します。
- それぞれの否定的思考は、合理的に短く保つよう心がけます。１つの文で通常は十分です。長く、取りとめのない考えに取り組むのは、容易ではありません。

● 「自分はなぜいつも不安を感じるのか?」、あるいは「自分のどこがいけないのだろうか?」などの修辞疑問や反語的疑問の使用は避けます。なぜなら、その疑問の誤りを証明することができないからです。しかし、修辞疑問や反語的疑問は、簡単に平叙文の否定的思考に直すことができます。例えば、「私はいつもこんなに不安を感じていてはいけない」あるいは、「私にはどこか悪いところがあるに違いない」などです。

● 否定的思考の欄に、あなたの感情を記述しないようにしてください。「私は試験のことが心配だ」または「私は今パニックを感じる」などの記述は避けます。あなたの感情は、日常気分記録表の感情の欄に記入します。否定的思考の欄に感情を記述すると、その「感情」の誤りを証明することができないために、挫折感を抱くことになります。しかし、否定的感情の原因となる歪んだ「考え」の誤りならば、証明することができます。

● 否定的思考には、出来事の記述を含めないようにします。例えば、「トリシアは私を拒絶した。私は自分をみじめに感じる」は、否定的思考の欄には不適です。なぜなら、それは、ある出来事（トリシアが私を拒絶した）およびある感情（みじめ）の記述だからです。出来事の記述は、表の動揺した出来事の欄に行います。さらに、そのすぐ左に、感情（寂しい、傷ついた、怒った、劣等感、拒絶感、落胆、みじめ）を記入してください。否定的思考の欄には、こうした感情を引き起こす思考を記録します。例えば、以下のようになります。

①「すべて自分の責任だ」　100％

②「もう女性から愛されることはないだろう」　100％

③「一生1人ぼっちだろう」　100％

ステップ④　歪み

歪みの欄には、それぞれの否定的思考の中に潜む思考の歪みを記録します。105頁の例が示すように、「思考の歪みチェックリスト」には、10の歪みの定義がすべて列挙されています。否定的思考を記入した後、このリストを参照しながら、歪みを探し出してください。通常1つの否定的思考には、複数の歪みが見つかります。

日常気分記録表に歪みを記入するときは、時間を省くために、略語を用いることができます。例えば、過大解釈には「過大」、レッテル貼りには「レッテル」、「すべき」思考には「すべき」、非難の個人化には「自責」などです。

ステップ⑤　合理的思考

　このステップでは、あなたの否定的思考の誤りを証明する、より前向きで現実に即した思考を考え、記入します。自分に以下のような質問を問いかけてください。「私はこの問題について、より前向きに、現実に即して考えることができるだろうか？」。感情的変化の必要・十分条件は以下のとおりです。

● **必要条件**：合理的思考は、１００％真実でなければなりません。
● **十分条件**：合理的思考は、否定的思考の誤りを証明するものでなくてはなりません。

　ステップ⑤は、簡単ではないでしょう。あなたの否定的思考の誤りが簡単に証明できるくらいなら、そもそもこの本は必要ないからです！　それぞれの合理的思考をどの程度信じるか、「確信（％）」の欄に記入することを忘れないでください。その後に、対応する否定的思考の確信度を再評価します。

　もしあなたが、私が長年一緒に問題と取り組んできた患者さんと同じであれば、最初のうちは努力してもあまり効果を感じにくいでしょう。その理由は、以下の2つのいずれかによるものです。すなわち、合理的思考が１００％真実ではないため、感情的変化の必要条件を満たしていないか、あるいは合理的思考が否定的思考の誤りを証明していないため、感情的変化の十分条件を満たしていないのです。しかし、心配は無用です。現時点では、それはまったく想定の範囲内だからです。これから私が紹介する数多くの強力な技法が、不安、心配、パニック、不適格感、憂うつなどをもたらす否定的思考の誤りの証明を可能にします。また、これから先もずっと効果を維持する、あなたに最適な技法をどのように選択するかの方法についても紹介します。

第二部

認知モデル

第六章　自虐的信念の覆いをとる

認知行動療法（CBT）は、うつ、不安、怒りなどが、今この瞬間私たちがもっている歪んだ否定的思考から生じるとの考えに基づいています。この理論では、なぜそう感じるのかを説明できても、次のような重要な疑問に答えることはできません。

- 気分の波で苦しむことの多い人がいる一方で、いつも生まれつき幸せで、自信にあふれて見える人がいるのはなぜでしょうか？
- なぜ人によってさまざまな問題への脆弱さが異なるのでしょうか？　例えば、私たちの中には、批判を受けるとぼろぼろに崩れてしまう人がいたり、自動車を運転していて車の割り込みに烈火のごとく怒る人がいたりします。
- うつ、不安、怒りなどのエピソードの発症時期を決定する要因は何なのでしょうか、そして、そもそもこうした障害の発症原因は何なのでしょうか？

そこで登場するのが、自虐的信念です。あなたの態度と価値観が、あなたの心理的脆弱さを左右するのです。自虐的信念を正確に特定できれば、どんな理由で自分は動揺するのか、そして将来どのような状況で動揺を受ける確率が高くなるのかを知ることができます。

自虐的信念には、個人的信念と対人的信念の2種類が基本にあります。通常、個人的信念とは、価値ある人間であるためには、何が必要で何をすべきかをあなたに指示する自尊感情の公式です。基本的公式は、「幸福と満足感を得るためには、Xが必要だ」となります。Xには、完全さ、業績、愛情、承認などが当てはまります。以下は、個人的信念の代表例です。

- **完全主義**：常に完全を求めるべきであるとの信念です。失敗したり、目標に到達しないときには、容赦なく自分を責め、ベストを尽くしていないと心の中でつぶやきます。
- **自己認識の完全主義**：すべての人から好かれ受け入れられるためには、才能のあることや業績をあげていることが必要だという信念です。自分に欠点があり、脆く弱いことを知られたら、友人や同僚から尊敬してもらえないと思い込みます。
- **業績への依存**：知性、才能、業績、生産性などに自尊感情の基礎を置きます。
- **承認への依存**：すべての人から認められなければ、自分の価値はないという信念です。誰かがあなたを批判したり、賛成してくれなかったりすると、防衛的になり、脅威を感じます。

対人的信念は、他人との関係に（心理的）葛藤をもたらします。通常は、対人的信念は、身近で親しい関係の中で〃きっとこういうことがおこるだろう〃といった予測や期待という形で現れます。例えば愛され尊敬されるために自分は何をすべきか、そして他者が自分をどのように扱うかといった具合です。以下はそのいくつかの例です。

- **非難**：人の間で起きた問題の責任は自分になく、自分とうまくやれない相手こそ責めを負うべきと思い込みます。
- **真実**：自分が正しく、相手は間違っているという信念です。
- **全能感**：他人がいつも自分の期待どおりに考え、感じ、行動すべきという信念です。他人の行動が期待どおりでないと、あなたは怒ったり、挫折を感じたりします。
- **愛情への依存**：真実かつ唯一の幸福は、好きな人から愛されることによって得られるという信念です。万一拒絶され、独りになったら、空虚感と無価値感に生涯苦しむことになると考えます。
- **服従**：そうすることで自分がみじめになることが分かっていても、すべての人の期待と要求を満たさなければならないという信念です。自分が愛されるためには、常に与え続けなければならないと思い込んでいるため、他人に服従しようとします。

● **他者の自己愛への過敏性**：自分に対して好意をもつ人は、自己中心的で、搾取的で、脆く弱い人という信念です。決して彼らに心を開いて接したり、自然な態度で臨んだり、心の中にある本当の気持ちを伝えたりすることはできないと感じています。なぜなら、そうすることで、彼らが急に怒りだしたり、あなたを拒絶すると考えるからです。

● **対立への恐怖**：怒り、対立、他人への不同意などは危険なことであり、どんな犠牲を払っても避けねばならないという信念です。

否定的思考と自虐的信念は区別しにくいことでしょう。実は、その違いは簡単です。自虐的信念は常にあなたが心の中に持っているものですが、否定的思考はあなたが動揺した場合にのみ現れます。

例えば、あなたに業績への依存という信念があるとしましょう。これはあなたが、生産性、地位、知性、業績などに自尊感情の基礎を置いていることを意味します。仕事や学業がうまく行っている限り、あなたはほどよく幸せで満ち足りた気分を感じます。しかし、失敗したり、目標を達成できなかったりすると、辛い気分の波に対して脆弱になり、「自分はなんて間抜けなんだ。なぜあんなヘマをしたのだろう？　あんな間違いはすべきではなかった！」などの否定的思考が、あなたの心を洪水のように襲います。

人によってウィークポイントは異なるかもしれません。例えば、あなたに愛情への依存という信念があるとしましょう。自分が好意を寄せる人との愛情ある関係を保っている限り、あなたは、ほどよく幸せで満足しているでしょう。しかし、ひとたび孤独を感じたり、拒絶され愛されていないと感じたりすると、自分には価値がないと思い込んで、重いうつ状態に陥ってしまうかもしれません。

あなたの自虐的信念を同定することは、ただ単に自分に気づくための練習以上の意味があります。こうした信念を修正することで、将来つらい気分の波が押し寄せても、今よりずっと傷つきにくくなるでしょう。そして、より多くの創造性、生産性、喜び、親密さなどを味わえるようになります。

自虐的信念を正確に同定する方法に、矢印技法があります。日常気分記録表から否定的思考を1つ選んでください。そして、その左に矢印を描きます。この矢印は、「その思考が真実なら、なぜそれによって自分は動揺するのだろう？　自分にとって、その思考はどんな意味があるのだろう？」という意味をもつ速記記号のようなものです。

この質問を自分に問いかけることで、新たな否定的思考があなたの心に浮かんできます。その思考を矢印の左に書き出し、その左にさらに矢印を描きます。そして再度同じ質問を繰り返します。この過程を7～8回繰り返すと、一連の否定的思考が得られます。これらの否定的思考を吟味することで、自虐的信念を容易かつ正確に同定することができます。

この技法がどのように役立つか、例を用いて示しましょう。パイロットを目指して勉強するラシードという名の若者が、連邦航空局（ＦＡＡ）の試験を前に不安を募らせていました。ラシードは、クラスではトップの成績を収めていたにもかかわらず、「もし試験に落ちたらどうなるだろう？」と自分に問いかけ、神経質になって緊張していました。

日常気分記録表の否定的思考への記入には、「もし～だったらどうなるか（what-if）」などの修辞疑問は平叙文に変えた方がよい、ということを第6章で学びました。なぜなら、その思考の分析がより容易になるからです。１５０頁には、「私はテストに落第するかもしれない」とラシードが記入した日常気分記録表を記載しました。

私はラシードに、左向きの矢印をその思考の左側に記入するよう指示し、こう言いました。「ラシード、あなたは誰もが認める成績優秀な生徒です。ですからきっとテストでも良い成績を収めるでしょう。しかし、ここでまったく逆の場合を想定してみましょう。あなたが、今から6カ月後のＦＡＡ試験に実際に落ちたとします。あなたにとってそれはどんな意味がありますか？　なぜそれによって動揺するのですか？」。

彼は、「そうなれば、私は仲間の前で恥をかくでしょう」と答えました。私は、その考えを矢印の左に書き足して、さらにその左に矢印を描くよう言いました。その後、私はこう質問しました。「それからどうなるのですか？　あなたが試験に失敗し、仲間の前で恥をかいたとしましょう。あなたにとってそれはどんな意味があるのですか？　なぜそれによって動揺するのですか？」。

彼は、「そうなったら、私は皆に認めてもらえなくなるでしょう」と言いました。私は再びその考えを書いて、その左に矢印を加えるよう言いました。私たちはこれをさらに数回繰り返し、最終的に「それは私が無価値な人間ということを意味する」という思考にたどり着きました。

一般には、以下のような思考が得られたとき、矢印技法は終了します。

- それは、私が無価値であることを意味する。
- それは、人生が生きるに値しないことを意味する。
- そうなったら、私は二度と幸せになることができない。

ラシードと私が作成した否定的思考の流れを151～152頁に記載しました。これらの思考を吟味して、ラシードの自虐的信念を2つ3つ同定してください。155〜156頁に記載した、23項目のよくある自虐的信念のリストを参考に、この先を読み進む前に、ラシードの自虐的信念をここに書き出してください。

①

②

③

④

ラシードの日常気分記録表

動揺した出来事　6カ月後のFAA試験のことを考えていること。

感情	事前評価(%)	事後評価(%)	感情	事前評価(%)	事後評価(%)
悲しい：気がふさぐ、憂うつ、弱りきった、不幸せな	50%		**きまりの悪い**：当惑した、屈辱的だ、人目を気にする	0%	
不安な：心配した、パニック状態の、神経過敏な、おびえた	85%		**希望がもてない**：落胆した、悲観的な、絶望している	80%	
罪の意識がある：深く後悔している、悪い、恥じている	25%		**失望した**：行き詰まった、邪魔された、打ち負かされた	50%	
劣っている：価値がない、不適格だ、欠点だらけだ、能力がない	90%		**怒った**：激怒した、腹を立てた、逆上した、怒り狂った	0%	
孤独で寂しい：愛されてない、望まれていない、拒絶された、1人ぼっち、見捨てられた	80%		**その他**（記述してください）		

否定的思考	事前評価(%)	事後評価(%)	歪み	合理的思考	確信(%)
1. 私はテストに落第するかもしれない。←	100%			1.	
2.				2.	
3.				3.	
4.				4.	
5.				5.	
6.				6.	

(続き)

ラシードの矢印技法

否定的思考	事前評価(%)	事後評価(%)	歪み	合理的思考	確信(%)
1．私はテストに落第するかもしれない。↓	100%			**1**．	
2．そうなれば、私は仲間の前で恥をかく。↓	100%			**2**．	
3．そうしたら、私は彼らに認めてもらえない。↓	100%			**3**．	
4．それは私がかけた時間やお金が無意味だったことを意味する。↓	100%			**4**．	
5．そうしたら、私が人生をかけて作り上げてきたすべてが崩れ去ってしまう。↓	100%			**5**．	

6. それは、私が失敗者であることを意味する。	100%			6.	
7. それは私が無価値な人間であることを意味する。 ←	100%			7.	

（続き）

答え

ラシードと私が同定した自虐的信念は、以下のとおりです。

- 完全主義
- 自己認識の完全主義
- 承認への依存
- 業績への依存
- スポットライトの誤り
- 山火事の誤り

これらの信念は、業績への不安に悩む人に非常に多く見られます。ラシードの心配は、彼がテストを受けなければならない事実によるものではなく、それに対する彼の考え方に起因しています。彼は自尊感情の基礎を、業績達成と皆から承認を得ることに置いているように見えます。彼は非常に完全主義的であり、クラスメイトは自分と同じように、他者を批判的に見ているだろうと思っています。自分があたかも明るいスポットライトを浴びて演技しているかのごとく感じていて、友人たちからの好意を得るには、彼らに良い印象を与えなければならないと考えています。彼はまた、友人たちはみなクローンのようにまったく同じに反応し、1人が彼を見下せば全員が右へならえをすると考えています。もちろんこうした考え方は、とても大きなプレッシャーを彼にかけます。

自虐的信念には、常に一握りの真実が含まれていますが、かなり誤解を招きやすい傾向があります。そもそもラシードは、クラストップの成績を収めていました。ですから、彼が試験に落ちるということはほとんど考えられません。ＦＡＡ試験を初めて受ける場合、受験者は特定の割合で不合格となりますが、彼らは再試験を受けることができます。ですから、ラシードの破局思考は現実に即したものではありません。初回の受験で試験に通らなければ、彼の人生は無駄になる、あるいは彼のキャリアが台無しになるというのは、真実ではないのです。加えて、ラシードのクラスメイトはおそらく彼が考える以上にずっと心が広く、そして彼の業績よりも自分自身の業績のほうにずっと関心があることでしょう。

私は、試験に落第して再試験を受けることになったら彼に失望するかどうか、何人かの友人に直接聞いてみてはどうですかと提案しました。その結果、友人達は自分も試験のことを心配していて、いつも自信に満ちているように見えるラシードが同じように感じていることを知り安心した、と答えたのでした。結局ラシードは、一発で試験に合格しました。

矢印技法を習得するのは簡単です。そして、あなたの態度と信念に関する貴重な情報を、豊富に、直ちに提供してくれます。この技法は、常に日常気分記録表の否定的思考からスタートします。どの思考を選んでも構いません。あなたに最も興味のある思考を選択してください。その左に矢印を描き、「それが真実なら、自分にとってどんな意味があるのだろう？　なぜそれによって自分は動揺するのだろう？」と自問します。新たな思考が浮かんできたら、それを矢印の左に書きとめます。

このプロセスを7～8回繰り返すと、最終的な答えにたどり着きます。155～156頁の「よくある自虐的信念のリスト」を参照してください。通常、あなたの自虐的信念は明らかなはずです。あなたを苦しめてきたタイプの気分障害にあなたはなぜ脆く弱いのか、この練習はその理由を明らかにしてくれます。もちろん、原因がわかっただけでは不十分です。次章では、自虐的信念を修正する方法を紹介しましょう。

よくある自虐的信念のリスト

達　成

1. 業績の完全主義：私は決して失敗したり誤りをおかしてはならない。
2. 自己認識の完全主義：私に欠点があったり、傷つきやすかったりしたら、誰も私を愛し受け入れてくれない。
3. 達成への依存：私の人間としての価値は、達成した業績、知性、才能、社会的地位、収入、容姿などに左右される。

愛　情

4. 承認への依存：自分が価値ある人間であるためには、全員の承認が必要だ。
5. 愛情への依存：私は、愛されていなければ幸せや満足を感じることができない。
6. 拒絶への恐怖：誰かに拒絶されるということは、私自身に何かまずいところがあるに違いない。
　1人ぼっちでは、私は惨めで無価値な人間と感じる。

服　従

7. 他人を喜ばせる：私は、自分がみじめになっても、常にあなたを喜ばせなければならない。
8. 対立への恐怖：互いに愛し合っている人間同士は決してけんかをしたり口論したりしない。
9. 自己非難：私の対人関係上の問題は、自分に落ち度があるにちがいない。

過度な要求

10. 他者非難：私の対人関係上の問題は、常に他人に落ち度がある。
11. 全能感：あなたは私を、常に私の希望どおりに扱うべきである。
12. 真実：私は正しく、あなたは間違っている。

抑うつ
13. **絶望感**：私の問題は決して解決されないだろう。私は決して本当の幸せや満足を感じることはないだろう。
14. **無価値感／劣等感**：私は基本的に無価値で，欠陥があり，他人よりも劣った存在である。
不安
15. **感情の完全主義**：私は常に幸せを感じて，自信にあふれ，自分をコントロールしなければならない。
16. **怒りへの恐怖**：怒りは危険であり，どんな代償を払っても回避すべきである。
17. **否定的感情への恐怖**：私は決して，悲しみ，不安，不適格，嫉妬，傷つきやすさなどを感じてはならない。私は感情を隠すべきで，他人を動揺させてはならない。
18. **他者の自己愛への過敏性**：私が大切に思う人々は皆，要求が厳しく，他人を操るのがとても巧みで，力がある。
19. **山火事の誤り**：すべての人はクローンのようにまったく同じに考えるものだ。もし1人の人間が私を見下したとすると，たちまちその事実が広まって，誰もが私を見下し始める。
20. **スポットライトの誤り**：他人と会話するのはスポットライトを浴びながら演技するようなものだ。もし私が洗練され機知に富んだ興味深い人物との印象を与えられないと，私は人々から好かれることはない。
21. **呪術思考**：私が十分に心配すれば，すべてはうまく行く。
その他
22. **低い欲求不満耐性**：私は苛立ってはならない。人生はいつもゆったり過ごさなければならない。
23. **スーパーマン／スーパーウーマン**：私はいつも強くなければならない。決して弱くあってはならない。

（続き）

第七章　自虐的信念を修正するには？

自虐的信念の修正は、次の3ステップで行います。

① **メリット・デメリット分析**：どんな場合でも、これは最初のステップです。信念を変える動機づけは、デメリットがメリットよりも大きいことを理解しなければ得られません。

② **信念の修正**：デメリットを除去しメリットのみを残した新しい信念が得られるかを検討します。

③ **行動実験**：あなたの自虐的信念が現実に合致していたものか、そもそも妥当であったのかを確認するために実験を行います。このステップで、知的理解を本能レベルの感情的変化に変えます。

ステップ①　メリット・デメリット分析

それでは、一緒にこれらのステップをたどってみましょう。私は、160頁のメリット・デメリット分析に、「私は常に完全を目指すべきだ」と最上段に記入しました。あなたは、この考え方のメリットを考え出せますか？「この態度は私にとってどのように役立つのか？この考え方の利点は何だろう？」と自問してください。思いついた利点を、「メリット」の欄に記入します。次に、この考え方があなたにとってどのような害を及ぼすかを考えます。完全を目指すことによる不利益は何かあるでしょうか？その否定的な面は？この考え方を信じることによって支払わなければならない代償は何でしょうか？完全主義の不利な点を「デメリット」の欄に挙げてください。

自分が完全を目指すこと、あるいは自尊感情のよりどころを完全であることに求めた場合のメリットとデメリットを列挙するという点に注意して、リストを作成してください。完全であることのメリットとデメリットをリストするのではありません。完全であることのデメリットはおそらくないはずです。しかし、今はそれについて考えるのはやめておきましょう。

今すぐにメリット・デメリット分析を完成させてください。完全であろうとすることのメリットとデメリットをリストアップします。それが済んだら、メリットとデメリットを互いに比較し、最下段にある○の中に、合計して１００点になるよう採点します。メリットがデメリットよりも大きいと考えるのであれば、左側の○に記入する点数は右側よりも大きくなります。反対にデメリットがより大きいと考えるのであれば、右側の○に記入する点数は左側よりも大きくなります。１つの大きなメリットが、多数のデメリットを点数でしのぐ場合があること、またその逆の場合もあることに注意してください。あなたの記入が済んだら、１６１頁にあるメリット・デメリット分析回答例を読んでください。

１６１頁の回答例を記入した男性は、完全を目指すことのデメリットはメリットよりも大きいと考え、左側の○に35点を記入し、右の○には65点としました。しかし、採点の結果は人によって様々です。ある信念のメリットがデメリットより大きいのであれば、それはあなたにとって良い方向に作用していることを意味します。ですから、その信念を変える必要はおそらくないでしょう。もしデメリットがより大きいのであれば、それはあまり良い方向に作用していないことを意味します。その場合は、信念を修正することができます。

完全主義のメリット・デメリット分析

あなたが変えたい態度、感情、癖などを説明してください

私は常に完全を目指すべきだ。

メリット	デメリット

完全主義のメリット・デメリット分析

あなたが変えたい態度、感情、癖などを説明してください

私は常に完全を目指すべきだ。

メリット	デメリット
1．一生懸命努力する。	1．ストレスが多くなり心配事も増える。
2．非常に良い仕事をしたとき、すばらしい気分を味わうことができる。	2．失敗したりミスを犯したりすれば、ひどく落ち込むだろう。
3．何事も月並みでは満足しないので、二流のキャリアでは終わらないだろう。	3．完全主義によって、失敗を恐れるあまり創造的な姿勢を避け、リスクを冒さなくなるだろう。
4．自分に非常に高い基準を課すのは、人より才能に恵まれた特別で優秀な人間だからだ。平凡な人間には完全を追求できないのだ。	4．脅威を感じて防衛的になるため、批判から学ぶことが困難になるだろう。私の自尊感情は危険にさらされるだろう。
5．完全主義によって、自分の自尊感情を簡単に測ることができる。	5．普段私が最も良い仕事をするときは、リラックスしているときであって、一生懸命になっているときではない。
6．私の勤勉さと誠実さを見て、他の人々は私を尊敬するだろう。	6．細部に注意を払い過ぎて、全体像を見失ってしまうかもしれない。
	7．完全主義的態度で過剰な要求をすると、他人との関係がうまく行かなくなる。
	8．達成した業績で印象づけるよりも、相手への興味を示すほうが、他人から好かれるように思う。
	9．すべての仕事が手に追えないと感じて先延ばしするだろう。
	10．何事にも本当に完全であることは不可能なので、決して達成感を得られないだろう。そしていつも改善すべき点にばかり目がいくだろう。
35	65

ステップ②　信念の修正

自虐的信念が常に健全な面と不健全な面を併せ持つことを理解すれば、その修正作業は簡単になります。あなたの価値観が完全に不合理でばかげていると考える必要はなく、その信念全体を放棄する必要もありません。その代わり、少しの調整によって、自虐的信念の良い面を残しながら、悪い面を除去します。

完全を目指すことのデメリットが、メリットより大きいとあなたが判断したと仮定しましょう。「私は常に完全を目指すべきだ」と心の中でつぶやく代わりに、どのようなことをつぶやくことができるでしょうか？　この先を読み進む前に、あなたの考えをここに書いてください。

答え

完全主義などの自虐的信念を修正する方法は、数多くあります。以下のアプローチはその1例です。

すばらしい仕事を成し遂げることに何も悪いことはないが、完全を目指そうとすれば、私はたくさんのストレス、心配、落胆などを抱え込んでしまうだろう。ミスを犯したり、目標を達成できなかったりしたときに、恥ずかしさを感じたり、自分に価値がないと感じる必要はない。改善の余地は常にあるものだ。失敗は学習と自己成長の機会と捉えるようにしよう。

このように考えることであなたが失うものは、たくさんのストレス、緊張、自信喪失だけです。緊張が緩和され、自尊感情が常に危険にさらされている状態ではなくなるために、より生産的、創造的な活動を行うことが可能になるでしょう。

ステップ③　行動実験

自虐的信念の修正がもたらすのは、知的変化だけではありません。拠り所となる何かをあなたにもたらしてくれます。しかし、心の奥底であなたは依然として自虐的信念が正しいと信じているかもしれません。例えば、自分の完全主義がうつ状態と不安を引き起こすことを認識してはいても、未だに完全を目指すべきであると感じているかもしれません。また、目標を達成できないときに自分を叱咤激励しなければ、何かひどいことが起きるのではないかと思い込んでいる可能性もあります。第3ステップでは、本能レベルの変化を目指します。自虐的信念がそもそも妥当なものだったのかを確認するために、実際に自虐的信念を試行して検証します。

私は自分の著書「Feeling Good Handbook（邦題：フィーリングGOODハンドブック）」の中で、慢性的に不安を抱え、低い自尊感情と不適格感に悩む医学校の教授ネイトについて説明しました。ある日、ネイトは私に履歴書のコピーを見せてくれました。私はそれを見て驚きました。そこには60頁以上にわたり、研究論文名、権威ある賞の受賞歴、各国で開かれた主要会議で彼が行った基調講演の数々などがリストアップされていたのです。私はネイトに、それらの業績と低い自尊感情をどのように説明するのですかと尋ねました。彼は、自分の履歴書を見るたびにがっかりする、同僚のほうがはるかに厳格で重要な研究を行っている、と答えました。研究室で行う、妥協を許さない本物の組織の研究に比べ、自分の論文はもっぱら理論で構成されているだけの「軟弱」なもの、と言うのです。「バーンズ先生、いくら業績を積み重ねても、私には十分とは思えません。それはちょうど、苦労して最高峰にたどり着いてみれば、達成感が得られるどころか、向うにはさらに高い山がそびえ、まだ登らなければならないときのがっかりした気分と同じなのです。いつになったら私は報われるのでしょうか？　どこに報酬があるのでしょう？」と彼は言いました。

完全主義が、ネイトの自虐的信念の1つであることは明らかでした。彼は、「何かを完璧に終わらせることができなければ、それはまったく無価値と同じなのだ」と心の中でつぶやいていたのです。彼は、その態度が自分の人生をみじめなものにしていることを理解していましたが、それを捨てることには乗り気ではありませんでした。完全主義を手放してしまえば、平凡な人生に甘んじることになるだろうと考えていたのです。

私は、満足度対完全度バランスシートを用いて信念を試すことをネイトに提案しました。167頁にあるように、バランスシートの信念には「何かを完璧に終わらせることができなければ、それはまったく何の価値もないことと同じなのだ」と書くこと、そして喜び、学習、自己成長、業績などにつながる可能性のある活動を左側の欄にリストアップすることを彼に伝えました。また、記入にあたっては、研究に関するものだけではなく、広い範囲の活動を挙げるように言いました。

そして、それぞれの活動が、どれだけ満足感とやり甲斐をもたらしそうかを、0％（まったく満足が得られない）から100％（十分に満足が得られる）までの尺度で予想すること、その予想満足度をまず紙に書いてからそれぞれの活動を行うことなどを指示しました。そして、それぞれの活動を終えたら、実際の満足度や報酬を予想と同じ尺度を用いて評価し、点数を記入するのです。

さらに、それぞれの活動をどの程度完全に行ったか、0％（最悪の評価）から100％（完璧）で評価するよう、ネイトに伝えました。そうすることによって、以下の疑問の答えが見つかります。

- 完全に終わらせることのできる活動だけが楽しいというのは本当か。
- 予想した満足度と実際の満足度を比較すると結果はどうなるか。
- もっともやり甲斐のある活動はどれか、またもっともやり甲斐のない活動は？

次の週、ネイトは興味深い結果を携えて面接に現れました。彼の選んだ活動の1つに、医学校の新学年開始にあたり行う、生徒たちへの歓迎講演がありました。ネイトはその講演を毎年行っていました。なぜなら彼は、その医学校でもっともカリスマ的な講演者とされていたからです。

ネイトは、この講演の満足度を70％と予想しました。しかし、実際の満足度はわずか20％に

ネイトの満足度対完全度バランスシート

信念：何かを完璧に終わらせることができなければ、それはまったく何の価値もないことと同じなのだ。

活動の内容	予想満足度（0～100％）	実際の満足度（0～100％）	完全度（0～100％）	備考
1．医学校の新たなクラスで歓迎講演を行う。	70％	20％	90％	いつものようにスタンディングオベーションを受けたが、生徒たちはわずか30秒ほど立ちあがって拍手しただけだった。
2．浴室の壊れた配管を修理する。	10％	100％	5％	修理に長い時間がかかり、しかも失敗だらけだった。しかし私はやり遂げたのだ！
3．ジョーとスカッシュを楽しむ。	75％	90％	40％	プレー自体はとくに目立ったものではなかったが、2人とも大いに楽しむことができた。
4．ジョギングをする。	50％	85％	50％	今日のジョギングは普通だった。しかし少なくともやり遂げた。
5．アイスクリームを食べに、家族を連れて町へ行く。	60％	90％	50％	家族全員で楽しんだ。
6．研究専門誌に寄稿する原稿を書く。	50％	50％	75％	概要はよく書けたが、非常に優れた論文にはならないだろう。
7．土曜日にサリーと一緒に森を散歩する。	50％	100％	25％	私たちはハイカーのチャンピオンではなかったけれど、とても楽しいハイキングだった。

止まりました。この結果に私は驚きました。なぜなら、スタンディングオベーションは30秒間続き、しかも講演の完全度を彼は90％と評価していたからです。

私はネイトに、なぜ実際の満足度がこれほど低かったのか尋ねました。彼は、毎年スタンディングオベーションを受けるので、その時間は毎回計測していると説明してくれました。前年の講演では、終了と同時に学生らが立ち上がり、1分以上拍手を続けたのだそうです。今年の学生は、立ち上がって30秒しか拍手をしなかったので、ネイトは失望し自分の人気も峠を越えたのかと心配し始めたのです。

私は、こう考えました。「冗談じゃない！　私が講演しても、誰もスタンディングオベーションなどしたことがないのに、この人は30秒のスタンディングオベーションが短いと文句を言っている！」と。

満足度対完全度バランスシートにネイトが記入した2番目の項目は、それと同様に興味をそそるものでした。土曜日の午後、彼は自宅の洗面所の配管が壊れ、床が水浸しになっていることに気づきました。ネイトは、水道業者を呼ばずに自分で修理することにしました。家の修理にはまったく自信がなく、配管をさわったこともなかったので、彼は満足度を10％と予想しました。

彼はホームセンターへ何度か通い、工具や部品を買い求め、修理方法に関する情報を収集しました。そのため、配管修理を始めたのは、午後10時をまわってからのことでした。彼の説明では、配管工ならば5分で修理を終えるだろうから、完全度を5％と評価したのだそうです。しかし、実際の満足度は１００％でした。本当のところ、彼はとても気分爽快になったのです。彼にとってその修理は、それまでの数年来で最も満ち足りた経験となりました。

私は、「ネイト、あなたの問題は選んだ職業が間違っていることです。あなたは、配管工になるべきだったのですよ！」と言いました。

ネイトの実験結果は、完全に行い得ない活動は価値がない、との信念と一致するものではありませんでした。彼は、自らの生活の中で満足を与えてくれる活動がたくさんあったにもかかわらず、今までそれを見逃してきたことに気づきました。例えば、彼も妻も本格的なハイカーではありませんが、２人で森を散歩したり、彼も息子も本格的なプレーヤーではありませんが、息子とスカッシュを楽しんだり、暑い夏の夕方、一家でアイスクリームを食べに行くことなどです。

この実験は、ネイトの自尊感情と彼のキャリアに大きな影響を与えました。彼の不安と劣等感は減少し、すべてに完全を期することから生じる心配もなくなったために、生産性は向上しました。

あなたの自虐的信念はネイトのそれとは大きく異なるかもしれません。しかし、自虐的信念の修正と試行の基本的なプロセスは同じです。まず問題の原因となりそうな自虐的信念を1つ特定したら、メリット・デメリット分析を行います。その信念のデメリットがメリットよりも大きいのであれば、その信念に、メリットを残しデメリットを捨て去るような方法で、修正を加えます。次に、その信念がそもそも真実であったのかどうかを試行します。その実験方法は、あなたが動揺する状況の種類により異なります。第1章では、ジェフリーという名の弁護士が、敗訴した経験を同僚に告白することで、自己認識の完全主義を試行した例について述べました。

それでは、自虐的信念の3つの修正ステップを練習してみましょう。以下に挙げた自虐的信念から、興味のあるものを1つ選んでください。

- **愛情への依存（メリット・デメリット分析例は172頁）**：愛情なしには真実の幸福と充足を感じることはできない。拒絶されたり、独りになったりしたら、自分には価値がないと感じてみじめになるだろう。
- **自己認識の完全主義（メリット・デメリット分析例は174頁）**：私が欠点のある人間であることを知ったら、他の人たちは私を愛することも、尊敬することもなくなるだろう。
- **全能感／非難（メリット・デメリット分析例は176頁）**：周囲の人々は、私の期待どおりに振る舞うべきだ。

次に、選択した信念のメリット・デメリット分析を完成させてください。用紙はそれぞれ括弧で示した頁にあります。この信念がどのように自分の助けになるだろうか、またどのような害を及ぼすだろうか、と自問してください。すべてのメリットとデメリットをリストアップし終えたら、左右どちらのリストがより重要かを比較して、頁下部の○の中に足して１００点になるようそれぞれの評価点を書き入れてください。

信念のメリットとデメリットをリストアップすることに注意してください。あなたが、愛情への依存をテーマに選んだとしましょう。メリット・デメリット分析にリストアップするのは、あなたの自尊感情と幸福の可能性の拠り所を愛されることに求めるメリットとデメリットです。愛されることのメリットとデメリットではありません。愛されることのデメリットは、存在しないでしょう！　少なくとも私には考えつきません。

しかし、自尊感情の基礎を他人からの愛情に置くことは、多くの肯定的、また否定的結果を生じます。肯定的結果には、愛されていると感じている限り、幸せで生き甲斐を感じることが挙げられます。否定的結果としては、拒否されることが及ぼす破壊的影響の可能性、そして愛情を必要とする態度が他人を遠ざけてしまう可能性などがあります。私は、メリットのほうがデメリットよりも多く見つかると思います。あなたのメリット・デメリット分析を完成させたら、その次の頁にある私の回答例を読んでください。最下段の点数を、私はあえて記入しませ

愛情への依存のメリット・デメリット分析

あなたが変えたい態度、感情、癖などを記入してください：愛情なしには真実の幸福と充足を感じることはできない。拒絶されたり、独りになったりしたら、自分には価値がないと感じてみじめになるだろう。

メリット	デメリット

愛情への依存のメリット・デメリット分析

あなたが変えたい態度、感情、癖などを記入してください：愛情なしには真実の幸福と充足を感じることはできない。拒絶されたり、独りになったりしたら、自分には価値がないと感じてみじめになるだろう。

メリット	デメリット
1．愛されていると感じるとき、私は最高の気分になる。	1．独りになると、いつも落ち込む。
2．真実の幸せと自尊感情が、他人の愛情からのみもたらされると信じることで、私は自分の幸せに責任をもたずに済む。	2．私が愛情に飢えているように見えるため、誰も近寄ろうとしないかもしれない。
3．愛されていなければ、真の幸せや満足を感じ得ないという考えには、ほとんどの人が同意するだろう。そうであれば、私の信念も他の多くの人の信念と同じなのだ。	3．拒絶されることは、破壊的な影響を及ぼす。
4．この信念は本物だと思う。それゆえに私は自分に正直だと感じる。	4．私は、他人との対立や不同意に過剰に敏感になるだろう。他人の意見に耳を傾けずに、脅威を感じて防御的になってしまう。私の自尊感情はいつも危険にさらされる。
5．私は付き合いのよい人になりたい。そして皆が自分を好いてくれるよう努力したい。	5．自尊感情の拠り所がパートナーの獲得にあるとの信念は、自分だけが与えることのできる何かを、他人から得ようとしていることと同じかもしれない。
6．私は自分の不幸を他人のせいにできる。	6．他人に私の気分や自尊感情がコントロールされてしまう。
7．誰かから拒絶されたら、私は犠牲者なのだからと自分を哀れに感じることができる。	7．いつも誰かを追い求めていると、立場が弱くなる。相手に力を与え過ぎて、私への尊敬の念が失われることになるかもしれない。
8．この信念は、デートしたり、人とつき合ったりしようという動機づけを高めてくれる。	
9．王子様（またはお姫様）が現れて私の心を奪い、すべての夢が実現することを空想するのはロマンチックでエキサイティングだ！	

自己認識の完全主義のメリット・デメリット分析

あなたが変えたい態度、感情、癖などを記入してください：私が欠点のある人間であることを知ったら、他の人たちは私を愛することも、尊敬することもなくなるだろう。

メリット	デメリット

自己認識の完全主義のメリット・デメリット分析

あなたが変えたい態度、感情、癖などを記入してください：私が欠点のある人間であることを知ったら、他の人たちは私を愛することも、尊敬することもなくなるだろう。

メリット	デメリット
1. 私は人々を印象づけるために一生懸命努力するだろう。	**1.** 愛されるためには完全を目指したいと思うだろう。
2. 人々は勝者を好む。だから良い仕事をすれば、私は尊敬され賞讃されるだろう。	**2.** 他人と心を開いて付き合うことができないだろう。
3. 感情を他人と共有したり、本心を他人に明かしたりする必要がなくなる。	**3.** いつも自分が正しくなければならないと思っているので、誰かに批判されると必ず防御的になるだろう。
4. 拒絶される危険を冒さなくてすむ。	**4.** 誰も本当の私を知ることはないだろう。
5. 自分の弱さを隠し、洗練されたイメージを人々に与えることができる。	**5.** 他の人と一緒にいるとき、私はいつも不安になるだろう。
6. 自分を犠牲者と感じ、人々が私に対して批判的で本当の私を受け入れてくれないことを人知れず憤ることができる。	**6.** 他人と距離をとるだろう。
7. 私はいつも落ち着いて、理性的に見えるだろう。	**7.** 他人と自分の望むような親しい関係になれないだろう。
8. 人々はヘマをする人間には非常に排他的になることがあるので、私は自分が正直な人間でありたい、人生の真実に直面したいと思うだろう。	**8.** 他人を見くびったり、あまり純粋ではないと頭から決めてかかるだろう。彼らは私が考えるよりも素直かもしれない。
	9. いつも完全を目指すには、多くの時間とたくさんの労力が必要だ。とても疲れる。
	10. 頑張らずにより自然に振る舞うときのほうが、私は人から好かれるような気がする。
	11. 他人が批判的に自分を見ていたり、過剰な要求をしたりすること(少なくとも自分にはそう見える)に対して内心腹を立てるだろう。

全能感／非難のメリット・デメリット分析

あなたが変えたい態度、感情、癖などを記入してください

周囲の人々は、私の期待どおりに振る舞うべきだ。

メリット	デメリット

全能感／非難のメリット・デメリット分析

あなたが変えたい態度、感情、癖などを記入してください

周囲の人々は、私の期待どおりに振る舞うべきだ。

メリット	デメリット
1．自分が道徳的に優れていると感じるだろう。	1．ほとんどいつも怒り、苛立ち、ストレスを感じるだろう。
2．人と距離をおくことができる。自分から人に近づく必要はないだろう。	2．私は常に正しくなければならないので、対立や意見不一致の解決が困難になるだろう。他の人たちは私に対して防御的になるだろう。
3．対人関係上の問題の責任を相手に負わせることができる。	3．友人たちは、私の否定的な態度と他人への愚痴が多いことにうんざりするだろう。
4．問題に関わる自分の役割の善し悪しを、あれこれ考える必要がなくなるだろう。	4．いつも不愉快で冷笑的な気分になるだろう。
5．この信念を持つことで、自分の弱さに向き合わなくてもよくなる。物事が思いどおりにならないとき、傷ついたりがっかりしたりせず、思い切り怒ることができる。	5．とても楽しい気分や創造的な気分にはならないだろう。
6．正しいのは自分で、間違っているのは相手と確信していられるだろう。	6．怒ることで疲れ消耗してしまうだろう。
7．復讐の場面を空想することができる。そして、攻撃的行動を正当化することができる。	7．私が相手を責めると、相手も同じように私を責めるので手に負えなくなる。私は挫折感を抱くだろう。
8．怒ることで力が湧くし、刺激をもらえる。そして、自分が何者か、どのような価値観に立っているかを教えてくれる。	8．私は多くの敵をつくることになるだろう。
9．他の連中がなんて間抜けで失敗者なのかを、友人たちと愚痴ることができる。	9．私は、高血圧や心臓発作などの疾患を発症するかもしれない。
10．自分を有利な立場に置くことができるだろう。他の連中の好きなようにはさせない。	10．結局のところ、どれほど怒り、要求を厳しくしても、すべてが私の期待どおりになるとは限らない。

んでした。なぜなら、その評価は非常に個人的なものであって、「正しい」答えはないからです。作業が終了したら、問題を引き起こす信念を修正する方法について検討しましょう。

もしあなたが1つのメリット・デメリット分析課題を終えて、興味をもったのであれば、他のメリット・デメリット分析課題にも挑戦してください。そうすることにより、とても多くのことが学べるはずです。ある1つの思い入れに、たくさんのメリットとデメリットが隠されていることにあなたは驚くかもしれません。

仮にある信念のデメリットが、メリットよりも大きいとしましょう。その場合、あなたはデメリットを除去し、その信念を修正することができます。それでは、「愛情なしには真実の幸福と充足を感じることはできない。拒絶されたり、独りになったりしたら、自分には価値がないと感じてみじめになるだろう」という愛情への依存の信念を修正し、新たな信念を考え出して以下に書いてください。

答え

以下は修正の1例です。

幸せや生きがいを自分以外の人間に求めるのは賢い方法ではない。なぜなら、彼らに拒絶されたら、私の世界は崩壊してしまうからだ。それに、私が愛情を必要としていることが相手を遠ざけ、関係を破壊するかもしれない。愛する人と一緒にいることはすばらしいことだが、私が自分1人で行うことによっても大きな満足感を得ることはできるのだ。

もう1つ有効と思われるアプローチは、以下のようなものです。

私は愛情ある関係を、「必要」とするのではなく、「望む」ことができる。他人からの愛が私に価値を与えてくれることなどなく、彼らの拒絶が私から価値を奪うものでもない。もし私が誰かを動揺させることがあっても、私は彼らがどのように感じているのかを理解しようと努め、彼らを苛立たせたり、感情を傷つけるような行いをしたかどうか、彼らに尋ねることができる。話し合うことによって、互いにより親しくなることができるかもしれない。もし彼らが問題についての話し合いを拒否し、私を拒絶するのであれば、私は失望するだろうけれども、それが世界の終わりではない。ましてそれは、私が価値のない人間であることを意味するものでもない。むしろそれは、彼らに跳ね返っていくことなのだ。

自虐的信念の修正では、創造性と個性を発揮することができます。信念を注意深く修正できれば、一挙両得となります。自分の信念とその価値を放棄する必要はありません。あなたは、困難にあっても崩れることのない、より堅固で現実に即した価値観を作り上げることができるのです。

ひとたび信念を修正したら、それを本能レベルで変化させる必要があります。「愛情なしには真実の幸福と充足を感じることはできない。拒絶されたり、独りになったりしたら、自分には価値がないと感じてみじめになるだろう」という信念を試すには、どのような実験が考えられますか？　以下にあなたの考えを書き出してください。

答え

自分自身で行う活動と、他人と共に行う活動とを計画するとよいでしょう。そしてそれらの活動によって、どの程度やり甲斐と満足が得られたかを事後比較するのです。183頁にある満足度予想表を用いて、この実験を行ってください。表の右側には、実験する信念がすでに書き入れてあります。「活動の内容」の欄には、喜び、学習、自己成長などの点で可能性のある活動予定を記入します。友人との映画鑑賞や散歩などの他人と一緒に行う活動だけでなく、ジョギングや机の整理のように自分1人で行う活動も含める点に留意してください。「一緒に行う人」の欄には、それぞれの活動を誰と行うかを記入します。自分1人で行う活動予定の場合、ここには「自分と」と記入します。「1人で」と書かないでください。なぜなら、あなたは「1人」になることは決してないからです。あなたはつねに自分と一緒です。

「予想される満足度」の欄には、それぞれの活動がどのくらいの満足度をもたらすと予想されるか、0％（最小の満足度）から100％（最大の満足度）で書き入れます。この予想度は、活動開始前に記入してください。そして、それぞれの活動終了後に、「実際の満足度」を、0％から100％で評価し書き入れてください。

この表で得られたデータによって、行った活動の予想満足度と実際の満足度が比較できます。一般に、数多くの活動が予想よりもずっと多くのやり甲斐と満足を与えてくれることを発見するでしょう。この発見は、あなたのモチベーションをさらに高めてくれます。またこの表で、1人で行う活動の満足度と、他人と一緒の活動の満足度を比較することができます。最も満足が得られるのは、他人と一緒のときでなく、1人のときであることをあなたは発見するかもしれません。

私は、対人関係の重要さを軽視するつもりはありません。しかし、あなたが幸せになる可能性は必ずしも他人次第ではないことを、満足度予想表は示してくれます。この考えは、自尊感情を他人に依存させる罠からあなたを解放し、より満足度の高い人間関係をもたらす可能性を逆説的に有しているのです。

満足度予想表

信念　愛情なしには真実の幸福と充足を感じることはできない。拒絶されたり、独りになったりしたら、自分には価値がないと感じてみじめになるだろう。

活動の内容 喜び、学習、自己成長の可能性がある活動予定を記入してください	一緒に行う人 1人で行うときは「自分と」と記入してください	予想される満足度 それぞれの活動の前に0～100％で記入してください	実際の満足度 それぞれの活動の後に0～100％で記入してください

第八章　「そうしたらどうなるか」技法

　矢印技法は、あなたを不安、うつ、対人関係上の問題などで傷つきやすくする、自虐的信念の正確な同定に役立ちます。「そうしたらどうなるか」技法は、不安の引き金となる恐ろしい空想の覆いをとるために用います。この空想と対決するとき、あなたは恐怖を完全に打ち負かすことができます。

　離婚経験をもつクリスティンは、9歳と11歳になる息子と共に、フィラデルフィアに住んでいました。彼女は名の知られた家の出身で、慈善活動に熱心な女性でした。しかし、長い間広場恐怖に悩まされ、子供や信頼できる友人と一緒でなければ外出はできませんでした。

　彼女が何を恐れているのかを知るため、私はクリスティンに日常気分記録表を記入するよう求めました。日常気分記録表の動揺した出来事に彼女が記したのは、1人で食料品店へ買いものに行くことを考える、というものでした。彼女の感情は、憂うつ、不安な、罪の意識がある、恥じている、欠点だらけだ、1人ぼっち、きまりの悪い、がっかりした、失望した、などでした。彼女は、「私が1人で店まで歩いて行くと、何か恐ろしいことが起きる」と心の中でつぶやいていたのです。

私は、彼女の恐怖を「そうしたらどうなるか」技法を用いて調べることにしました。この技法は矢印技法に似ていますが、対象を不安に限定して改変したものです。日常気分記録表に記したある否定的思考の左に矢印を描き、「もしこれが本当だとしたらどうなるか？　起こり得る最悪の事態はどのようなものか？　私が最も恐れているものは何か？」と自問します。そうすると、新たな空想が心の中に浮かんできます。それを矢印の左に書き、さらにその左に矢印を描きます。「もしそれが本当になったらどうなるか？　自分は何を一番恐れているのか？」といった、同じ種類の質問を自分に発し、この過程を繰り返します。数回繰り返した後に、恐怖を引き起こす原因となる中核的空想が現れます。

私は、クリスティンに彼女の否定的思考の左に矢印を描くよう言い、「あなたが食料品店まで1人で歩いて行くとしましょう。そこで起こり得る最悪のことは何ですか？　あなたは何を一番恐れていますか？」と尋ねました。

クリスティンは、「私は、気づかずに歩道にハンカチを落としてしまうかもしれません」と答えました。私はその考えを矢印のすぐ左に記入させ、さらにその左に新しい矢印を記すよう言いました。その過程は188〜190頁に示したとおりです。彼女との会話は以下のように進みました。

デビッド「では、その出来事が本当に起こったとしましょう。あなたは店に向かう途中ハンカチを落としてしまいました。次に何が起こりますか？　あなたは何を最も恐れていますか？」

クリスティン「そうですね。私がハンカチを落としたその場所で、恐ろしい犯罪が発生するかもしれません。誰かが殺されるかもしれない」

デビッド「わかりました。矢印の左に今言ったことを書いてください。そうしたらまた矢印を左に描きます。さて、あなたの予想どおり、ハンカチを落としたその場所で人殺しが起こったとします。そうしたらどうなりますか？　あなたが最も恐れていることは何ですか？」

クリスティン「警察が事件現場で私のハンカチを発見します。そして、例えばＤＮＡ検査などを使い、その持ち主は私であることを特定するでしょう」

デビッド「いいでしょう。それを先ほどの矢印の左に書き、その左にまた矢印を描いてください。では、警察がハンカチの持ち主はあなたであることを発見したと仮定します。そうしたらどうなりますか？」

クリスティン「警察は私を殺人犯人と断定して、逮捕するでしょうね。独り暮らしなので、私にはアリバイがありません」

デビッド「わかりました。警察はあなたを逮捕し、尋問します。あなたにはアリバイがない。そうしたらどうなりますか？　あなたの一番恐れているのは何ですか？」

クリスティン「彼らは私を裁判にかけ、殺人の罪で有罪にするでしょう」

デビッド「それからどうなりますか？」

クリスティン「刑務所に投獄され、生涯そこから出られなくなるでしょう」

デビッド「一生刑務所暮らしを望む人なんていませんよね。しかし、それはあなたにとって何を意味するのですか？　あなたにとって刑務所の何が恐ろしいのですか？」

クリスティンの「そうしたらどうなるか」技法

否定的思考	事前評価(%)	事後評価(%)	歪み	合理的思考	確信(%)
1. 私が1人で店まで歩いて行くと何か恐ろしいことが起きるかもしれない。 ←	100%			1.	

2. 私は気づかずに歩道にハンカチを落としてしまうかもしれない。 ←	3. 私がハンカチを落としたその場所で、恐ろしい犯罪が発生するかもしれない。 ←	4. 警察はハンカチを見つけ、持ち主が私であることを発見するだろう。 ←	5. 警察は私が犯人と考え、私を逮捕するだろう。 ←	6. そうしたら、殺人の罪で有罪判決を受け、残りの人生を刑務所で過ごすだろう。 ←
100%	100%	100%	100%	100%
2.	3.	4.	5.	6.

7. そうしたら、息子たちは母親のそばから離れて生きていかなければならなくなるだろう。	100％			**7.**	

（続き）

クリスティンは、「息子たちは、母のいない子供として生きていかなければならないでしょう。私は彼らのそばにいてあげられない」と言いながら泣き始めました。どうやら、私たちは核心に触れたようでした。

クリスティンが十分に泣いた後、その恐怖についてもう少し教えて欲しいと彼女に言いました。もちろん、投獄され子供と離れ離れになることを望む母親はいないでしょう。しかしこのシナリオは、とても起こりそうに思えなかったのです。クリスティンは、なぜそれほど息子たちのことを心配するのでしょうか？

クリスティンは、11歳になる長男のトムが学校で問題を起こしたことを明かしました。その上、近所の家数軒から、何者かが夜間窓ガラスを割っているという苦情が警察に出されていたところ、数日後、隣家の窓に石を投げつけているところをトムは警察に捕まったのです。警察は、彼が反省しないのなら少年裁判所に送致すると脅しました。また、トムは落第しそうなこと、喧嘩ばかりしていることなども、彼女は学校からの通信簿で知りました。クリスティンにとってトムは悩みの種となっていたのです。しかし、彼女は命令口調で諭すことには消極的でした。愛情と理屈をもってトムに理解してもらおうと彼女は努めましたが、それは効果的ではありませんでした。そして、別れた夫が息子たちを甘やかし、しつけの面で協力的ではなかったことにも、苛立ちを感じていました。しかし、クリスティンはとても優しい性格をもち、波風を立てることは好まず、こうした感情を表に出そうとはしなかったのです。

クリスティンの恐れには、いくつかの感情が隠されているように思えました。彼女の空想に、自分が犯してもいない罪によって有罪判決を受けることがありました。しかし、心の奥底で彼女が恐れていたのは、トムが実際に犯罪者になることだったのです。彼女は怒っていましたが、すべては自分のせいと考えて、罪責感を感じていました。そのため、空想の中で刑務所に送られていたのは彼女自身だったのです。それと同時に、彼女はトムを罰してもいました。なぜなら、トムは母なしに生きて行かなくてはならなくなったからでした。精神分析学者はこれを、「マゾヒズム的解決」と呼びます。言い換えれば、自分をより強く罰している限り、他人を罰することができるのです。

クリスティンが自らの怒りを箒で集め、カーペットの下に隠したことによって、それは恐ろしい空想に偽装して再び表面化したのです。怒りを無視しようと思っても、それは常に間接的な形をとって現れます。ほとんどいつも、不安は私たちが本当に心の中で感じていることを象徴的に表しています。

愛情を失わずかつ断固とした態度でトムをしつけるにはどのようにしたらよいか、クリスティンと私は話し合いました。彼女は、このスキルを身につけることにとても熱心でした。というのも、自分のもつ優しさがしつけの邪魔となっていることに気づいていたからです。また、元夫との争いをやめ、チームとして目標を達成できるように、よりスキルフルなコミュニケーションを図る方法についても私は教示しました。クリスティンの対人関係スキルと自信は、かなり強化されました。トムの担任教師は、彼の成績と行動に顕著な改善が見られたことを手紙で伝えてきました。そして数カ月後、トムは級長に選ばれたのです。

表面下に醸成していた問題のいくつかは解決されたものの、クリスティンはそれでもなお家を1人で離れることを恐れていました。遅かれ早かれ、この恐怖に彼女は直面しなければなりませんでした。私は彼女に、ある土曜の朝を選んで家を離れ、数ブロックはなれた公園のベンチに座ることを提案しました。不安が消え去り、気分がかなり改善するまで、1時間あるいはそれ以上かかっても構わないからベンチに座っているよう、私は彼女に指示しました。そして、ノートを持参し、不安の強さを数分ごとに0％（まったく不安を感じない）から100％（完全なパニック）で評価し記録するよう言いました。また、心に浮かぶあらゆる種類の恐怖思考や空想もそこに記録するのです。これは、セルフ・モニタリングと呼ばれる技法です。

この課題には恐怖心をおぼえるけれども試してみたい、とクリスティンは同意しました。彼女は、広場恐怖の克服を決意していました。私は彼女に、もし不安に圧倒されそうになったら、強く注意を必要とする事柄に意識を集中し、気をそらすよう伝えました。彼女は、念のためルービックキューブを持ってゆく、と言いました。

決行の日はついにやってきました。クリスティンは、勇気を奮って公園へ行き、ベンチに腰をおろしました。彼女の不安度は90％に増加し、逮捕され刑務所へ送られる空想が洪水のように彼女を襲いました。しかし、彼女は不安に耐えながら、そこに20分近く座り続けました。

突然、彼女は約15メートルほど離れたところに警官の姿を発見しました。彼女の不安度は100％に跳ね上がりました。そして、家に帰りたいという衝動が抵抗し難いほどにふくらみました。しかし、どんなに不安になっても踏みとどまるという約束を思い出し、彼女は自分の足をみつめて気配をなくそうと努めました。彼女は、視界の隅に警官の姿をとらえながら、どうか立ち去って欲しいと必死に願いました。

しかし、警官は立ち去るどころか、彼女の方へゆっくりと歩いてきたのです。それは、完全な恐怖でした！　彼女はルービックキューブを取り出し、いじくり始めました。警官はゆっくりと近づいてきます。目の前の歩道の上に一対の黒靴が現れたことで、彼女は警官が自分を見下ろし、何かを待っていることを知りました。

万事休すと覚悟した彼女は、ルービックキューブを膝の上に置き、警官を見上げて手錠をかけるために両腕を突き出しました。しかしそこには、彼女が少女の頃から知っている、アイリッシュ系の老警官オライリーが立っていたのです。彼はやさしく微笑み、「おはよう、クリスティン！　きょうはすばらしい天気だね。外で君に会えてとても嬉しいよ！」と言いました。

クリスティンの恐怖は、一瞬にして消え去りました。数分間オライリーと夢中になっておしゃべりをした後、彼女はフィラデルフィアの繁華街で買い物をしたり、それまで何年もの間できなかったいろいろな用事をしながら数時間を過ごしたのです。彼女は、その間不安をかけらほども感じなかったと言いました。彼女の広場恐怖は、その後再発することはありませんでした。

クリスティンの回復には、５つの技法が貢献しています。第１に、「そうしたらどうなるか」技法を用いて、私たちは彼女の恐怖の根源にある空想を暴きました。同時に、彼女の恐怖を焚きつけていた苛立ちと怒りを私たちは曝露しました。これに用いられたのは、隠された感情技法です。最後に、彼女が最も恐れる怪物と対決できるよう、集中的曝露の一形態であるフラッディング、セルフ・モニタリング、気をそらす技法などを組み合わせて用いました。

「そうしたらどうなるか」技法は、あなたの恐怖の引き金となる空想を曝くために役立ちます。しかし、因果関係の理解だけでは不十分です。最終的には、クリスティンがそうしたように、あなたも自分の恐怖と立ち向かわなければなりません。曝露の種類は、恐怖の性質によって異なります。さまざまな革新的曝露技法は、第3部で紹介します。

第九章　思いやりに基づく技法

私たちの多くは、二重基準を使っています。例えば、動揺を感じると、自分自身を容赦なく批判したり、自分につらく当たったりしますが、親しい友人がまったく同じ話題について話すときには、ずっと親切で客観的な態度をとります。二重の基準技法を用いるときは、二重基準を放棄し、自分を含むすべての人々を真実と思いやりに基づく単一の基準で取り扱うようにします。

この技法は、以下のように用います。不安やうつ状態になると、あなたの心には、自分自身や人生に関する否定的な考えが洪水のように押し寄せます。そのときあなたは、自分はダメな人間だ、すべてにヘマをする間抜けだ、この先なにも決して変わらないなどと心の中でつぶやいている可能性があるのです。そこで、「同じような問題を抱える親友には、どのように語りかけるだろうか？　彼や彼女に自分はこれほど過酷なことを言うだろうか？　もし言わないとしたら、それはなぜだろうか？」と自分に問いかけてみてください。

あなたの答えが、友人にはそんなことは言わない、そもそもそんなことは現実的じゃない、というものであれば、それでは友人に対してはどんなことを言うか、自問してください。さらに、同じ様に思いやりのある言い方で自分に話しかける気持ちが、あなたにあるかどうかも自問してください。

7～8年前、私は、サイコセラピストの小グループを対象とした、3日間の集中ワークショップをフロリダで行いました。このワークショップは、サイコセラピストの教育訓練のみならず、彼らの自己治癒も目的としていました。テーマは、「医師よ、汝を癒せ」との考えに基づくものでした。

夫婦や家族問題が専門のセラピストである参加者のウォルターは、8年間一緒に暮らしていたポールが新しい恋人を見つけて去っていったことから、不安とうつに数カ月悩まされていることを明かしました。ポールと新しい恋人が誕生日を祝うためにハワイへ旅行することを知ったウォルターは、完全に打ちのめされたと感じました。彼の恥辱はとても大きかったため、彼はポールと別れたことを両親にも伝えませんでした。彼は胸に手を当て、こう言いました。「この胸がとても重く感じられるのです。この大きな経験が私に残したものは、孤独感と虚無感だけです。私はそれまで、とてもきちんとした予測可能な人生を送ってきました。でも、突然それがどこかへ行ってしまって、自分が1人ぼっちであることを強く感じます。どこへ行ってもそうですし、もうこれっきり変わりようがないと感じます。この苦痛は永久に続くような気がします」。

私は、ウォルターをとても気の毒に思いました。私には彼がとても親切で穏やかな人間に思えたので、それほどの苦痛に悩まされているのを見ているのがつらかったのです。もちろん、とても深く思う人を失ったときには、喪失感を抱くのは自然なことです。しかし、拒絶による苦痛のほとんどは、拒絶そのものよりも、自分の思考に起因します。そして、こうした思考はときに極端に歪んでいて、有害な作用を及ぼすことがあるのです。

私はウォルターに、ポールとの別れについてどのように考え、感じているかを尋ねました。彼はどんなことを心の中でつぶやいているのでしょうか？　彼は、こう答えました。「私は、信じられないほどの罪の意識と恥ずかしさを感じています。そして、別れの原因は自分にあったはずと考えています。おそらく私は、あまり器用ではなく、魅力的でなかったのかもしれません。あるいは、活動的でもなかったのでしょう。彼の気持ちを分かってあげていなかったのかもしれない。何かヘマをして彼を傷つけたのかもしれません。さもなければポールは私から離れるはずがないと思うのです。ときどき自分がまったくの詐欺師のような気がします。結婚や家族問題を専門にするセラピストなのに、自分の恋愛関係すらうまく行かないのですから。自分がとてつもない失敗者のような気がします」。

ウォルターは、悲しい、不安な、罪の意識がある、孤独で寂しい、きまりの悪い、希望がもてない、失望した、怒った、などの感情をもっていました。彼は日常気分記録表に以下の5項目の否定的思考を記していました。

①私は二度と愛情のある対人関係をもつことはないだろう。
②私は誰ともうまく付き合うことができず、恋愛することができないに違いない。
③私にはどこか悪いところがあるに違いない。
④私は人生を完全にしくじって、台無しにしてしまった。
⑤私は、年老いて、太った、白髪あたまの寂しいゲイで終わるだろう。

彼は、これらの否定的思考をとても強く信じていました。あなたは、ウォルターの否定的思考に潜む歪みを次の表から見つけ、該当する項目に○印をつけてください。記入には、105頁の思考の歪みチェックリストを参照してください。

思考の歪み	(◯)	思考の歪み	(◯)
1. 全か無か思考		6. 過大解釈／過小評価	
2. 一般化のしすぎ		7. 感情的決めつけ	
3. 心のフィルター		8. 「すべき」思考	
4. マイナス化思考		9. レッテル貼り	
5. 結論への飛躍：① 心の読みすぎ ② 先読みの誤り		10. 非難：① 個人化 ② 責任の押しつけ	

ウォルターの思考の歪み

思考の歪み	(◯)	説明
1. 全か無か思考（全か無）	◯	ウォルターは物事を黒か白かの両極端で考えています。彼は、恋人との関係が完全な失敗に終わり、別れた責任はすべて自分にある、と心の中でつぶやいています。
2. 一般化のしすぎ（一般化）	◯	ウォルターは、拒絶されたことを、自分自身全体に過剰に一般化し、自分は価値がなく、愛されることのない、ダメな人間だと心の中

		でつぶやいています。彼が恥辱を感じ、希望をもてないのはそのためです。
3. 心のフィルター（フィルタ）	○	ウォルターは、自分の欠点についてのみ考え、数多くある肯定的資質は度外視しています。
4. マイナス化思考（マイナス）	○	ウォルターは自分を低く評価し、彼が温かく、忠実で、思いやりのある人物であることを見逃しています。
5. 結論への飛躍：①心の読みすぎ（読心） ②先読みの誤り（先読）	○	ウォルターは、もう二度と愛情のある関係をもつことはできず、肥満した孤独な老人で終わると心の中でつぶやくことで、先読みの誤りを犯しています。
6. 過大解釈／過小評価（過大／過小）	○	ウォルターは別離に果たした自分の役割を過大に評価し、ポールの役割を過小評価しています。ウォルターが問題への自分の役割を自発的に点検することは尊敬すべきこととはいえ、その原因には2人の役割が関わっているのです。

（続き）

7. 感情的決めつけ（感情）	○	ウォルターは罪責を感じているため、別れの原因は本当に自分にあると仮定しています。彼は自分が無価値だと感じているため、自分は本当に負け犬と結論づけています。彼は希望がもてないと感じているため、この先ずっと1人ぼっちの運命にあると心の中でつぶやいているのです。
8. 「すべき」思考（すべき）	○	ウォルターは、自分には欠点があってはならない、と心の中でつぶやいています。また彼は自分が愛情にあふれた忠実なパートナーであれば、どんな関係も長続きしたはずだと思い込んでいるふしがあります。
9. レッテル貼り（レッテル）	○	彼は自分を詐欺師で失敗者と考えています。
10. 非難：① 個人化（自責） ② 責任の押しつけ（他責）	○	彼は、自分がどんな失敗をしたのか具体的に示せないにもかかわらず、関係が破綻したのはすべて自分のせいと自らを責めています。

答え

201〜203頁に示したように、ウォルターと私は、10項目全ての歪みを彼の思考に見つけました。

ご覧のように、ウォルターの苦悩のほとんどは、拒絶されたことに対する彼の非論理的考え方に原因があります。ポールがウォルターに対して無慈悲であった以上に、ウォルターは自分を無慈悲に扱っているとさえ言えるでしょう。私は、二重の基準技法が役立つと思いました。なぜなら、温かく思いやりのある人という印象を、ウォルターは私に与えたからです。私はウォルターに、8年間一緒に暮らした人から拒絶された親友がいたとしたら、どんな言葉をかけますかと尋ねました。そして、こう言いました。「あなたは彼に、君はどこかおかしいよとか、君はもう誰ともうまくいかないよ、あるいは、君はヘマをして人生を永久に棒に振ってしまったんだよ、などと言いますか？」。

ウォルターは、ショックを受けた様子で、自分は友だちにそんなことは決して言わないだろうと答えました。私は、同じような苦境にある友人に彼がどんな話し方をするか示してもらうために、ロールプレイを提案しました。あなたにカークという親友がいたと仮定しましょう、と私は言いました。カークの職業も、ウォルター同様結婚と家族問題を専門にするセラピストで、歳も同じ、長所と短所もすべてウォルターと同じと仮定しました。そして、カークは、8

年一緒に暮らした恋人のジェイクと別れたばかり、という設定にしました。私がカークの役を演じ、ウォルターは彼自身を演じることにしました。私たちの会話は次のように進みました。

（デビッド演じる）**カーク**「ウォルター、ちょっと話したいことがあるんだ」

ウォルター「どうしたの？」

カーク「もう君も知っているかもしれないが、ジェイクと僕は1カ月前に別れたんだ。最近聞いた話だと、彼は新しい恋人と一緒に、誕生日記念のハワイ旅行を計画しているらしい。僕はひどく打ちのめされたよ」

ウォルター「それは残念だね。つらいだろう」

カーク「ああ、つらいよ。人生を台無しにしてしまったんだ。僕の何かが悪かったと思っている。僕はもう二度と愛情ある対人関係をもてない気がする。そう思わないかい？」

ウォルター「ジェイクが出ていったことが君にとって大きなショックだったことは想像できるよ。だけど、君の言っていることは理解できないな。どうして君は、自分にどこか悪いところがあったに違いないとか、もう二度と愛情のある対人関係はもてないなんて結論づけるのだろうか？」

カーク「自分がまったく価値のない人間で、罪深く恥ずべき人間だと感じているから、その原因は僕にあるに違いないと思うんだよ。僕は、何をやってもダメな人間で、どこか悪いところがあるに違いないんだ」

ウォルター「君は、自分に少し厳しすぎるように思う。ジェイクを動揺させるようなことを何か君がやったのか？　君は一体どんな悪いことを彼にしたと思うんだい？」

カーク「いいや、実際には何も思いつかないんだ。彼は僕に満足できなかったから、僕のもとを去っていったと感じているだけなんだ。さもなければ、なんで彼は離れていったんだろう？」

ウォルター「ジェイクが去っていったのは残念だし、僕も同情するよ。どれだけそれが君にとってつらいことか、僕にはよく分かる。だけど、いろいろな理由で恋愛関係は終わるものだよ。単に彼は、退屈しただけかもしれない。あるいは、怒りや不安があったのかもしれない。また、性的に惹きつけられる誰かに出会ったのかもしれない。可能性を挙げたらきりがないだろう。君たちの間に何らかの対立があったとしても、それを解決しようと努力せずに去っていったのは、彼であって君じゃない」

カーク「君の言っていることは正しいかもしれない。しかし、事実彼は去って行ったのだし、理由はどうあれ、僕はもう二度と愛情のある対人関係はもてないと思う。僕の人生は終わって、この先は、寂しさと恥辱、それにみじめさしか残されていないような気がするんだよ」

ウォルター「どうして二度と愛情のある対人関係はもてないと結論づけるんだろう？　それは少し極端過ぎるよ。過去に愛情のある対人関係をもった経験はあるだろう？」

カーク「そりゃあるさ。今までの8年間がそうだったし、その前だって愛情のある対人関係をもったことはあるよ」

ウォルター「つまり君は、その8年間の関係も入れて、過去何度も愛情のある対人関係を経験した。そうだろう？」

カーク「うん、そうだよ」

ウォルター「すると、将来二度と愛情のある対人関係をもてないと言い張るのは、意味がとおらないように思う。僕は、君の言っていることに納得できないな」

カーク「君が言いたいのは、過去に何度も愛情のある対人関係を経験した以上、今ひどく落ち込んでいたとしても、将来おそらくまた愛情のある対人関係をもつかもしれないということかい？」

ウォルター「まったくそのとおりさ！」

カーク「君は僕を慰めるためにそう言っているんだろう？　それとも本心から言っているのか？」

ウォルター「僕はそれが事実だから、そう言ってるのさ。君は、今までたくさんの愛情のある対人関係を経験してきた。だから、将来も愛情のある対人関係を経験する可能性は非常に高いと思う」

（本人に戻って）**デビッド**「あなたの言っていることに大賛成ですよ、ウォルター。同じことはあなたについても言えるのではありませんか？　いずれにせよ、友人のカークは、あなたとまったく同じような人物なのですから」

ウォルター「そうですね。先生の言うとおりです。たぶん私にもそれは言えることに違いないと思います」

ロールプレイ中、ウォルターの最初の否定的思考である「私は二度と愛情のある対人関係をもつことはないだろう」は、あまり現実的ではないことについて、彼自身がかなり説得力のある主張を始めた点に注意してください。ウォルターにとって、二重の基準技法は確実に効果を発揮したように見えましたが、私は確証を得たいと考えました。そこで、日常気分記録表の最初の否定的思考の誤りを証明する合理的思考を考えるよう、私はウォルターに言いました。209頁に、その合理的思考が示されています。ウォルターは、この合理的思考が現実に合致していると考えたので、「確信（％）」の欄に95％と記入しました。このことは、感情的変化の必要条件を合理的思考が満たしたことを意味します。さらに、ウォルターの否定的思考に対する評価は95%から15%へと減少しました。これは、その合理的思考が、感情的変化の十分条件も満たしていたことを意味しています。

否定的思考	事前評価(%)	事後評価(%)	歪み	合理的思考	確信(%)
1. 私は二度と愛情のある対人関係をもつことはないだろう。	95%	15%	一般化、フィルタ、マイナス、読心、先読、過大、感情、すべき、自責	1. この考えが妥当であることの根拠はない。私は過去に何度も愛情のある対人関係を経験した。私は今とても傷ついているために、自分はもう二度と愛情のある対人関係はもてないと思っている。しかし、最終的には、こうした感情は消え去り、過去常にそうであったように、私は他の人とつながりを持ち始めるだろう。	95%

なぜ、突然に変化が生まれたのでしょうか？　ウォルターは、ロールプレイ中に恋人から拒絶された親友に語りかけているように感じることで、拒絶というものを自分のこととして考える時よりもずっと現実的視点から思いやりをもって考えることができました。しかし、もちろん彼は、実際には自分に話しかけていたのです。

脳内の自己批判的な部分との闘いにウォルターが勝利を収めつつあることを確かめるため、私は、二重基準技法のロールプレイを続けることにしました。今回は、ウォルターの2番目の否定的思考、「私は誰ともうまく付き合うことができず、恋愛することができないに違いない」に的を絞ることにしました。もう一度彼がホームランを打てるかどうかを確認するため、私はありったけの説得力をもって主張するよう努力しました。再び私は、ウォルターの友人であるカークを演じました。

(デビッド演じる) **カーク**　「ウォルター、君にまだ話していないことがあるんだ。僕が誰ともうまく付き合うことができず、恋愛することができないに違いないことを、君はまだ理解していないんだ。それが僕の落ち込んでいる本当の理由で、なぜ僕が一生1人ぼっちのままかと考えている理由なんだ」

ウォルター　「まさか、君がそんなことを言うなんて驚きだよ。君とは付き合いが長いし、よく知っているけど、僕は今まで君をそんなふうに思ったことはないよ。実際、君はいつも優しくて、率直で、忠実な友人だった。一体全体何が原因で、自分は恋愛することができないなんて考えるようになったんだい？」

カーク「だって、僕とジェイクの関係がうまく行かなかったんだ。それが、もう誰とも恋愛できない証拠だと思わないかい？」

ウォルター「正直なところ、君の言っていることはあまり筋がとおっていないよ。まず、その関係にはジェイクだって関与しているじゃないか。恋愛関係は1人では結べないんだよ。2つ目には、8年の間、彼とは十分にうまくやってきたじゃないか。だったらなぜ君は、自分が誰ともうまく付き合うことができない人間だなんて言い張るんだい？」

カーク「ちょっと確認させてくれないか。君は、僕が8年間まずまずの成功した関係を誰かと結んでいたのだから、誰ともうまく付き合えないとか、恋愛できないというのは理屈に合わないと言うのか？」

ウォルター「まったくそのとおりだよ！」

そのとき、頭の中で電球が点ったようにウォルターの顔は明るくなり、私たち2人はそろって笑いだしました。彼には、自分の否定的思考が突然バカバカしく見え、そしてすぐに気分に変化が生じたのです。私は、日常気分記録表の2番目の否定的思考の隣に、合理的思考を書くよう彼に言いました。217頁にあるように、彼は、「私は8年間ポールとまずまずうまくいった恋愛関係を保ってきた」と記入しました。そして、その下の「確信（%）」の欄には、100%と記入しました。この時点で、もはや彼は2番目の否定的思考をまったく信じてはいませんでした。

ウォルターが残りの否定的思考の誤りを証明した記録を、216~219頁の日常気分記録表に示しました。特に、「私にはどこか悪いところがあるに違いない」という、彼の3番目の否定的思考への反応には、興味深いものがあります。彼は、それに対する合理的思考を3つ考え、その全てを100%確信としました。最初の合理的思考は、「ポールの行動は、必ずしも私の人間としての価値を測る尺度ではない」というものでしたが、その効果はあまり大きなものではありませんでした。それによって否定的思考の確信度は、わずか50%減少に止まりました。次に彼は、「この否定的思考は少し極端すぎるし不公平だ。ポールにも別れの責任はある」という合理的思考を考えました。この段階で、ウォルターの否定的思考は30%に低下しました。そして、3番目の反応は、強力なダンク・シュートでした。彼は、「自分には悪いところがたくさんあるし、それは認める。しかし、良いところも同様にある」と考えました。この合理的思考は否定的思考を押しつぶしました。その結果、否定的思考の確信度は0%まで一気に下がったのです。

あなたが自分の否定的思考に取り組むとき、これと同じようなパターンを経験するかもしれません。ある角度から否定的思考を攻撃し少しの改善が得られても、依然としてあなたはその否定的思考にしがみついているかもしれません。そこで、次は別の角度から攻撃します。その時点で否定的思考の確信度は、さらに低下するでしょう。さらに今度はまったく別の角度から否定的思考を攻撃します。すると、突然あなたは否定的思考をまったく信じなくなるでしょう。

もちろん、目標は考え方を変化させるだけではなく、感じ方をも変えることにあります。ウォルターが彼のすべての否定的思考の誤りを証明した後、私は彼に感情の再評価を求めました。216頁の日常気分記録表では、彼の悲しみの感情は、80％から20％まで低下しました。私は、これが妥当ではないかと考えました。ウォルターは、喪失を経験したばかりなのですから、幾分悲しみの感情をもって当然なのです。罪責、恥辱、不安などの感情は、10％までに下がり、希望がもてない感情も5％まで低下しました。孤独で寂しい感情、きまりの悪さ、失望感、怒りなどは完全に消えました。

ウォルターの場合のように、迅速で劇的な変化を示した例について話をすると、それを聞いた多くの人は、「それは一時的によくなっただけで、いつまでも続かないのでは？」とほとんどいつも懐疑的な口調で尋ねます。実際に、昔の精神分析学者らは、迅速な回復をよしとはしませんでした。彼らはそれを一時的な「健康への逃避」として信用せず、患者さんが自分たちの問題を避けていると考えたのです。

私の考えは違います。私は迅速な回復に大賛成です。私は、速ければ速いほど良いという考えです。あなたなら、いつ苦悩を克服したいと思いますか？　1カ月先ですか？　1年先でしょうか？　それとも5年先？　あるいは今日ですか？　二重の基準技法がウォルターに有効だった理由は、彼が優しく思いやりのある人間だったからです。自分をとてもみじめな気持ちにしていた否定的思考を打破する方法を、彼はある程度まですでに知っていたとも言えます。もし二重の基準技法が有効ではなかったとしたら、私は別の技法を試していたことでしょう。

ロールプレイは、二重の基準技法をより力強いものにしますが、必ずしも必要ではありません。この技法は自分1人で簡単に用いることができます。単にこう自問してください。「同じような問題に悩む親友に、私はどんなことを言うだろうか？」。もし、あなたの答えが、友人に対して話すときには、もっと思いやりをこめて客観的なことを言う、というものであれば、次に、自分にも同じように話しかけるつもりはあるか、と自問します。私とウォルターが交わしたような対話を、自分で紙に書いてもよいでしょう。

すべての人に有効な単一の技法というものはありません。これは、二重の基準技法についても言えます。もし、あなたが二重基準をもっていなければ、この技法はおそらく奏効しないでしょう。中には、自分とまったく同じ過酷さで他人に接する人もいます。また、もし高い自己基準や、厳しい自己批判があなたの役に立っていると考えるのであれば、この技法は有効ではないかもしれません。私は、ある完全主義者から、二重基準を必要とする理由は、自分への期待が他人への期待よりもずっと大きいからと聞かされたことがあります。そういう人は、自分が失敗したり、誤りを犯したときに、自分を厳しく叱咤することが、さらに努力を重ね、より多くを達成するためのモチベーションを高めてくれると考えているのです。

もし、自己批判的な思考スタイルがうまく作用しているのであれば、それを変える理由はありません。しかし、私の経験では、自己非難、罪責、不適格などの感情は、通常あまりモチベーションを高めてはくれません。また、誤りから学ぶ上でもあまり役には立ちません。私にとって、恥辱や罪責の感情は、単に失敗を隠したいという気持ちを起こすだけです。なぜなら、失敗を直視することが我慢できないからです。実際には、最も良い仕事をするときは、自分が幸せを感じ、リラックスしていて、自己を受容しているときです。

ウォルターの日常気分記録表

動揺した出来事　ポールが新しい恋人と誕生日を祝うためにハワイへ旅行したこと。

感情	事前評価(%)	事後評価(%)	感情	事前評価(%)	事後評価(%)
悲しい：気がふさぐ、憂うつ、弱りきった、不幸せな	80%	20%	**きまりの悪い**：当惑した、屈辱的だ、人目を気にする	100%	0%
不安な：心配した、パニック状態の、神経過敏な、おびえた	100%	10%	**希望がもてない**：落胆した、悲観的な、絶望している	60%	5%
罪の意識がある：深く後悔している、悪い、恥じている	100%	10%	**失望した**：行き詰まった、邪魔された、打ち負かされた	100%	0%
劣っている：価値がない、不適格だ、欠点だらけだ、能力がない	90%	5%	**怒った**：激怒した、腹を立てた、苛立った、逆上した、怒り狂った	50%	0%
孤独で寂しい：愛されてない、望まれていない、拒絶された、1人ぼっち、見捨てられた	100%	0%	**その他**（記述してください）		

否定的思考	事前評価(%)	事後評価(%)	歪み	合理的思考	確信(%)
1. 私は二度と愛情のある対人関係をもつことはないだろう。	95%	15%	一般化、フィルタ、マイナス、読心、先読、過大、感情、すべき、自責	**1**. この考えが妥当であることの根拠はない。私は過去に何度も愛情のある対人関係を経験した。私は今とても傷ついているために、自分はもう二度と愛情のある対人関係はもてないと思っている。しかし、最終的には、こうした感情は消え去り、過去常にそうであったように、私は他の人とつながりを持ち始めるだろう。	95%
2. 私は誰ともうまく付き合うことができず、恋愛することができないに違いない。	95%	0%	全か無、一般化、フィルタ、マイナス、読心、過大・過小、感情、すべき、レッテル、自責	**2**. 私は8年間ポールとまずまずうまくいった恋愛関係を保ってきた。	100%

否定的思考	事前評価(%)	事後評価(%)	歪み	合理的思考	確信(%)
3. 私にはどこか悪いところがあるに違いない。	100%	50%	全か無、一般化、フィルタ、マイナス、過大・過小、感情、すべき、自責	3. ポールの行動は、必ずしも私の人間としての価値を測る尺度ではない。	100%
		30%		この否定的思考は少し極端すぎるし不公平だ。ポールにも別れの責任はある。	100%
		0%		自分には悪いところがたくさんあるし、それは認める。しかし、良いところも同様にある。	100%
4. 私は人生を完全にしくじって、台無しにしてしまった。	100%	10%	全か無か、一般化、フィルタ、先読、過大・過小、感情、すべき、自責	4. 私には学んだり誤りを犯したりする権利がある。100歳になるころには、すべての疑問に答えられるようになるだろう！	100%

（続き）

5. 私は、年老いて、太った、白髪あたまの寂しいゲイで終わるだろう。	100%	5%	先読、感情、レッテル	5. 私は今苦しくつらい時期にあり、何らかの支持を必要としている。私の髪はすでに白くなりつつあるし、加齢を防ぐことはできない。しかし、それ以外はどうでもいいナンセンスだ！	100%

第十章　真実に基づく技法

コペルニクス以前の時代には、地球は宇宙の中心にあると信じられていました。その時代、人々は太陽が地球の周囲を回っていると確信していたのです。なんといっても、毎朝太陽は東からあがり、毎晩西へ沈むのですから、その確信を支える強力な証拠が人々にはありました。

コペルニクスとガリレオは、この概念に挑みました。彼らは、人々の考えが間違っており、実際には地球が太陽の周囲を軌道に沿って回っている、と主張しました。知覚におけるこの転換は、最終的に現代の天文学の発展につながり、私たちの宇宙への理解を変容させたのです。

不安、心配、パニックなどもまた、非現実的な確信から生まれます。こうした感情を生じさせる思考は、完全に妥当であるように思えても、常に歪みを伴い、非論理的です。真実に基づく技法とは、あなたの否定的思考の根拠を調べ、あるいは科学者のように実験を行って否定的思考の妥当性を検討するものです。否定的思考が妥当ではないことの発見は、自分自身と世界の理解に劇的な変化を生じさせるため、とても刺激的です。

本章では、あなたを不安や憂うつな気分にさせる思考の誤りを証明するのに役立つ以下の4つの技法を学びます。すなわち、証拠を探す技法、実験技法、調査技法、そして責任再分配技法です。これらの技法の裏づけとなる考えは、「真実はあなたを解放する」というものです。この考えは、認知療法の基本概念です。

証拠を探す技法

あなたは、否定的思考を真実であるものと仮定する代わりに、「この主張の根拠は何か？事実は何を示しているか？」と自問します。音楽家のエミリーは、飛行機に乗るのを恐れていました。なぜなら彼女は、飛行中に乗客がパニックを起こし、彼女を通路で踏みつぶすと思い込んでいたからです。彼女は、その恐怖がバカバカしいことは分かっていました。しかし、本当にそれが起きる可能性はあると確信していたのです。

私はエミリーに、この思い込みに何か根拠はあるのですかと尋ねました。その前年に、飛行機内で乗客が踏み殺されたという記事を、彼女は何件読んだのでしょうか？　彼女には、それに類する記事を読んだ記憶はありませんでした。それでは、航空機の歴史において、かつてそのような出来事があったという記事はどうでしょうか？　彼女は、それについても記憶にないことを認めました。

もちろん、人が踏み殺される事故は起こり得ます。稀ではあるものの可能性はあります。例をあげれば、サッカーの試合会場やロックコンサートで、興奮したファンによるそうした事故が過去に起こりました。しかし通常は、飛行機での旅行の際によくある危険の1つに、踏み殺されることが挙げられることはありません。おまけに、毎日300万人以上の乗客が飛行機を利用しているのです。それを考えれば、エミリーは、飛行機内で他の乗客に踏み殺される確率が無視できるほど小さいという事実を認めざるを得ませんでした。それまで彼女は、この事実に注意を払ったことはまったくなかったのです。

仮にあなたが、飛行機がひどい乱気流に巻き込まれて墜落するという思い込みから、飛行への恐怖を抱いているとしましょう。あなたは、証拠を探す技法を用いてこの思い込みにどのように挑戦しますか？　この先を読み進む前に、あなたの考えをここに書いてください。

答え

インターネットの検索を使って、飛行がどの程度危険なのかを調べることができます。飛行機が墜落する頻度は、どのくらいなのでしょうか？　統計はどのような結果を示しているのでしょうか？

連邦航空局（ＦＡＡ）のウェブサイトをチェックすると、航空機事故で死亡する確率はきわめて低いことがわかります。例えば、あなたが毎日２万２０００年間飛行機に乗り続けて、初めて航空機事故で死ぬ確率が有意に高くなります。２００４年を例にとると、米国内で民間航空機事故による死者はゼロでした。しかし、同年の交通事故による死者は、４万人を超えています。これは、同じ年に民間航空の便数が１５００万便を超えていたことを考えると、驚くべきことと言えます。こうした事実は、民間航空機による旅行が、自動車の運転や、舟遊び、あるいは自転車よりも、はるかに安全であることを示しています。

証拠を探す技法は、あなたの否定的思考に「結論への飛躍」と呼ばれる思考の歪みが潜んでいる場合とくに有効です。憶えていると思いますが、この歪みには、「先読みの誤り」と「心の読みすぎ」の２種類があります。先読みの誤りは、事実による裏づけなしに、恐ろしい予言をすることを指します。例えば、あなたが飛行機に乗ることへの恐怖をもっているとすると、飛行機はきわめて危険であり、墜落の確率は高いと心の中でつぶやいている可能性があります。

心の読みすぎは、他人の感情に関する裏づけのない仮定を意味します。例えば、あなたが対人不安だとすると、他の人が不安を感じることなどまったくないものと仮定し、自分が内心感じている緊張を他の人に知られたら、人々から軽視され、変人と見られてしまうと「裏づけなく仮定」したり、「勝手に決めつけ」たり、「裏づけなく信じ込む」かもしれません。

証拠を探す技法は、「感情的決めつけ」にも有効です。動揺すると、あなたにはとても強い感情が生じるため、それが真実に違いないという考えが生まれます。不安になると、あなたは「恐ろしさを感じているから、実際に危険な状態にあるに違いない」と心の中でつぶやいているのです。あなたが憂うつになると、「自分は負け犬と感じているから、実際に負け犬に違いない」、あるいは「希望がもてないと感じているから、実際に希望がもてないに違いない」と心の中でつぶやく可能性があるのです。あなたの感情は、真実からではなく、あなたの思考から生じるため、感情的決めつけは大きな誤解を招きかねません。あなたの思考が歪んでいれば、遊園地のビックリハウスにある歪んだ鏡に投影された像の様に、感情もまた歪んで生じてしまいます。

感情は、あなたをだますことがあります。あなたは、ラスベガスでギャンブルを経験したことがありますか？　スロットマシーンにコインを入れたとき、あなたは心の中でつぶやいたでしょう。「これは私の幸運の25セント玉だ。ジャックポットが出ることは分かっている。そうなる予感がする」。そしてあなたはハンドルを引き、期待をもって文字盤を見つめました。結果はどう出ましたか？　100万ドルのジャックポットを当てたでしょうか？　あなたの感情は必ずしも真実を反映しない、とはこのことを意味するのです。

実験技法

科学者が理論の妥当性を確認するために実験を行うのと同じように、実験技法を用いるときには、否定的思考や自虐的信念の妥当性を検討（検証）するための実験を行います。不安治療のためにこれまで開発された技法の中では、実験技法は最も強力です。本書でもすでに、いくつかの例を紹介してきました。第5章では、「恥への挑戦」を用いて、トレバーの汗まみれの脇の下に女性が嫌悪感をもつという思い込みを実験しました。これらの実験を行うには勇気が必要ですが、得られる利益はとても大きなものです。

証拠を探す技法と実験技法には、微妙な違いがあります。証拠を探す技法を用いるときには、すでに手に入っている（利用できる）データを分析します。それはちょうど図書館での検索に似ています。一方、実験技法では、より力強い劇的な方法で否定的思考を実験します。

この2つの方法の違いについて説明しましょう。小学校教師のキムは、運転への恐怖（とくに橋を渡るとき）をもっていました。橋を渡るときいつも夫や友人に車の運転を代わってもらわなければならないことを、よく思っていませんでした。彼女は、自分の恐怖症を恥ずかしいことと捉え、弱点あるいは欠陥と感じたのです。２２８〜２３０頁に記載したキムの日常気分記録表に、彼女の否定的思考を示しました。

キムの思考に潜む思考の歪みの１つは、「感情的決めつけ」でした。彼女は、感じ方に基づいて結論づけを行っていました。最初の否定的思考が示すように、彼女はもし橋を渡るとなれば、不安のため手のひらが汗まみれになり、手が滑ってハンドルが握れなくなると思っていました。また、足はゴムのようになって、そのためにアクセルやブレーキが踏めなくなるだろうと結論づけたのです。彼女は橋が危険でいつ落下してもおかしくないと感じたために、それは真実に違いないと思い込んでいました。

キムは、証拠を探す技法をどのように用いることができるでしょうか？　事実からどんなことがいえますか？　この先を読む前に、あなたの考えをここに記入してください。

キムの日常気分記録表

動揺した出来事：橋の上を車で走るのを考えること。

感情	事前評価(%)	事後評価(%)	感情	事前評価(%)	事後評価(%)
悲しい：気がふさぐ、憂うつ、弱りきった、不幸せな	35%		**きまりの悪い**：当惑した、屈辱的だ、人目を気にする	95%	
不安な：心配した、パニック状態の、神経過敏な、おびえた	85%		**希望がもてない**：落胆した、悲観的な、絶望している	80%	
罪の意識がある：深く後悔している、悪い、恥じている	50%		**失望した**：行き詰まった、邪魔された、打ち負かされた	100%	
劣っている：価値がない、不適格だ、欠点だらけだ、能力がない	60%		**怒った**：激怒した、腹を立てた、苛立った、逆上した、怒り狂った	50%	
孤独で寂しい：愛されてない、望まれていない、拒絶された、1人ぼっち、見捨てられた	—		**その他**（記述してください）身動きがとれない	90%	

否定的思考	事前評価(%)	事後評価(%)	歪み	合理的思考	確信(%)
1. 私の手のひらは、汗をかき過ぎていて力が弱いため、ハンドルを握れない。	100%				
2. 私の脚はゴムのように感覚がなくなり、アクセルやブレーキをうまく操作できないだろう。	100%				
3. 私は眼が回り過ぎて、運転に集中することができない。	100%				
4. 私は何の罪もない人々を殺してしまうだろう。	100%				
5. 橋は、私の気分よりも不安定で、おそらく落下してしまうだろう。	100%				

6. 私は一体どうしたというのだろう。もういい加減にこの問題を克服してもよい頃だ！	100%				

答え

キムは、以下のようなことを自問自答することができました。

- 不安になると、私の手のひらはナイアガラの滝のように汗が流れ出るのだろうか？　私はよく手が滑って眼鏡などを落としたりするだろうか？　今までに運転中手のひらが湿り過ぎて、どうやってもハンドルを切れなくなったことがあっただろうか？　クルマのハンドルは何でできているのだろう？　プラスチックのように滑りやすい材質だろうか？
- ときどき私の脚がゴムのようになって、動かせなくなることがあるだろうか？　歩こうとしていて倒れてしまうことがよくあるだろうか？　今までに、どんなに思い切りペダルを踏んでも、アクセルやブレーキが効かなかった経験はあるだろうか？
- 私は今までに、車のコントロールを失い、ハンドルを切れずブレーキも効かずに何の罪もない人をひき殺したことがあるだろうか？　今まで私は何人殺しただろうか？

● 私の住んでいる地域では、橋の落下事故の報道が去年何件あっただろう？　過去数百年、全米では何件あっただろう？（注）　毎日何台の車が橋を渡っているのだろう？　橋が突然落下した事故で、私は今までに何人の友人や家族を失っただろう？

こうした種類の分析は、本当の危険をキムが極端に拡大視していることを理解するのに役立つでしょう。しかし、それでも彼女は自分の否定的思考をまだ確信しているかもしれません。なぜなら、「自分の考えが、完全には現実的なものでないことは理解できた。しかし、それでもまだ橋は落下するかもしれないと思う」と彼女はつぶやくかもしれないからです。この場合は、さらに強力な技法が必要となります。ここで、実験技法が登場します。あなたなら、キムの否定的思考の妥当性を検討（検証）するために、どのような実験を考えますか？　先へ読み進む前に、あなたの考えを次に書き出してください。

（注）多くの人は、１９４０年11月７日に起きたタコマ海峡橋落下事故の劇的な報道映像を記憶していることでしょう。この橋は、風によって引き起こされた調和振動と不十分な設計が原因で、落下事故を起こしました。しかし、橋梁の落下事故は、現代ではとても稀なことです。

答え

キムは、彼女の思考を検討（検証）するため、数多くの実験を行いました。以下にいくつか例を挙げます。

- 車道にとめた車の助手席に水を入れたバケツを置き、運転席に座ってその中に手を浸け、びしょ濡れの手でハンドルを動かすことができるかを試しました。びしょ濡れの手でも、ハンドルは問題なく切ることができました。彼女は驚きました。

● 運転しながらときどき紙タオルを握って、どれだけの水分が手のひらから出ているのかを確かめました。そして、考えていたほど手のひらが汗をかかないことを発見しました。かなり不安になったときでさえ、手のひらは完全に乾燥していました。

● 彼女は、不安を感じているときを選んで、何度か車線変更を試してみました。そして、問題なく車線を変更できることを発見しました。

● 脚がゴムのようになって、力が入らずにアクセルやブレーキを踏めなくなるという思い込みを、彼女は、時速5マイルずつ速度を上げ、時速5マイルずつ速度を下げることで検証しました。ここでも、それが簡単なことを彼女は発見しました。

● 橋が一般にもろく落下しやすいという思い込みを、彼女は自宅近くにあるゴールデンゲート橋に行き、歩道を少し歩いたところで、ジャンプを繰り返して試しました。足を思い切り強く踏み下ろして橋げたをゆすり、橋の安定を崩すことができるかどうか試しましたが、橋は驚くほどどっしりとしていて、堅固でした。

● 検証の最後に、彼女は橋を車で渡り、それがまったく安定していることを発見して驚きました。おまけに、誰を殺すこともなく、車のコントロールを失うこともありませんでした！

こうした実験にキムは当初恐怖感をおぼえましたが、じきにそんな自分がおかしくてバカバカしく感じるようになったと言いました。彼女は自分の否定的思考が明らかにまちがっており、ずっとそれにだまされていたことを知りました。そして、逃げ回るのをやめ最も恐れていた怪物と対決したときに、それが牙をもたないことを発見したのです。

実験技法は、簡単な手法ではありません。これを行うにあたっては、ある程度コツが必要となります。なぜなら、恐怖は各人に固有のものだからです。あなたの否定的思考に合わせ、特別な実験方法を行う必要があります。

実験技法は、うつや不安の治療に効果的ですが、本領を発揮するのはパニック発作の治療の時です。第1章で、パニック発作とは、突然に私たちを襲う圧倒的な恐怖で、数分でピークに到達する予期せぬ体験であることを学びました。この発作は、困惑と屈辱感、そしていつ再発するかもしれないことの恐怖感などを残して、発症と同様に突然消失します。

パニック発作の間、あなたは以下のようなことを心の中でつぶやきます。

- 「私は心臓発作を起こす」
- 「私は死ぬ」
- 「呼吸がうまくできない。私は窒息する」

- 「私は気を失う」
- 「私は自分をコントロールできずに発狂する」

発作の間には、多くの人が以下のような不安の身体症状を経験します。

- 心臓の動悸またはドキドキ感
- 胸の痛みまたは圧迫感
- 息切れ
- めまいまたはフラフラ感
- 指のしびれ感またはうずき
- のどのつかえ
- 息苦しい感じ
- 一過性熱感またはほてり
- ふるえ
- 筋肉の緊張
- 自分や世界について現実感のとぼしい感じ

● 吐き気、胃けいれん、大便をもらしそうな感じ

あなたがパニック発作の経験者であれば、ピンとこられていることでしょう。パニック発作に悩む人の多くが、初めは自分は心臓病あるいは脳腫瘍などの内科疾患にかかっているのではないかと疑います。しかし、症状の原因となる内科疾患は、見つからないことがほとんどです。発作のたびに何度も救急治療室へ運び込まれ、パニック発作という正しい診断がつくまでに多くの医師の診察を経なければならないのです。

パニック発作は、無害な身体症状の誤った解釈に起因します。ときどき私たちは、めまい、胸がしめつけられる感じ、指のうずきなどの症状を感じることがあります。しかし、あまり気にしないでいると、そうした症状はすぐに消えてしまいます。しかし、パニック発作を発症しがちな人は、そうした感じに取りつかれてしまって、破滅的な何かが起こっているのだとつぶやくのです。こうした思考がパニック発作を誘発します。

例えば、あなたがめまいを感じたとしましょう。あなたは、脳卒中か神経衰弱の発作を起こすのではないだろうかと心の中でつぶやくかもしれません。胸に圧迫感があると、あなたは重度の心臓発作を起こす寸前と考えてしまうかもしれません。しかし、実際には、脳卒中も、神経衰弱も、そして心臓発作も起こらないのです。パニック発作は、「精神的詐欺」が原因で起こります。そのため実験技法はとても有効なのですが、この技法を使うには勇気が要ります。

テリは、幸せな結婚生活を送る女性でしたが、重度のうつとパニック発作に過去10年以上も悩まされていました。彼女のパニック発作は、めまい、胸痛、指のうずきなどを感じると必ず起こりました。そうした症状を感じると、彼女は、窒息しそうだ、あるいは重度の心臓発作で死にそうだ、とつぶやいていたのです。そして、彼女のこうした思考が、強いパニック感を誘発するのでした。彼女は、毎週数回発症する重いパニック発作に、とても苦しめられていました。うつと不安のテストでは、彼女の得点は最高点を超えるほどでした。

テリは、数名の心臓病専門医を始め、医師から医師へと渡り歩いて診察を受けていましたが、いつも心臓と肺は異常なしでした。（異常は認められませんでした。）医師は、診察のたびに、あなたは牛のように健康ですよ、とテリを安心させるのですが、その安心も、数日後に再発するパニック発作によって消えてしまっていたのです。彼女はそのたびに、「こんどは本当の心臓発作に違いない！」と心の中でつぶやくのでした。

ついに、彼女はパニック障害の診断を受け、ある精神科医を紹介してもらいました。それ以降、彼女は数多くの精神科医を受診し、あらゆる種類の薬を処方してもらいましたが、効果はありませんでした。テリには夫との間に4人の子供があり、5人目を望んでいましたが、彼女の精神科医は、出生異常を避けるため、これまでの薬はやめなければならないと告げました。テリは、薬が効果的ではないことを知りつつも、服薬を止めることには恐怖を感じていました。

その数日後、彼女は地元の書店で、私の著書『いやな気分よ、さようなら』を目にしました。そして、「臨床的に実証された、薬のいらないうつの治療法」という表紙の謳い文句に気づきました。彼女は、「たぶんこの先生なら、私を助けてくれるかもしれない」と考え、予約の電話をかけてきたのです。

ある日のテリの日常気分記録表を、244頁に記載しました。最初の3つの否定的思考が彼女のパニック感情を誘発したのです。彼女は、呼吸をすることができず、今にも失神して死んでしまうと心の中でつぶやいていました。その次の3つの否定的思考は、恥辱、うつ、劣等感などの感情をもたらしました。テリは、そのような問題を抱えているべきではないと思い、もしそんなことが他人に知れたら、見下されると考えました。また、彼女の夫の仕事は順調で、子供たちの成績は良く、実生活で問題となるのは、彼女のうつと不安以外にはないため、彼女は正気ではないのではないか、あるいは感謝の気持ちが足りないのではないかと皆から思われることを恐れていました。

テリと私は、かなり数多くの技法を試しましたが、効果は見られませんでした。彼女は、以前と同様、うつと不安に悩まされ続けていました。私たちの5回目の面接で、実験技法を用いて否定的思考の誤りを証明する方法を示したいので、診察室でパニック発作を誘発させてくれませんかと私は彼女に頼みました。それ以前に用いたその他の技法に比べ、ずっと強力なこの技法を、そろそろ試してみる時期だと説明しました。

それはすばらしいアイデアと思う、とそのときテリは言いました。しかし、それ以降2度続けて面接を欠席しました。面接を休んだ週の電話で、彼女はセラピーをやめるつもりはなく、私との治療を続けたいと思っていると言いました。しかし、診察室でのパニック発作誘発が恐ろしいので、もう少し怖くない技法を試すことはできないだろうかと尋ねました。

私は、最終的に彼女が承諾しない限り、彼女の意思に反して何かを強制することは絶対にないことを伝えました。彼女の私への信頼は、治療の成功にとって絶対に欠かすことができないものだからです。しかし、その他にも使うことができる技法はたくさんあるものの、治癒を望むのであれば、遅かれ早かれ最も恐れている怪物と対決しなければならないことを、私は彼女に説明しました。そして、いずれにせよパニック発作を毎週発症しているのだから、私の監視下で一度発症したとしても、それが問題に終止符を打つ可能性があるのなら、試す価値はあるかもしれないことを指摘しました。そして、私の診察室は救急治療室からは遠くないこと、もし助けが必要な場合はいつでも対応できることなどを説明しました。

考えてみます、とテリは私に約束しました。そして、数日後の電話で、とても怖いけれども試してみたい、と彼女は言いました。私は、時間をたっぷり取った特別面接を組みました。

面接当初の数分間、私は彼女に呼吸をできるだけ深く、速く繰り返すよう求め、パニック発作を誘導しました。これは「過換気」と呼ばれ、血中酸素濃度を増加させて、フラフラする感じや指のうずきなどの身体感覚をもたらします。パニック発作を起しやすい人は、過換気によって突然今にも死にそうな気分を感じることがあります。

効果を増強するために、私はテリにパニック発作の最中に通常考える否定的思考に集中するよう求めました。私は彼女にこう言いました。「胸の圧迫感や指のうずきを感じ始めましたか？　呼吸が十分に深くできないと感じていますか？　肺が十分に空気を取り込めないため、指や唇が紫色に変色し始めていると想像してください。気管がじきに閉塞して、救急車を呼ばなくてはならなくなります。救急車の屋根でくるくる回転する赤色灯が見えますか？　救急救命士があなたを担架に乗せ、酸素マスクをつけて吸入させようとしますが、マスクがうまく作動せずに、彼らもパニック状態に陥っている状況を想像してください。あなたの心拍は、じょじょに弱く不規則になってきます。重度の心臓発作が起きる寸前です」。

思ったとおり、こうした発言は圧倒的なパニック発作を誘発しました。テリはすすり泣きを始め、胸が苦しい、今にも死にそうだと言いました。

私は、「あなたはなぜ死ぬのですか？　血中に酸素が欠乏するからですか？」と尋ねました。彼女は、「そうです。めまいがして指がうずきます。深呼吸ができない。胸がとても苦しい。ひどい気分です。いつもこうなるんです！」と答えました。

深呼吸が十分できず死にそうだ、ということをどの程度強く信じていますか、と私はテリに尋ねました。彼女は、「１００％」と急いで答えました。そこで私はこう質問しました。「テリ、もしあなたが今本当に息ができなくて、じきに心臓発作が本当に起きるのであれば、あなたには到底できないことがあるでしょう？　何か１つあげてください。」

テリはかなり興奮していて、私の質問をほとんど理解していませんでした。彼女は、すすり泣きを始め、私に止めてほしいと嘆願しました。彼女があまりにも強く恐怖に圧倒されているように見えたので、私は気の毒に思い実験を中止しようかと思いました。しかし、そこで中止すれば、実際に危険な状態にあるという彼女の非論理的思い込みを強化し、大きな誤りをもたらすと私は思いました。そんなことをすれば、「先生さえ私が今にも死にそうだと考えている。これはきっと本当に危険な状態に違いない」と彼女は結論づけかねないからです。

おまけに、テリは窒息寸前あるいは死ぬ直前にあったわけはありません。どのようにすれば、彼女がだまされていることを認識させることできたでしょうか？　十分に深呼吸できず、心臓発作を起こす寸前という彼女の思い込みを検証するために、どんな実験が考えられますか？

次にあなたの考えを書いてください。

テリの日常気分記録表

動揺した出来事　私の指がうずき、頭がフラフラすることに気づいたこと。

感情	事前評価(%)	事後評価(%)	感情	事前評価(%)	事後評価(%)
悲しい：気がふさぐ、憂うつ、弱りきった、不幸せな	100%		きまりの悪い：当惑した、屈辱的だ、人目を気にする	100%	
不安な：心配した、パニック状態の、神経過敏な、おびえた	100%		希望がもてない：落胆した、悲観的な、絶望している	100%	
罪の意識がある：深く後悔している、悪い、恥じている	100%		失望した：行き詰まった、邪魔された、打ち負かされた	100%	
劣っている：価値がない、不適格だ、欠点だらけだ、能力がない	100%		怒った：激怒した、腹を立てた、苛立った、逆上した、怒り狂った	0%	
孤独で寂しい：愛されてない、望まれていない、拒絶された、1人ぼっち、見捨てられた	0%		その他（記述してください）		

否定的思考	事前評価(%)	事後評価(%)	歪み	合理的思考	確信(%)
1. 私はうまく呼吸できない。	100%				
2. いま立ち上がったら、私は失神するだろう。	100%				
3. 私はもうじき死ぬ。	100%				
4. 私はどこかが悪いに違いない。	100%				
5. 私の人生には何の問題もないのだから、こんなに不安を感じるべきではない。	100%				
6. もし他の人が私のうつやパニック発作のことを知ったら、私を軽蔑し、精神病者だと考えるだろう。	100%				

(続き)

答え

私は、「テリ、今もし本当にあなたが心臓発作で死んだり、窒息したりする寸前ならば、激しい運動ができると思いますか？」と尋ねました。彼女は、肺に十分な酸素を取り込めないのでそれは無理でしょうと答えました。立ち上がろうとしただけで「失神か何かが起こりそうなほどです、どうかもうやめてください」と彼女は訴えました。そして、胸がとても苦しく、もうじき死にそう、と言いました。

私はこう言いました。「とても恐ろしい体験であることは分かっています。しかし、頑張り抜いてください。では、ちょっと立ち上がってみましょう。本当に失神するかどうか試してみたいのです。これから、その場でランニングしたり、激しい運動を試してみます。これは、呼吸が本当にうまく行かなくて、今にも死にそうかどうかを確かめるために行います」。

あなたは、これが危険をはらんだ提案と考えるかもしれません。もし本当にテリが立ち上がろうとして失神したらどうなるのでしょうか？　しかし、うつや不安は歪んだ思考が原因であることを思い出してください。テリが、もうじき失神して死にそうと心の中でつぶやくとき、非常に奥深いところで彼女は自分にだまされているのです。医学的見地から言うと、失神はどのようにして起きるのでしょうか？　失神は、心臓の働きが低下し、血圧が下がることによって引き起こされます。結果として、心臓は十分な血液と酸素を脳へ送ることができなくなります。失神は、防衛機序の1つなのです。ひとたび横になれば、血液を上方へ送り出す必要がなくなるため、心臓にとって血液を脳へ送るのはより容易になります。脳はすぐに十分な血流量が得られ、意識は再びしっかりとしてきます。

テリは、本当に失神の危険にあったのでしょうか？　彼女の心臓は機能が低下していましたか？　血圧は低下していましたか？　血中酸素濃度は低すぎましたか？

実際のところ、テリの心拍数は増加し、血圧は下がっていたのではなく、上がっていたのです。さらに、急速に呼吸を繰り返していたため、血中酸素濃度も上昇していました。テリは、失神したくてもできなかったのです！　失神するためには、彼女の心拍は速すぎて、生理学的にそれは不可能だったのです。(注)

テリはゆっくりと立ち上がりました。そして、失神することはありませんでした。私は彼女に、その場でジョギングを行うように言いました。これは、心臓発作を起こしそうだという彼女の思い込みを検証するためです。何だかバカバカしいと言いながら、彼女は非常にゆっくりとその場でジョギングを始めました。私は、あなたの苦悩に終止符をこの際きっぱりと打つことができるのであれば、バカバカしいことでもやってみる価値があるでしょう、と彼女に言いました。彼女は症状を反芻しながら、こう言いました。「私の指はうずいている。何か変な感じがするのよ！　十分に深い呼吸ができないような気がする」。

私は、「そのまま続けてください。もう少し速く走れませんか？」と言いました。

テリはスピードを上げ、より真剣に走り始めました。数分後、走るのをやめた彼女は、疲れたのでこれ以上続けるのは無理だけれども、まだ深い呼吸ができない、と言いました。

私は、「ジャンピング・ジャック（挙手跳躍運動）を数回やってみませんか？」と彼女に言いました。

彼女は、くたくたに疲れているので、とてもジャンピング・ジャックは無理だと言いました。

私は、「そう言わず、試しに2～3回ジャンピング・ジャックをやってみてください」と言いました。

テリは、しぶしぶ、ジャンピング・ジャックを始めました。すぐに彼女の呼吸は正常になり、楽しんで運動するようになりました。1分ほど経過してから、彼女は、こう言いました。「もし心臓発作を起こす寸前なら、私、こんなことやっていられるかしら？」。

「良いところに気づきましたね。重い心臓発作の患者さんが、救急治療室で車輪つき担架の

（注）ときどき、不安を抱えた人が失神することがあります。例えば、血液恐怖または尖鋭恐怖をもつ人が、針や血塗られたものを見ると、心拍数が突然低下し、血圧が一過性に下がる場合があります。しかし、彼らが恐れているのは失神ではありません。針や血液です。それはまったく別の問題なのです。

横でジャンピング・ジャックをしているのを、あなたは見たことがありますか？」。

テリは、急にクスクスと笑い出しました。私は、「ジャンピング・ジャックを続けてください。きっと、もうじき卒倒しますから！」と声をかけました。すると彼女は、腹を抱えて大きな声で笑い始めました。私は、心臓発作で死ぬ寸前という思考を、その時点でどの程度信じているか、彼女に尋ねました。

「以前よりもずっと僅かです。実をいうと、気分がずいぶん良くなりました！」と彼女は大声で答えました。それはテリにとって、過去10年で初めて経験した苦悩からの解放でした。テリの許可を得て、私はその過程を録画したビデオを、米国内で指導するワークショップで上映しました。ビデオの最初の部分では、テリが完全なパニック状態に陥り、すすり泣くシーンが映し出されます。その6分後、彼女はクスクスと笑っていて、不安やうつの気分から完全に解放されているのです。

テリの、この劇的な気分の転換を引き起こした原因は何でしょう？　なぜ彼女は突如として気分が晴れたのでしょうか？　彼女のパニックやうつの気分はなぜ消えてしまったのでしょうか？

テリが、「もし心臓発作を起こす寸前なら、私、こんなことやっていられるかしら？」と言った瞬間、彼女の気分は改善しました。自分の否定的思考が妥当ではあり得ないことを、彼女は突然理解したのです。そして、パニックと無力感は消滅しました。このことは、認知療法の基本的な考え方である「考え方を変えれば、感じ方を変えることができる」を示しています。

中には誤った考えから、エアロビクス運動が効果的であるとか、ジョギングが不安やうつの優れた治療法の1つであると結論づける人もいます。しかし、それはまったく的を外れていると言えます。運動は、間違いなく身体的そして感情的に便益をもたらしますが、テリの場合、実験技法が回復を得る本当の鍵となりました。

最初に回復を経験した人は、それを天候の変化、新しい恋人、新たな仕事など、外的な出来事のせいにしがちです。彼らは、自分が用いていた技法によって回復がもたらされたとは必ずしも考えません。これは問題です。なぜならば、何が、どのようにして役立ったのかを理解しなければ、あなたは再燃に対して脆弱なままだからです。再び不安とうつに襲われても、あなたの無力感と当惑は前回と同じです。一方、どのような理由と方法でうつや不安を克服したか、それを正確に把握しておけば、再び将来動揺することがあっても、同じ方法を用いることができます。それによって、もう不安やうつを恐れる必要はなくなるでしょう。

テリは、面接の合間に自宅などでパニック発作が起きた場合、どのように対処すれば良いだろうかと私に質問しました。私は、またジャンピング・ジャックを行えば良いでしょうと答えました。彼女は、「でも、車の運転中にパニック発作が起きたらどうします？」と質問しました。

「道路わきに車を止めて、外へ出てジャンピング・ジャックをするだけですよ」と私は答えました。テリは、近所の人々にそんなところを見られたら、完全な狂人と思われるだろうからとてもそれはできない、と言い張りました。私は、衝動的に椅子から立ち上がり、診察室のドアを開けて待合室へ歩み出ました。テリには待合室全体を見通すことはできなくとも、私が待合室の真ん中に立っているのは見えましたた。私はそこで狂ったようにジャンピング・ジャックを始め、「私は狂ってます！　狂人です！　今ジャンピング・ジャックをやっています！　ヤッホー！」と叫びました。

その後私は、再び診察室へ戻り、ドアを閉め椅子に腰掛けました。私はテリに向かってこう尋ねました。「テリ、今のをどう思います？」

テリは、唖然とした表情で、「バーンズ先生が患者さんたちの前で自分を笑いものにする度胸があるのですから、私も問題を克服するためにやるべきことをやる勇気をもたなくてはと思いました！」と言いました。そのとき待合室に誰もいなかったことは、彼女には見えなかったのです！

この面接があったのは、１９８８年のことでした。去年の夏、ワークショップの教材として面接のビデオを使うことへの同意を得るため、私は彼女に電話をかけました。彼女は、米国中の不安に悩む人々にそのビデオを見て欲しいと言いました。彼女は毎日を気分よく過ごしている、と言いました。あの面接以来、パニック発作を一度だけ発症したそうですが、彼女がジャンピング・ジャックを行うと、すぐに消失したとのことでした。彼女は、5人目の子供をもうけた後、執筆活動を始め、最初の小説を出版したばかり、と誇らしげに報告してくれました。

多くのセラピストは、テリを難治例と結論づけたかもしれません。彼女は、あらゆる治療薬に反応せず、度重なる精神療法を受けても効果が示されなかったのです。それにもかかわらず、ひとたび私たちが有効な技法を発見すると、わずか数回の面接で回復しました。実際は、最初にパニック発作を起こしたとき、誰かが実験技法の用い方をテリに教えていれば、彼女はすぐに回復して、その後10年もの間悩み続けなくても済んだものと私は確信しています。

実験技法がどのように作用するかをご紹介しましたので、これからあなたに精神科医になってもらいます。71歳になるジューンという名の高齢の女性が、フィラデルフィアの私のクリニックを広場恐怖とパニック発作の治療のため訪れました。ジューンは、18歳の頃からこれらの障害に悩まされてきました。以来彼女は、薬物療法や精神療法を受けたり受けなかったりして、53年間を過ごしてきたのです。前述したように、広場恐怖とは、パニック発作を起こしても誰も助けてくれる人が周囲にいないことを恐れるあまり、1人で家を離れるのを恐れることを言います。広場恐怖をもつ人の中には、時がたつにつれ家に引きこもりがちになってしまう人がいます。

います。なぜなら、信頼できる付き添いなしに家を離れることが恐ろしいからです。

ジューンの夫は、ニューヨーク市で薬局を営んでいて、彼女はそこから面接に通っていました。面接には、彼女の親友が常に付き添っていました。ジューンは人間的魅力に溢れた個性の強い女性で、よく安物の宝石類をたくさん身につけ、ガウンを着て面接に現れました。彼女は、自分は本当に人付き合いのよい人間で、彼女は人々を愛し、人々も彼女を愛している、と言いました。パーティでは、皆の注意がいつも彼女に集中していて、まるで自分はコメディアンのようだと語ってくれました。しかし彼女は、皆を笑い転げさせてはいても、1人になることには耐えられませんでした。なぜなら、彼女は、頭がおかしくなって、発狂することを恐れていたからです。実際に発狂することはありませんでしたが、彼女はよく発狂寸前だと感じていました。

ジューンは、実際に発狂の危険にさらされていたのでしょうか？　パニック発作を起こす人は、実際には発狂することはありません。彼らは発狂を恐れているだけなのです。事実、統合失調症などの精神疾患の患者さんは、発狂を心配することはありません。彼らは、自分が完全に正気であり、ＦＢＩが自分に対する陰謀を企んでいるとか、電子機器を密かに用いて彼らを探っているなどと考えます。常に発狂を恐れているジューンには、実際にはその危険性はないのです。

しかし、ジューンは、彼女の恐怖が完全に現実に即したものと信じ込んでいました。彼女が実際に頭がおかしくなって発狂する寸前であるかどうかを確認するために、どのような実験が考えられるでしょうか。この先を読む前に、あなたの考えを書いてください。

答え

私はジューンに、もしこの診察室で頭がおかしくなって発狂したとしたら、あなたはどうなると思いますかと尋ねました。彼女は、仰向けにひっくり返った亀のように、両腕両脚をバタバタと振り回して、床の上に転がるでしょう、と答えました。そして、不可解な言語で喋ったり、叫んだり、意味の通じないことを言ったりしながら立ち上がって、くるくると回り始め、大きな声で歌いながら、デルウィーシュ修道者のように踊るでしょう、さらには大声で叫びながら、頭を壁に打ちつけると思います、と言いました。

私はこう言いました。「ジューン、あなたは43年間もそれを恐れ続けてきましたね。あなたの恐れていることが本当に現実となるかどうか、一緒に確認してみませんか。私はあなたに頑張って挑戦して欲しいのです」。彼女はショックを受けた様子で、先生は本気で言っているのかとたずねました。

私は、「ジューン、18の時からあなたは自分がいまにも頭がおかしくなると思い続けてきました。それなのに、一度も本当に頭がおかしくなるかどうか、確認したことはありません。私は今ここで、あなたに発狂して欲しいのです。今説明したことをすべてやって見せてください。床の上に仰向けに寝て、叫び声をあげて、意味不明なことを喋ってください。強制的に自分を発狂させることができるのか、試してもらいたいのです。そうすることで、あなたの恐怖が現実的かどうかを、きっぱりとこの際確認するのです」と言いました。

ジューンは、「絶対におことわりです」と答えました。

私たちは、この点についてさらに10分程度議論しました。私が無理にそれを勧めた理由は、彼女が快活な女性で、私を信頼していることがわかっていたからです。とうとう彼女はこう言いました。「先生、この議論で勝ち目のないことはわかりました。ですから、言われたとおり、試してみることにします。ただし、１つ条件があります。」

「いいですよ。どんな条件ですか？」と私は答えました。

彼女は、「先生がまずやって見せることです」と言いました。

私はカーペットの上に仰向けに寝て、腕や脚を振り回し、意味の無い言葉を叫びました。そして立ち上がり、デルウィーシュ修道者のようにくるくると回り、歌い、金切り声をあげ、腰を振り、気が狂ったようにわめき続けました。私は自分の頭を診察室の壁に打ちつけ、「俺は精神病者だ！　頭がおかしくなったぞ！　カワバンガーッ！」。

その間私は、ときどきジューンの反応を盗み見ていました。彼女は、この見世物を楽しんでいる様子でした。

数分後、私は自分の椅子に戻って、「さあ、あなたの番です」と言いました。

ジューンは、椅子から立ち上がり、非常に注意深くカーペットの上に仰向けに寝て、ガウンを几帳面に整えました。そして、弱々しく右腕と右脚を伸ばし、次に左腕左脚と続けて、「ウー、ウー」と小さな声をあげました。

私は、「ジューン、それではダメです。これは精神病のオリンピックなんですから、全力を出して、心を込めてください。金メダルを狙うんです。あなたならできますよ！」と言いました。

ジューンは本気になりました。彼女は床の上を転がりまわり、両腕両脚を振りまわし、金切り声をあげて、わけのわからない言葉をわめき始めました。そして立ち上がり、診察室の中を回転すると、壁に頭をぶつけ、大声で悲鳴をあげました。

彼女の声は、私が想像していたよりもかなり大きなものでした。実のところ、まるでオペラ歌手のように響き渡る声でした。私は、診察室が防音装置を施していないことを思い出して、同僚や患者さんたちが、診察室から聞こえてくる悲鳴や金切り声をどう思うだろうかと心配になりました。

ジューンは10分くらいそれを続け、最後に息切れしながら椅子に座りました。私はこう尋ねました。「ジューン、今どんな気分ですか?」。

彼女は、「バーンズ先生、私はこの53年間、いつ気が狂うかと考えながら、正気を保とう保とうともがき続けてきました。やっと今、どんなに努力しても発狂することは不可能なことがわかりました。実のところ、今ほど自分をコントロールしていると感じたことはありません!」と言いました。

私はジューンに、うつと不安のテストを受けてもらいました。彼女の得点はゼロで、症状が完全に消え去っていました。実際、彼女は半世紀以上の間に初めて安心することができたのでした。これは私たちにとって4回目の面接でしたが、さらにその後2回面接を行った後は、ジューンの恐怖は再発することはありませんでした。彼女は、自分の広場恐怖が完全に消えたこと、そしてどこへでも行きたいところへ１人で行けるようになった、と報告したため、私たちの治療は終了しました。彼女は一緒にいてとても楽しい人でしたから、治療の終了を私は悲しく思いました。

私がテリとジューンに用いた手法は、楽しげな印象を与えるかもしれませんが、彼女たちが当初感じていた恐怖を私は軽視するつもりではありません。恐怖と直面することは決して簡単なことではありません。とくに、何年または何十年にわたってそれに苦しめられてきた場合は、なおさらです。もしあなたが、テリやジューンが行ったような極端な実験を好まないのであれば、より穏やかな方法で否定的思考をテストする方法があります。例えば、めまいを感じると頭がおかしくなって気が狂うのではないかと考え、ときどきパニック状態になるのであれば、事務室の椅子に座って眼が回るまで椅子を回転させ、パニック発作を誘発することができます。しかし、完全なパニック発作まで行くのではなく、パニック状態の50％程度までで止めることにします。そして、大声を出して「１００、93、86、79、72……」と１００から７つずつ反対に数えます。パニック状態にあるときにこれを実行するのは、難しく思えるでしょう。しかし、実際には可能なことがおそらくわかると思います。

その次に、番号案内に電話をかけ、知人の電話番号を探してもらってそれを書き留めます。

あるいは本の一節を読み、声を出してそれを要約できるか、試してもよいでしょう。あなたが今にも頭がおかしくなって発狂しそうに感じていても、いろいろなことを従来どおり問題なく行えることが発見できます。これによって、自分の頭はおかしくなるとあなたが感じていても、いつもどおり機能できることが示されるでしょう。もちろんこうした実験は、今にもおかしくなりそうだとあなたが思い込んでいる場合にのみ有効です。

私がこの技法を開発したのは、1970年代の終わりでした。しかし、それが広く用いられるようになったのは、最近です。研究者らは、パニック発作に悩む人の約80％が、上述した段階的曝露法によって5～10回の面接でパニック発作を克服したことを報告しています。患者さんの多くがどれだけ長い間苦しみ、成功しない治療に耐えてきたかを考えると、これはすばらしいことです。

一方、私がテリやジューンの場合に用いた技法は、フラッディングと呼ばれます。これは、起こりうる最悪の不安であなたをいちどきに氾濫させる方法です。フラッディングは、段階的曝露法よりも迅速に効果を発揮します。実際に、1回の面接ですべて終わることもときどきあります。しかし、フラッディングはより多くの勇気を必要とします。フラッディングも段階的曝露法もともに効果的ですから、あなたはいずれか好ましいほうを選択するとよいでしょう。

調査技法

一般大衆が政治や消費者向けの製品についてどのような意見をもっているか、しばしば研究者は調査を行います。あなたも、自分の否定的思考と態度をテストするために、これと同じ手法を用いることができます。臨床心理士のデボラは、スピーチ不安に悩まされていました。メンタルヘルス専門家を対象としたセミナーの開催を職業としている彼女にとって、これは大きな障害となっていました。恐怖に悩まされつつも仕事を適切にこなしていましたが、臨床心理士は落ち着いていなければならないと考える彼女は、自分が詐欺師であるかのように感じられてなりませんでした。

私は、次回のプレゼンテーションの冒頭、セミナー参加者にスピーチ不安に悩んでいる臨床心理士がどのくらいいるかを尋ねてはどうでしょうか、と提案しました。そのとおりにやってみたところ、参加者の3分の2の手があがったのを見て、彼女は驚きかつ安心したのです。

調査技法は、憂うつな気分を引き起こす否定的思考をテストするために用いることもできます。フィラデルフィアの私の病院で行った入院患者のグループ療法では、開始早々重度のうつに悩むダイアンという女性が、私は自殺することに決めました、と言いました。15年間、急速交代型双極性障害の治療を受け、次から次へと薬を替えて治療してきたものの、一向に効果が現れなかった、と彼女は説明しました。実際、ほとんどいつも医師は5種類の薬を彼女に処方してきました。しかし、気分変動との闘いは、果てしなく続いたのです。そのとき彼女は、8回目の入院中でした。

急速交代型双極性障害は、双極性障害の中でも治療の難しい、重症度の最も高い疾患の1つです。この障害に罹患した患者さんは、躁あるいはうつのエピソードを、毎年数回発症します。この病気と闘いながらも、ダイアンは結婚して3人の子供をもうけました。また、主婦業のかたわらウェブサイトのデザイン・コンサルテーションを起業し、顧客が増えてきたところでした。

私はダイアンに、何があっても絶対に自殺するつもりですか、それとも助けの手が差し伸べられれば受け入れるつもりですか、と聞きました。彼女は、可能なら支援や助けを積極的に受け入れたい、そして、自殺することを心に決めた理由は、それが最も論理的な行動に思えるからに過ぎない、と言いました。

ダイアンは、重い憂うつ、不安、恥辱、不適格、孤独で寂しい、屈辱、希望がもてない、失望、怒りなどの感情を抱いていて、日常気分記録表に、動揺させる否定的思考として以下の4項目を挙げました。

①　このいまいましい病気が私の人生を台無しにした。
②　希望がもてない。将来治る見込みはない。
③　家族や医師にとって、私はお荷物だ。
④　両親、夫、子供、医師たちは、私が死んでしまったほうがずっと楽になる。

私はダイアンに、最初にどの否定的思考から取り組みますか、と尋ねました。彼女は、4番目にあげた「両親、夫、子供、医師たちは、私が死んでしまったほうがずっと楽になる」を選びました。いくつかの技法を用いた結果、効果が現れなかったので、私は調査技法を試すことにしました。「ダイアン、あなたは自分が死んだほうが家族や医師らが楽になるはずと断言していますね。ちょっと馬鹿げた質問ですが、自分に自殺してもらいたいか、とあなたは彼らに尋ねたことがありますか？」と私は聞きました。

ダイアンは、そのことについて彼らに尋ねたことは一度もない、としぶしぶ認めました。しかし、彼女が彼らの負担になっていること、自分はいないほうが、彼らが楽になることは明らかだと思うと言いました。私は、彼女の夫がその日の遅くに、ソーシャルワーカーと共に家族面接に来るので、そのとき彼に質問してみようかと言いました。というのも、彼女は、事実による裏づけのない結論に飛躍している可能性があったからです。彼女の家族がグループの参加者の中にいるわけではないので（直接今、尋ねて確かめることはできないので）、他の患者さんの意見を聞いてみてはどうですかと私は提案しました。グループの中に、ダイアンが死んだほうが、彼女の両親、子供、それに夫はずっと楽になる、と考える人がいるでしょうか？

ダイアンは、グループの参加者は率直な意見を言わないと思う、と反発しました。私は、まず数名の参加者に意見を聞き、その後にそれが率直な意見か、あるいは単に彼女に迎合した意見かを彼女と私で詳しく調べることを提案しました。

ダイアンはまず、私の隣に座っていた若い女性に、「マーサ、私が自殺すれば家族は楽になると思う？」と聞きました。

マーサの頬を涙が流れ落ちました。そして彼女はこう答えました。「ダイアン、あなたは、どうかしてるわ。自分が何を言っているのか分かっていないのよ。私の弟は5年前に自殺しました。私の部屋のとなりにあった彼の部屋で。銃声を聞いてかけつけたら、弟は頭を打ちぬいていて、そばにピストルが落ちていました」。

マーサはすすり泣きを始め、弟の死によってどれほど彼女と家族が打ちのめされたかを語りました。「弟が重荷だったかですって？　そのとおりだったわ。彼は5～6年うつに悩まされ続けていたから、ときには立派なお荷物でした。でも、私たちが彼の死を願っていたでしょうか？　絶対にそんなことはありません！　私たちは彼を愛していたし、彼に生きていて欲しかった。彼がうつ病であることの重荷なんて、死んでしまったことの重荷にくらべれば、何でもありません。今でも彼のことを考えない日はないし、そのたびに心がつぶれる思いです。彼の死を乗り越えることは、この先できないでしょう。あなたの家族もあなたを愛しているはずよ。もしあなたが死んでしまうようなことがあれば、彼らは打ちのめされるでしょう。そして、立ち直ることはできないと思うわ」。

私はダイアンにこう聞きました。「ダイアン、マーサは本当のことを言っていると思いますか、それとも真っ赤な嘘をついていると思いますか?」。ダイアンは、本当のことを言っていると思うと答えました。

私は、女性看護師のエリカが、涙を浮かべていることに気づきました。私は、「ダイアン、エリカにも意見を聞いてみませんか?」と言いました。

ダイアンは、彼女に向き直り、そしてこう質問しました。「あなたはどう思いますか? 私は自殺すべきかしら? 私が死んだほうが、家族は楽になりはしないでしょうか?」

エリカは泣きながら、20年前に自殺した息子について話し始めました。耐え難い悲嘆の気持ちが軽くなったことなどない、息子のことを考えない日はない、もし息子が戻ってくるのならどんな犠牲もいとわない、と彼女は語りました。

ダイアンは、グループの他のメンバー数名にも、1人ずつ意見を聞いてみました。彼らはみな同じ意見でした。彼らの多くに自殺既遂の友人あるいは家族があり、皆が罪責、恥辱、喪失などの強い感情をもっていることがわかりました。何人かは、ダイアンが心を開いてくれたおかげで、自分たちの絶望感や無価値感について語ることができたと感謝しました。

私はダイアンに、「両親、夫、子供、医師たちは、私が死んでしまったほうがずっと楽になる」という彼女の否定的思考を、今の時点でどの程度強く信じていますか、と尋ねました。彼女は、確信度が0％に下がったことを認めました。実際に、それがあまりにも非論理的に思えるので、そもそもなぜそんなことを信じていたのかわからない、と彼女は言いました。彼女は、他の否定的思考、とくに「このいまいましい病気が私の人生を台無しにした」、そして「私の家族や医師にとって、私はお荷物だ」についても、どのように反論できるかを知りたいと言いました。

私はダイアンに、彼女の頭の中で2人の自分が討論している場面（ところ）を仮想したロールプレイを提案しました。彼女は、自分の否定的思考の役を演じ、合理的思考を演ずる私を攻撃します。この技法は「声の外在化」と呼ばれます。この技法については、さらに詳しく第15章で学びます。2人の会話は以下のように進みました。

（ダイアン演じる）**否定的思考**「事実をしっかり見なきゃダメよ、ダイアン。このいまいましい病気はあなたの人生を台無しにしたのよ」

（デビッド演じる）**合理的思考**「それは『全か無か思考』のように聞こえるよ。この病気がいまいましい頭痛の種であることは間違いない。でも私は、それにも負けずにたくさんのことを成し遂げてきた。よき妻そしてよき母であったし、私をとても愛してくれている3人のすばらしい子供たちを育て上げた。気分の変動に悩まされてきたけれど、ウェブ・デザインの仕事を成功させた。私は自分のやってきたことに誇りを感じている」

否定的思考「それは本当かもしれない。けれどもあなたは過去15年で8回も入院した。それが、両親、夫、子供、そして医師にとってあなたがお荷物であることの証明よ」

合理的思考「そうだね、あなたは正しい。私は確かに躁うつ病を患っている。そしてときには確かにお荷物だ。でもね、私は選んで病気になったのではない。だから、もし神が私にお荷物であることを望んでいるのなら、それならそれでいい。私はそれを受け入れよう。そして、一番小さくてかわいいお荷物になってみせるよ！」

この答えを聞いたダイアンの顔に、笑みの表情が浮かびました。彼女は、こう言いました。「荷物であってもかまわないんだよ、とあなたは言いたいの？」。

私は、「そのとおり！　もしそれが、現在のあなたの運命ならば、それを受け入れることです。悪いのは決してあなたではない。あなたがお荷物になっているという事実が問題ではないんです。あなたが自分を常に虐げて、お荷物になってはいけないと思っていること自体が問題なのです。実は、ときには私たち誰もがお荷物になるんですよ。それは人間であることの一部なのです」と答えました。

ダイアンは、頭の中で電灯が点いたようだと言いました。躁うつ病に罹患していること、ときにはお荷物になっても良いことなどの事実を素直に受け入れることができるという考え方を、彼女はそれまで考慮したことはなかったのです。逆説的に言えば、ダイアンが、自分はお荷物であるという事実を受け入れた瞬間に、彼女はお荷物であることを止めたのです！

私は、彼女の苦悩の真の原因が躁うつ病自体ではなかったことも興味深く思いました。この障害は、生物学的性質をもつと考えられていますが、ダイアンの苦悩は、実際には彼女の歪んだ否定的思考から生じていました。彼女がこの思考の誤りを証明したとき、うつは消え失せたのです。

あなたの否定的思考に「心の読みすぎ」が潜んでいる場合、調査技法は試す価値のある技法です。この歪みが潜んでいると、他の人々があなたをどう考えているか、どう感じているかについて、結論への飛躍が生じます。そうするとあなたは不安やうつ状態になり、相手を本当に困らせてしまったと仮定してしまう可能性があるのです。もちろん、時には本当に対立が生じているこがあります。そして、誤解を解くために相手と話し合わなければならない場合もあるでしょう。しかし、時には問題はあなたの頭の中だけに存在するのです。他の人々が、どのように考え、感じているかについて、仮定を行わず直接相手に質問して確かめればよいのです。この技法は一見単純ですが、とても役に立つことがあります。

責任再分配技法

「自己非難」と「感情的決めつけ」は、最も一般的かつ苦痛を伴う思考の歪みです。うつで不安になると、実際には自分に責任のない問題についても、自分を非難する場合があります。あなたは「罪の意識を感じているから、私は非難されるべきはずだ」と心の中でつぶやいているかもしれません。ときには、本当に非難に値するか否かよりも、むしろあなたが自分自身を責めていることが問題となる場合があります。責任再分配技法を用いるときは、より現実的な視点を育てるために、問題に寄与するすべての要因を特定します。そうすることで、自分自身を責めてみじめな気分を味わう代わりに、全力で問題解決に集中できるのです。

ジェイスンという名の若者は、シャイな性格であることを悩んでいました。彼は、容姿の整った魅力ある若者でしたが、気に入った女性の前では固くなってしまうのです。ある土曜日の朝、スーパーマーケットでレジに並んでいた彼は、彼の列のレジ係が魅力的な女性であることに気づきました。彼女は、彼に微笑んだようにも見えました。ジェイスンは、自分の番が来て彼女を口説くことができたらすばらしいと思いました。しかし、いざ自分の番になり食料品の代金を払うときになると、ぎごちなくなり、下をむいてカウンターを見つめたまま、何も言わず、目を合わすことさえなく支払いを済ませ、失望と屈辱を感じながら店を出たのでした。そのようなことはしょっちゅうある、と彼は私に言いました。

ジェイスンが列に並んでいるときに、彼はこう考えていました。「彼女を口説こうとしても、おそらく僕はふられるだろう。そうなれば負け犬として恥をさらすことになる」。この考えには、ほぼ10項目の思考の歪みが含まれていますが、自己非難の古典的な例でもあります。なぜなら、もし彼女がジェイスンの誘いに前向きな返事をしなかった場合、彼は自分をズタズタに傷つけるつもりでいたからです。ジェイスンは責任再分配技法を使ってどのように彼の思考に反論することができるでしょうか？

ここで、設問をもう少し具体的にしましょう。ジェイスンは、もし彼女に声をかけてふられたとしたら、それは自分が負け犬であることの証明になると考えています。あなたは、食料品店のレジで働く若い女性が、彼女を口説く顧客に熱心に答えない理由をいくつか考えられますか？　この先を読み進む前に、その答えをいくつかここに書き出してください。

①	
②	
③	
④	
⑤	

答え

理由はたくさん考えられます。例えば、

- 彼女は結婚しているかもしれない。
- 彼女には恋人がいるかもしれない。
- 彼女は同性愛者かもしれない。
- 彼女は今気分が良くないのかもしれない。
- いつも客に口説かれていて、彼女は迷惑に感じているのかもしれない。
- レジには客の長い列ができているのかもしれない。

- 客との交際は、店の方針で禁止されているのかもしれない。
- 彼女は内気で、不安であるかもしれない。
- ジェイスンは、彼女にとって好みのタイプではないのかもしれない。彼女には外見の好みがあり、あるいは年上の男性が好みなのかもしれない。
- ジェイスンは、不器用に見えたり、愛情に飢えた印象を与えたりしているのかもしれない。

さらに、ジェイスンは、デートの誘い方がうまくないのかもしれません。だからといって、それは彼が「負け犬」であることを意味しません。ただ単に、彼は経験不足であり、より多くの実践が必要なことを意味しているだけなのです。

責任再分配技法の目標は、失敗を正当化することではなく、より現実的な視点に立って物事を捉えることにあります。クラリスという名の女性は、数週間付き合っていた男性と別れた後、自分に「すべて私が悪いんだ。いつもこんなことばかり起こる。私は生涯1人ぼっちだわ」と心の中でつぶやき、不安とうつ状態になりました。女友達との率直な話し合いの後、クラリスは違った角度から問題を捉えはじめました。「結局、悪いのは私ではない。ポールなんて完全な間抜けよ！　私にはもっとふさわしい人がいる」と彼女は考えました。

これは責任再分配技法の誤用です。なぜなら、「私はダメ人間」の考え方から「あなたはダメ人間」の考え方へ切り替えただけだからです。自分を責める代わりに、クラリスは別れた相手を責めているのです。今や彼女は、不安と罪責感の代わりに、怒りと恨みの感情をもっているのです。

自分あるいはポールを責めるのではなく、クラリスはなぜ彼らの恋愛関係が終わってしまったのか、その理由を正確に特定することで、状況から学び、成長につなげることができます。彼女が選ぶ男性は、格好は良いけれども自己愛の強いタイプではないでしょうか？　彼女がすぐにまとわりつきたがるので、男性はその愛情に飢えた態度に興味を失ってしまうのではないでしょうか？　彼女は、他の男性に心ひかれてはいなかったでしょうか？　ポールが彼らの関係のトラブルについて話しているとき、あるいはクラリスを批判しているときに、彼女は意見を聞こうとしなかったり、自己防衛過剰になったりしていなかったでしょうか？　彼らは、それぞれ異なる価値観や興味をもっていたのでは？　彼女は、2人の相性が悪かったという事実を受け入れるだけでよいのでしょうか？　こうした種類の情報が、将来彼女が育むであろう愛情ある関係に役立つのです。

この章では、うつと不安を誘発する思考を打破するのに有用な、真実に基づく技法を4つ学びました。証拠を探す技法、実験技法、調査技法、そして責任再分配技法です。私は、真実に基づく技法から1つだけを試し、それが無効であれば別のカテゴリーの技法を試すべきではないか、という質問を受けたことがあります。私は、必ずしもこの意見に賛成しません。例えば、証拠を探す技法はテリには無効でした。心臓発作で死にかかっている、あるいは窒息する寸前にあることが真実との証拠はない、と彼女は認めていたものの、本能レベルではまだそれを信じていたのです。実験技法を用いてジャンピング・ジャックを行った彼女は、初めて自分の否定的思考がまったく馬鹿げていたことを認識しました。その時点で彼女の不安とうつは消え去りました。要は、より多くの技法を試すほど、より早くあなたにとって効果的な技法が見つかる、ということなのです！

第十一章　論理的および意味論的技法

あなたは、不安を感じたり、うつ状態になると、自分を極端な言葉で批判する傾向があることにすでに気づいたことでしょう。私は負け犬だと心の中でつぶやいたり、あるいは、私はこれほどの不安や自信のなさを感じるべきではないと言い張っているかもしれません。そんなときに使う言葉を詳しく調べてみると、ほとんど常に無慈悲で非論理的な観点から自分自身を考えていることに気づくと思います。こうした否定的メッセージを修正し、より深く自分を思いやり、現実に即した観点から自分自身に語りかけるために、論理的および意味論的技法を用います。

灰色の部分があると考える技法

「全か無か思考」は、業績への不安を引き起こすことがあります。その理由は、自分の業績はすばらしいものでなくてはならず、さもなければそれはまったく役に立たない、とあなたが考えるからです。ほとんどの場合、あなたの業績はそのいずれかの中間にあります。ですから、この種の考え方は、あまり現実に合ったものではありません。自分自身を「黒か白か」の範疇で考えず、灰色の部分で評価しようと心に決めれば、あなたはプレッシャーをかなり低減することができます。

認知療法を学び始めた頃、私は同僚のアーロン・ベック博士と共に、行動療法振興協会（AABT）の年次総会で、ワークショップを開きました。ワークショップはまずまずの出来でしたが、私が望んでいたほどうまく行きませんでした。アーロン・ベック博士は私が動揺しているのに気づいて、どうかしたのかと尋ねました。その当時の私は、まだかなりの完全主義者でした。私は、ワークショップが平均以下の出来だったので落胆したと答えました。

すると彼は、こう言いました。「デビッド、私たちは幸運に感謝しなくてはいけないよ。平均点とは中間点だ。その定義に従えば、私たちのプレゼンテーションの半分は平均以下、もう半分は平均以上だ。今回が平均以下なら、次回は平均以上のすばらしい結果が期待できるじゃないか！」。彼の言葉は、大きな救いになりました。なぜなら、常に完璧である必要はないこと、そして常に改善の余地があることがわかったからです。

前章では、スーパーマーケットのレジ係の魅力的な女性に気づき、自分の内気な性格と格闘するジェイスンという若者について紹介しました。彼女は彼に微笑んだように見えたものの、ぎこちなさと緊張があまりにも強かったため、一言も彼女に声をかけられず、微笑みを返すこともなく、彼は店を出ました。ジェイスンの日常気分記録表は277～279頁に記載されています。動揺した出来事に、彼は、「スーパーマーケットで列に並ぶこと」と書きました。ジェイスンのもっていた感情は、悲しい、不安な、罪の意識がある、恥じている、不適格だ、孤独で寂しい、きまりの悪い、落胆した、失望した、自分に激怒した、などでした。あなたも気おくれするシャイな性格であれば、こうした種類の感情に共鳴できるでしょう。「事前評価(%)」の欄に記された数値は、これらの感情がかなり強かったことを示しています。

　ジェイスンは、列に並んでいる間に心に浮かんだ思考を記録しました。その思考は、彼にはどれも妥当に思えるものばかりでした。確信の度合いは、すべて100%と評価されています。それではあなたに、ジェイスンの思考に潜む歪みを次の表から見つけ、該当する項目に○印をつけてもらいます。記入には、105頁の思考の歪みチェックリストを参照してください。

思考の歪み	（〇）
1. 全か無か思考	
2. 一般化のしすぎ	
3. 心のフィルター	
4. マイナス化思考	
5. 結論への飛躍：①心の読みすぎ ②先読みの誤り	

思考の歪み	（〇）
6. 過大解釈／過小評価	
7. 感情的決めつけ	
8. 「すべき」思考	
9. レッテル貼り	
10. 非難：①個人化 ②責任の押しつけ	

ジェイスンの日常気分記録表

動揺した出来事　スーパーマーケットで列に並ぶこと。

感情	事前評価(%)	事後評価(%)
悲しい：気がふさぐ、憂うつ、弱りきった、不幸せな	80%	
不安な：心配した、パニック状態の、神経過敏な、おびえた	100%	
罪の意識がある：深く後悔している、悪い、恥じている	95%	
劣っている：価値がない、不適格だ、欠点だらけだ、能力がない	95%	
孤独で寂しい：愛されてない、拒絶された、望まれていない、1人ぼっち、見捨てられた	75%	

感情	事前評価(%)	事後評価(%)
きまりの悪い：当惑した、屈辱的だ、人目を気にする	100%	
希望がもてない：落胆した、悲観的な、絶望している	90%	
失望した：行き詰まった、邪魔された、打ち負かされた	90%	
怒った：激怒した、腹を立てた、逆上した、怒り狂った	90%	
その他（記述してください）		

否定的思考	事前評価(%)	事後評価(%)	歪み	合理的思考	確信(%)
1. 私は何もおもしろいことが言えない。	100%				
2. 私は本当の美人を口説いて成功した経験が一度もない。	100%				
3. 彼女と気がきいた会話ができたとしても、今の私には恋愛にかける時間的余裕がない。	100%				
4. 私は何も言わずにいたほうがいい。でないと何かバカなことを言って彼女を怒らせたりするかもしれない。	100%				
5. 周囲の人は、彼女を口説こうとしている私を見て、自己中心的な間抜けと思うだろう。	100%				

(続き)

6. 私は、騒々しく不愉快に振る舞うべきではない。つつしみ深く、静かにしていれば、人々はもっと私のことを好いてくれるだろう。	100%				
7. 私には人間的魅力がない。	100%				
8. 成功や外見などの表面的なことをこんなに気にするなんて、私はひどい人間に違いない。	100%				
9. 彼女を口説こうとしても失敗するだろう。	100%				
10. そうなれば私は負け犬であることを皆の前でさらすことになる。	100%				

答え

ジェイスンと私は、彼の思考の10の歪みをすべて特定しました。

ジェイスンの思考の歪み

思考の歪み	（○）	説　明
1. 全か無か思考（全か無）	○	ジェイスンは、この状況を黒か白かの両極端で考えています。彼は、自分には優れたところがなく、デートへの誘いが、もしうまく行けば大成功、うまく行かなければ完全な大失敗と思い込んでいます。また、もしデートすることができれば、彼の人生は完全なものになり、彼女が興味を示さなければ、自分は完全な負け犬と思い込んでいます。彼が大きなプレッシャーを感じるのも無理はありません！
2. 一般化のしすぎ（一般化）	○	ジェイスンは、もし誰かが彼を間抜けと考えたら、誰もがそう考えると思い込んでいます。この考えによって、あらゆる不同意が極めて脅迫的に聞こえます。
3. 心のフィルター（フィルタ）	○	ジェイスンは、どれだけ自分が不安で人目を気にしているかをくよくよと考えます。そのため、自分には人間的魅力がまったくない、と考えます。
4. マイナス化思考（マイナス）	○	ジェイスンは、自分の優れた資質を低く評価しています。彼は比較的魅力のある、知性的な男性です。心惹かれる相手を口説くことで笑いものになるとか、自分は振られてしまうだろうなどと考える理由は見当たりません。また、彼女が彼に微笑んでいるように見える

		という事実を低く評価しています。
5. 結論への飛躍：①心の読みすぎ（読心）②先読みの誤り（先読）	○	デートへの誘いにジェイスンが失敗するであろうとの証拠はなく、また彼女を口説いているところを見られたらスーパーの誰もが彼を軽蔑するであろうとの証拠もありません。彼がレジ係の女性に微笑んだとして、皆はショックを受けるでしょうか？　彼が感情を押し殺し、僧侶のように振る舞ったとして、皆は彼をひそかに尊敬するでしょうか？
6. 過大解釈／過小評価（過大／過小）	○	ジェイスンは自分の重要性を拡大視しています。レジに並ぶ客は、実際に彼の行動をそれほど気にするでしょうか？
7. 感情的決めつけ（感情）	○	彼は自分が振られると感じているから、本当にそうなると考えてしまいます。彼は自分が自己中心的な間抜けだと感じているから、自分が本当にそうだと考えてしまいます。
8. 「すべき」思考（すべき）	○	ジェイスンは、常におとなしく控えめであるべきで、笑いものになったり、振られたりするところを見せるべきではないと考えています。
9. レッテル貼り（レッテル）	○	ジェイスンは自分に「自己中心的な間抜け」のレッテルを貼っています。

10. 非難：①個人化（自責）②責任の押しつけ（他責）	○	ジェイスンは、もし彼女に拒絶されたら、それは自分にどこか悪いところがあるからと考えています。しかし、実際に彼がとても魅力のある男性であっても、彼女が彼に興味を示さないことがあり得ます。

（続き）

それでは、ジェイスンに救いの手をさしのべられるかどうか検討してみましょう。彼の最初の否定的思考は、「私は何もおもしろいことが言えない」というものです。この思考には数多くの歪みが含まれていますが、「全か無か思考」の古典的一例でもあります。ジェイスンは、何かとても気がきいたことを言って彼女を一瞬にして魅了してしまうか、あるいは完全な笑いものになるのか、いずれか一方の結果しかないと思い込んでいるからです。

この考え方は、彼に高いハードルを課してしまいます。そもそも、彼はそれほど経験を積んでいるわけではありません。ですから、彼女を完全に魅了してしまうことなどまずないでしょう。そして、もしレジで彼女を口説き始めたら、列で順番を待つ人々はジェイスンを間抜けと考えるに違いないと彼は確信しています。いずれにしても、彼の支払う代償は少なくないのです。彼は、全か無か思考によって、どうやってもダメな状況に自分を追いやっているのですから、彼が行き詰まりを感じる理由を理解することは簡単です。灰色の部分で考える技法をどのように使えば、彼は最初の否定的思考「私は何もおもしろいことが言えない」に反論することができるでしょうか？

この技法を用いるときには、自分と自分の置かれている状況を、黒か白かの極端な表現で評価しないことを思い出してください。その代わりに、自分と自分の置かれている状況を、０％（完全な失敗）から１００％（完全な成功）の間の、灰色の部分で評価します。ジェイスンは、レジ係に何かとても興味をひく発言をしなければならないと感じています。もちろん、この考えのせいで、彼の頭の中は真っ白になります。なぜならそれが、いざ行動するときにとても大きなプレッシャーとなるからです。では、彼のプレッシャーを少しでも和らげるような、自分へのメッセージはないものでしょうか？　この先を読み進む前に、あなたの考えをここに書いてください。

答え

ジェイスンは、こう考えようと決めました。「何かとても気がきいた、おもしろいことを言う必要はないだろう。まず、微笑みを浮かべて、挨拶をする。それだけでもすばらしい第一歩だ」。285頁の「確信（%）」の欄にあるように、彼はこの合理的思考を100%信じていました。その結果、否定的思考の事後評価は25%まで下がったのです。

あなたは、感情の変化のための必要条件および十分条件を憶えていますか？　合理的思考は、100%真実でなくてはなりません（これは、必要条件です）。そして、合理的思考は、否定的思考の誤りを証明しなければなりません（これは、十分条件です）。ジェイスンは、この合理的思考によって、自分はそれほど頑張らなくてもよいことが理解でき、のしかかっていたプレッシャーが軽減されたと言いました。

否定的思考	事前評価(%)	事後評価(%)	歪み	合理的思考	確信(%)
1. 私は何もおもしろいことが言えない。	100%	25%	全か無、一般化、フィルタ、マイナス、読心、過小、感情、すべき、自責	1. 何かとても気がきいた、おもしろいことを言う必要はないだろう。まず、微笑みを浮かべて、挨拶をする。それだけでもすばらしい第一歩だ。	100%

過程 vs. 結果技法

この技法では、過程（どれだけ努力したか）あるいは結果のいずれかに基づき、あなたの業績を評価します。どちらの方法も重要です。しかし、準備と努力は自分でコントロールできますが、結果は必ずしもそうではありません。

例えば、重要な試験をあなたが受けるとき、その成績は、教師の出題内容、他の生徒の成績、そして採点基準次第です。あなたの試験を採点する教師の気分も、成績を左右するかもしれません。こうした要素は、いずれもあなたのコントロール範囲外にあります。

対照的に、どれだけ努力するかはあなた次第です。例えば、授業にはすべて出席し、ノートをしっかり取って、理解できない内容はすべて教師に質問します。また、課された宿題は忠実に行い、試験の予習を念入りに行うのです。こうしたことをすべて行えば、結果がどうなろうと、あなたは自分に「A＋」の成績をつけることができます。

ジェイスンは、どのようにすれば過程 vs. 結果技法を用いて、彼の9番目の否定的思考「彼女を口説こうとしても失敗するだろう」に反論することができるでしょうか？　この先を読む前にあなたの考えを書いてください。

答え

ジェイスンは、行動はコントロールできる範囲内にあるものの、結果はその限りではないことを思い出せばよいのです。彼が彼女に微笑んでハローと挨拶できれば、彼女の反応がどうであれ、彼はこの課題で自分に「A＋」をつけることができるでしょう。なぜなら、それによって長いこと囚われていた監獄から大切な第一歩を踏み出すことができるからです。

過程 vs. 結果技法は、私にとって今までにいろいろな状況で役立ちました。私は、自分でコントロールできそうにない困難でストレスの多い状況に、精神科医としてしばしば直面しました。1例を挙げましょう。かつて私は、重度の抑うつ状態にある若い女性を治療したことがありました。彼女は名前をレイチェルといい、境界性パーソナリティ障害と診断されていました。この障害は、とても治療が難しいうつ病の一形態で、操作的行動や自己破壊行動を多く伴います。レイチェルは、感情の起伏が激しく、衝動的で、非協力的な患者さんでした。彼女は数多くのセラピストの治療を受け、ほとんど既遂に近い自殺未遂を何度も繰り返してきました。

私たちが治療を始めて間もなく、面接の直後に自分は自殺するつもりだ、とレイチェルは挑戦的に宣言しました。私は彼女の回復の見通しが良好なこと、辛抱強く治療を継続すれば、大きな改善が期待できると確信していることなどを説明しました。また、私は彼女のことが心配だし、法的にも倫理的にも彼女の自殺企図を防ぐ義務が私にはあると告げました。

レイチェルは、「あなたに私を止めることはできない」と言い張りました。そして、突然椅子から立ち上がり、ドアに向かって突進したのです。私は、なんとか自分の体をドアと彼女の間に割り込ませて、悲鳴を上げて部屋を出ようともがく彼女を止めようとしました。私は彼女の手首を片手でつかまえたまま、もう一方の手で受話器をとり、緊急電話に助けを求めました。

その数分後、2名の警官がかけつけました。私が彼らに状況を説明した後、警官はレイチェルに、あなたは自殺するつもりでしたか、と尋ねました。彼女はそれにハイと答えました。警官らはレイチェルを拘留することに決め、もし彼女が自殺の脅しをやめない場合、彼女の家族に連絡して入院手続きをとると私に言いました。警官らに診察室から強制的に連れ出されることになった彼女は、私に卑猥な言葉を浴びせ、あなたは世界最低の最も頭の悪い精神科医だ、心底嫌いだ、と金きり声でののしりました。

私は罪責感を感じ、とてもがっかりしました。そして、もう二度と彼女に会うことはないだろうと思いました。治療の結果が期待外れに終わったことで、私は失敗したと感じました。しかし、私の行動を振り返ってみても、どこにも落ち度を見つけることはできなかったのです。自分が期待したとおりの結果ではなかったにせよ、困難な状況で立派に仕事をこなした、と考えることにしました。私は彼女の命を救ったかもしれない、と自分に言い聞かせました。

その後数年間、私はレイチェルのことを度々思い出しました。「彼女は完全に治療に失敗した患者さんの1人だった」と心の中でつぶやいていました。私は、「いったい何を間違ってしまったのだろう？　具体的に何が失敗の原因だったのだろうか？　何か別の方法が考えられただろうか？」と自問しました。客観的に状況を分析してみると、結果的には失望に終わったものの、私のとった処置は正しかったように思えるのでした。

5年後のある日、国立精神衛生研究所（NIMH）の部長が私に電話をかけてきました。彼は、「レイチェル・クラークという若い女性を治療した記憶はありますか？」と私に尋ねました。心臓の鼓動が速まり、私は不安にとらわれました。「彼女は、倫理違反か医療過誤で私を告訴したに違いない。その不始末を咎《とが》めに部長は電話をかけてきたのだろう」と思い、私はおどおどした声で数年前彼女の治療を担当したことを認め、ほんの数回面接を行っただけ、と付け加えました。

部長は、どんな治療法を用いたのかと私に質問しました。

私は、それが認知療法の技法を用いて彼女の否定的思考への挑戦を始めたばかりの頃のことで、面接の合間に精神療法の宿題を課したところ、彼女は腹を立て自殺すると脅迫したこと、結果として彼女は入院せざるを得なくなり、以来再び治療に戻ることはなかったことなどを説明しました。その上で、電話の目的は何ですか？　と尋ねました。

部長の返事に私は驚きました。彼が言うには、私の診察室から連れ去られた日の夜から、レイチェルはワシントンDCの両親の住まいに近い病院に入院し、以来8人の精神科医の治療を受けたそうです。しかし、どの医師も彼女との意思の疎通をはかることができなかったため、彼女は部長のもとへ紹介されたのでした。そして、今まで助けになった精神科医は私だけ、と彼女は部長に伝えたのです。電話の目的は、私がどんな治療を行ったかを聞くためでした！

今日に至るまで、私にはその理由が何だったのか、よく分かりません。おそらく、厳しいけれども愛情をもって彼女に接したためでしょう。あるいは、自分に希望がもてない、自分には価値がない、という彼女の信念に、私が同意することを拒否したためかもしれません。あの日彼女が激怒した理由は、あなたには負うべき責任がある、と私が彼女に初めて指摘したからだと思います。彼女の回復は、治療者と患者のチームワークがあって初めて実現するもので、彼女が私と共に治療することを望むのであれば、面接の合間に精神療法の宿題を行わなければならない、と私は非常にはっきりと彼女に伝えました。その瞬間、彼女の怒りは爆発したのです。

仮に、脚をバタつかせ、卑猥な言葉を叫び、自殺を脅迫しながら私の診察室から彼女が警察によって連行されなければならなかった事実に基づいて私の実績を評価するとなれば、それはみじめな失敗と結論づけなければならないでしょう。しかし、その日私がレイチェルに伝えたことは、彼女が聞き入れなければならないメッセージと私は考えました。そして、おそらく私の行動は、彼女の命を救ったのです。

意味論的技法

意味論的技法を用いるには、動揺を感じたとき、感情的に多彩な言葉や有害な言葉を使わず、代わりにより親切で穏やかな言葉を使うだけで良いのです。もうすでに気づいているかもしれませんが、私たちは不安やうつ状態にあると、「～すべきである」、「～しなくてはならない」、「～であるべき」などの言葉を使って自分を責めたてます。ときには「すべき」思考を、自分や他人、そして世の中全般に向けて用いることもあります。自分に向けた「すべき」思考は、憂うつ、不安、劣等、罪責、恥辱などの感情を引き起こします。例えば、気おくれ（シャイネス）と不安の感情にあなたが悩まされているのであれば、「いったいどうしたのだろう？　こんなに緊張したり不安を感じたりしてはならないのに」と考える（心の中でつぶやく）ために、恥辱と劣等感を感じているかもしれないのです。あるいはダイエット中に、うっかり食べ過ぎたり、気晴らし食いをしてしまったりしたとき、あなたは心の中で、「あの約0・5ℓのアイスクリームを食べるべきではなかった。まるで太った豚だ！　私は自分のコントロールができないのだ」とつぶやいているのかもしれません。あなたが、無価値感や劣等感で悩んでいるときは、「私は他の人のように優秀ではない」、あるいは「こうあるべきと考えているほど、私は優秀ではない」と心の中でつぶやいている可能性があるのです。

他者へ向けた「すべき」思考は、恨みそして怒りの感情を引き起こします。例えば、あなたが友人の1人にムッとしたとしましょう。「なんて間抜けな奴だ！　私にあんな態度をとる権利は、彼にはない！」とあなたは考えているかもしれません。これは、「隠された『すべき』思考」と呼ばれます。なぜならそこに「すべき」が含まれているからです。言い換えれば、「彼はあんな態度をとるべきではない！」と考えているのです。高速道路で、あなたは他の車に割り込まれたとしましょう。「なんて攻撃的で嫌な奴だ！」とあなたは心の中でつぶやくかもしれません。これもまた、隠された「すべき」思考です。あなたが本当に考えているのは、「彼は、あんなに無謀で攻撃的なことをすべきではない！」です。これは、「レッテル貼り」の1例でもあります。その車の運転者の全人格を、彼の運転だけで判断しているからです。「すべき」思考とレッテル貼りは、しばしば手に手を取って現れます。意味論的技法は、これらの思考の歪みの両方に有効です。

あなたが、「すべき」思考を世の中全般に向けるときは、失望や挫折を感じているときでしょう。例えば、マラソンが予定されている2日前に、あなたが足首を捻挫したとします。「あんまりだ！」と心の中でつぶやき、そのためにあなたは失望し挫折感を味わいます。これも隠された「すべき」思考の1例です。なぜなら、その言葉の裏には、物事がいつも自分の期待どおりに進むべきとの考えが暗に示されているからです。そして、これもまたレッテル貼りの1例です。足首の捻挫は「不運な」出来事ですが、「あんまりな」出来事ではありません。結局、あなたが足首を捻挫したときに踏んだ石ころは、「あんまりな」存在ではないのです。あなたが踏んづけたとき、石ころはあなたとは無関係に道に転がっていただけです。

「すべき」思考は、克服が非常に難しいことがあります。なぜなら、この思考には常習性があり、あなたに道徳的な優越感をもたらすからです。さらに、思いどおりに物事が進まないとき、声高に抗議することで何か良いことが起きるとあなたは考えるかもしれないのです。例えば、目標を達成できないときはいつも自分を責め、みじめな状態に追い込むことで、最終的に何かすばらしいものが手に入ると思い込んでいる可能性が、あなたにはあるのです。

ジークムント・フロイトを含む数多くの精神科医や心理学者は、自分や他者を非難するこの傾向の克服を試みてきました。1950年代に活躍したフェミニストの精神科医カレン・ホーナイ博士は、「〈すべき〉の暴政（The Tyranny of the Shoulds)」を著し、名声を得ました。ニューヨークの著名な心理学者アルバート・エリス博士は、ほとんどの感情的苦悩は、自分自身および他者へ向けられた「すべき」および絶対主義者的要求から生じると主張しています。彼はこの傾向を「musterbation（訳注：自慰《masturbation》をもじった言葉)」と呼んでいます。

意味論的技法を用いるには、自分と自分が抱える問題について考えるとき、派手な、感情的に多彩な言葉の使用を避け、他の言葉に置き換えるようにします。例えば、「私はこんなにシャイな性格であってはならない」と心の中でつぶやく代わりに、「私はこんなに内気ではないほうが望ましい」とつぶやきます。「私はあの過ちを犯すべきではなかった」と心の中でつぶやくかわりに、「あの過ちは犯さないほうが良かった。しかし人間だから、ときには過ちも犯す。おそらくそこから何かを学ぶことができるだろう」とつぶやきます。見てのとおり、この技法はきわめて簡単です。「私はXをすべきだった」あるいは「私はYをすべきではなかった」と心の中でつぶやく代わりに、「私はXをしたほうが望ましかった」あるいは「Yをしなければ良かった」などの表現を用いるのです。こうした意味論的な修正は、小さなことに思えますが、感じ方に与える影響はとても大きい場合があります。

「すべき」思考は、常に不合理的あるいは自虐的とは限りません。英語のshould（〜すべき）には、妥当な用法として、道徳的用法、法的用法、そして普遍的法則の3通りがあります。「汝、殺すなかれ（あなたは人を殺すべきではない）」は、道徳的義務を意味するため、用いることに差し支えはありません。また、「銀行を強盗すべきではない」というのも、法的義務ですから許されます。そして、「いま、このペンを手から放したら、それは床へ向かって落ちるはず」と言うのも、普遍的法則を意味するため、差し支えなく用いられます。

感情的苦痛を引き起こす「すべき」思考は、上記3つのいずれの範疇にも属しません。あなたが心の中で、「私はこんなにシャイな性格であるべきではない」とつぶやくとき、それは道徳的な「すべき」でしょうか？　シャイな性格であることは、道徳に反することではありません。それは、不快なことにすぎないのです。では、それは法的な「すべき」でしょうか？　シャイな性格であることは、不法行為ではありません。それでは、普遍的法則の「すべき」でしょうか？　あなたがシャイな性格であることは、いかなる自然法則を破るものでもありません。したがって、あなたが心の中で「私はこんなにシャイな性格であるべきではない」とつぶやくとき、それはあたかも、1つ分の値段で2つの問題を作り出すようなものなのです。シャイな性格であってはならない、とつぶやくとき、シャイな性格のみならず、そう言うことで作り出した恥辱や劣等感とも、あなたは闘わなければならなくなるのです。

「すべき（should）」という言葉は、アングロ・サクソン語の「非難する（scolde）」を語源としています。あなたが「すべき」思考を使うとき、実際には自分や他人を非難しているのです。意味論的技法を使うときの目標は、「すべき」思考の誤りを証明することにあるのではなく、むしろその思考から棘を抜くことにあります。

レジーナという名前の女性が、結婚式を前に不安を感じていました。なぜなら、彼女は予定された結婚式は完全でなくてはならず、もし何かうまく行かないことがあったら、皆から軽蔑される、と考えていたからです。もうお気づきのように、この思考には「すべき」思考が隠されています。この思考は、彼女にとても大きなプレッシャーを与えました。そして、彼女と婚約者は、この思考のせいで結婚式では常に批判的な参加者の監視下に置かれるのだと感じていました。レジーナは、意味論的技法をどのように使えば、この思考を取り除くことができるでしょうか？　この先を読み進む前に、あなたの考えを書いてください。

答え

レジーナは、このことについて、以下のように考えることにしました。

私は、「完全な」結婚式がどのようなものか知らない。しかし、婚約者と私は、心から大切にしている家族や友人たちと一緒に、簡単で意義深いセレモニーを計画することができる。そして私たちは、2人にとって個人的に意義のある誓いの言葉を取り交わすことができる。大きな失敗が起こることは考えられないけれども、もしそうなったとしても、私たちのことを大切に思ってくれる人たちが、協力して助けてくれるはずだ。

この思考によって、レジーナはずっと感じていたプレッシャーを軽くすることができました。彼女は結婚式を、自分にとって意義の深い価値観を公式に表明し、友人や家族と親近感を感じるための機会として捉えなおしたのです。

言葉を定義する技法

うつ状態または不安になると、あなたは、「他より劣る」「バカ者」「にせもの」「失敗者」などのレッテルを自分に貼ることがあります。こうしたレッテルが何を意味するか、自分に問いかけます。「他よりも劣った人間」「バカ者」「にせもの」「失敗者」などの意味を定義しようとすると、その定義は一般に以下の4つのいずれかに該当するはずです。

- そのレッテルは、すべての人間に当てはまる。
- そのレッテルは、誰にも当てはまらない。
- そのレッテルは、本質的に無意味である。
- そのレッテルは、あなたに当てはまらない。

例えば、「バカ者」の定義はどのようなものでしょうか？　それは、しょっちゅうバカなことをする人のことですか、それともときどきバカなことをする人のことでしょうか？　もし、それが「しょっちゅう」であれば、「バカ者」に当てはまる人はいません。なぜなら、しょっちゅうバカなことをしている人はいないからです。しかし、それが「ときどき」であれば、私たち全員が「バカ者」に該当します。なぜなら私たちは、誰もがときにはバカなことをするからです。その言葉をどのように定義しても、あなたの定義は常に崩れてしまいます。

あなたはこれを言葉の遊びと考えるかもしれません。しかし、それは哲学的に重要な「何か」を意味しています。バカらしい行動というものは存在しますが、バカは存在しません。「バカ」という「もの」が存在しない以上、あなたがそれに該当するはずはないのです！　しかし、あなたが自分にバカというレッテルを貼ると、不安、劣等感、恥辱などを感じて、そんなものは存在しないにもかかわらず、自分がバカであるかのように感じるのです。

私の患者さんの多くが、自分に「変人」や「狂人」などのレッテルを貼ってきました。なぜなら、彼らは気おくれ（シャイネス）やパニックなどの感情が、恥ずかしく、奇妙で、異常なことと思い込んでいるからです。しかし、「狂人」という言葉の定義はどのようなものでしょうか？　そんなものが存在するのでしょうか？

あなたが「狂人」を、気が狂った人と定義したとしましょう。その場合、私はあなたにこう質問します。「それでは、気が狂った人の定義は何ですか？」

あなたは、「統合失調症のような精神疾患を患う人です」と答えるかもしれません。すると私は、統合失調症の患者さんの苦しみはとても大きなものとは言っても、その症状は不安症状とはまったく違う、と指摘するでしょう。例えば、患者さんたちは、頭の外からの声が聞こえ、奇妙な妄想を経験します。気おくれ（シャイネス）や不安と闘う人たちは、一般に統合失調症に罹患していません。その上、統合失調症の患者さんに「狂人」というレッテルを貼ることは、とても残酷なことではないでしょうか。

仮にあなたが、「狂人」を別のやり方で定義したとします。「そうですね、狂人という言葉で私が本当に意味したいのは、不合理な恐怖に悩む人のことです」とあなたが言ったと仮定しましょう。あなたは、この定義に抜け穴を見つけることができますか？　あなたの考えをここに書いてください。

この定義を崩すのは、比較的簡単です。どれだけの人が、生涯で不合理な恐怖にとらわれたことがあるでしょうか？　よく考えてみれば、おそらくそれが100%に近いことを認めざるを得ないでしょう。例えば、水泳を習っていて初めて頭を水中に沈めなければならないとき、誰もが不安になったはずです。しかし、息を止めればそれが可能なこと、実際には潜水は楽しいことなどが、すぐに理解できたと思います。ですから、この定義を用いると、私たち全員が「狂人」になってしまうのです。

それでは、「狂人」とは不合理な恐怖を他の人よりも多く抱く人と定義したとしましょう。その場合、以下の問いを自問してください。「すべての人よりも多く不合理な恐怖を抱く人か、それとも他の何人かの人よりも多く不合理な恐怖を抱く人か？」。もし、「すべての人よりも多く」とした場合、あなたは狂人であるはずはありません。なぜなら、世の中にはあなたよりも狂った人が常にいるからです！　しかし、もしあなたが、「他の何人かの人よりも多く」とした場合、私たちは全員が狂人ということになります。なぜなら、私たちよりも正気で気の狂っていない人は常にいるからです。

私は、毎日自分を以下のようにレッテル貼りする患者さんと接しています。

- 私は他人よりも劣っている。
- 私には価値がない。
- 私は失敗者だ。
- 私はどうしようもない人間だ。

「私は失敗者だ」という思考に的を絞ってみましょう。あなたは、「失敗者」を今までに成功したことのない人と定義したとします。この定義をどのように崩せるか、試してみてください。それが無意味であること、または全ての人に当てはまること、あるいは誰にも当てはまらないことなどを証明してみてください。

もし「失敗者」を、今までに成功したことのない人とした場合、「失敗者」は存在しません。なぜなら私たちは全員が、数多くのことに成功しているからです。私たちは、話すこと、読むこと、書くこと、トイレを使うことなどの学習に成功しています。

この定義がうまく使えないので、次に「失敗者」を平均的な人よりも多く失敗する人と定義したと仮定しましょう。あなたはこの定義をどのように攻撃しますか？

この場合、30億人以上の人が「失敗者」に該当します。なぜなら、世界の人口は60億以上だからです。定義の上で、平均的とは中間点に過ぎません。

もう一度挑戦してみましょう。こんどは「失敗者」を、あなたは今までに真にすばらしい業績を達成したことのない人と定義したとします。この定義にはどのように挑戦しますか？

この定義に従うと、私たちはほとんど全員が「失敗者」に該当します。結局は、人類のほんの僅かな人たちが、アインシュタイン、ベートーベン、マイケル・ジョーダン、あるいはビル・ゲイツらの業績に匹敵する成功をおさめることができるのですから。それに、もし全員が「失敗者」であるとしたら、仲間がたくさんいることですし、失敗者であることはそれほど悪いことではないかもしれません！　どのようにあなたがこの言葉を定義しようとも、それは必ず崩れてしまうのです。

言葉を定義する技法の目標は、あなたの欠点や失敗を否定することではありません。私たちは、誰もが失敗に直面しなければならないし、改善しなければならない真の欠点をたくさん持っています。この技法の目標は、あなたを傷つける意味のないレッテル貼りから生じる恥辱、落胆、麻痺などからあなたを解放することにあるのです。

具体的に考える技法

業績不安は、失敗することへの恐怖から生まれます。あなたは、「もし失敗したらどうしよう。ひどいことになるだろう。私は耐えられない！」と心の中でつぶやきます。あるいは、もし失敗したら皆が自分を軽蔑する、そしてそれは自分が人間として失敗者であることを意味する、と考えるかもしれません。もちろん、この思考には、「一般化のしすぎ」が含まれます。なぜなら、あなたは自分の業績を自己にまで広げて一般化しているからです。一般化のしすぎによって自尊感情と誇りが危険にさらされていると感じるために、不安とうつが生じます。具体的に考える技法を用いるときには、真実に忠実な姿勢を崩さず、自分自身についての全般的な判断を避けます。自分のことを「失敗者」と考える代わりに、あなたの長所や短所に具体的に注意を向けるのです。

ジャクソンという名のカリフォルニア大学の大学院生が、長年悩まされている不安とうつの治療のために私のもとへやってきました。彼はとても優れた研究を行い、成績はクラスで1番だったにもかかわらず、毎朝目覚めると、以下のように考えて憂うつになっていました。

- 私は何も解決することができない！
- 私はとてもバカで無能だ。
- 業績をあげなければ、私は並の生徒に過ぎない。本当は私に何も特別なところなどない。
- じきに皆は、私ができそこないということを発見するだろう。

ジャクソンは絶え間なく自己批判を続け、人生において真の喜びと満足を感じられなくなっていました。どのような業績をあげても、不十分だ、もっと優れたことができるはずだ、と心の中でつぶやいていたのです。私がスーパービジョンを行った面接で、彼は自分の問題を以下のように説明しました。「私は毎朝、破滅の予感とともに目が覚めます。私は、何も価値ある業績を達成することができないと考え、どうしようもなくひどい人間だと感じるのです。通常、夜までには気分が良くなるのですが、朝になると、まるで私の目に映る世界のすべてが崩壊しそうな気分になります。不安のあまり、息切れがするのです。私は、自尊感情のよりどころをいつも業績に置いていました。私の研究には、今まで数多くの賞讃が寄せられてきました。しかし、自分に本来自尊心があると感じたことは、今までに一度もないのです。物事が非常にうまく行っていても、私は自分を賞讃することができないような気がします」。

当時ジャクソンは、ある学術誌に論文を寄稿したところでした。論文は、彼の研究分野では一流とされるその学術誌の審査を経て、近々出版される予定でした。しかし、彼はそれを喜ぶのではなく、パニックを感じていました。論文を読んだ人のほとんどすべてが、その考えに落ち度を見つけ、彼がニセ者であることに気づくに違いないと思い込んでいたのです。

ジャクソンは、物心ついてからずっと頼りなさや不安感と闘ってきたと言いました。両親は、彼が子供の頃離婚しました。それ以来彼は、感情を閉じ込め、勉強に夢中になり、友人との関係に興味をもたず、近所の子供たちと遊ぶことを止めたのでした。母親は彼にカウンセラーをつけましたが、役には立ちませんでした。

ジャクソンは、いまだに重度の恐怖と不適応感に悩まされ、スーパーバイザーとのミーティングでは必ずそうした感情が燃え上がる、と言いました。私はジャクソンに、そのとき心の中でどんなことをつぶやいていますか、と尋ねました。「スーパーバイザーが私の提案書の問題点をすべて見つけ出し、否定的な反応をされるような気がします」と彼は答えました。私は、ジャクソンがそれほどまでに恐れているものの正体を知りたいと思い、第7章で紹介した矢印技法を用いることにしました。私は彼の日常気分記録表に、「スーパーバイザーは提案書の問題点をすべて見つけ出して否定的に反応する」と書き、その左に矢印を描くよう求めました。対話は以下のように進みました。

デビッド「ジャクソン、スーパーバイザーがあなたの研究を多少批判したと仮定しましょう。それはあなたにとって何を意味しますか？　なぜ、それがあなたに動揺を与えるのですか？」

ジャクソン「一生懸命頑張って提案書を完成させたのです。ですからそれは、私が最善を尽くした研究がまったくダメということを意味します」

デビッド「そうするとどうなりますか？　あなたが最善の努力を払って完成させた研究がまっ

たくダメだったとしましょう。それはあなたにとって何を意味するでしょうか？」

ジャクソン「それは私の何かが間違っている、ということを意味します」

デビッド「そうするとどうなりますか？　あなたの何かが間違っているとしましょう。それが何か問題になりますか？」

ジャクソン「もちろんですよ。それは私ができそこないの不完全な人間ということを意味するでしょう」

ご覧のとおり、ジャクソンの否定的思考にはたくさんの思考の歪みが潜んでいます。しかし、中でも突出していたのは、「一般化のしすぎ」と「レッテル貼り」でした。ジャクソンは、彼の研究が期待どおりではない場合、それは自分ができそこないであることを意味する、と心の中でつぶやいていました。彼は自尊感情全体のよりどころを業績に置き、もしプロジェクトが1つでも失敗したら、それは彼が失敗者であることを意味すると考えたのです。しかし、プロジェクトがうまく行かない可能性を裏づける根拠は何もありませんでした。それまでの彼は、かなり優れた成績をあげてきたのです。

私たちは、どのようにすれば、ジャクソンを不安にさせる否定的思考と態度を修正させることができるでしょうか？　私たちの苦悩は、現実から生まれるのではなく、自分が下す判断から生まれることを思い出してください。おまけに、これらの判断は幻想なのです。例えば、「成功」や「失敗」などというものは存在しません。これら概念は、私たちの心の中だけに存在します。

以下の対話では、ジャクソンと私は、彼の最悪の恐怖が現実になる悪夢の世界へ入ります。ジャクソンは、彼が自らを攻撃するのとまったく同じ方法で彼を攻撃する「地獄からのスーパーバイザー」に出会います。地獄からのスーパーバイザーは、彼を不安や臆病にさせる心の一部分を代表します。私が、ここでは地獄からのスーパーバイザーの役を演じ、ジャクソンが自分を批判するように彼を攻撃します。ジャクソンには、全力で私を打ち負かすように、と伝えました。私たちの対話は以下のように進みました。

（デビッド演じる）**地獄からのスーパーバイザー**「君の提案書を読んだよ。しかし、あれではまったく役に立たないと言わざるを得ない」

ジャクソン「あなたには、自分の意見を表明する権利があります。しかし、私は自分の提案書には良い点があると確信しています」

この反応の仕方には問題があります。それは、ジャクソンが自分自身を弁護している点です。

自己弁護を始めると、あなたは戦争状態を作り上げてしまいます。なぜなら、批判する側はあなたを攻撃する強い衝動を感じるからです。この場合、批判者はジャクソンの自己批判の投影に過ぎません。ですから、彼は自分自身との戦いに終始することになります。おまけに、彼の弁護には説得力が見られません。地獄からのスーパーバイザーは、その道のエキスパートです。ジャクソンの自己弁護的対応では真実性を欠き、彼には通用しないのです。

地獄からのスーパーバイザーに対する本質的に異なる対応方法を示すため、私は役割の交代を提案しました。以下の対話では、具体的に考える技法と受け入れの逆説技法が用いられています。

（ジャクソン演じる）**地獄からのスーパーバイザー**「ジャクソン、君の学位論文の提案書を読んだよ」

（デビッド演じる）**ジャクソン**「どう思いましたか？」

地獄からのスーパーバイザー「残念だけれど、あれではダメだね」

ジャクソン「おやおや、一生懸命努力して書き上げた力作なのですが。私の予想していた答えではありませんが、確かにまだまだ改善の余地はあると思います。あなたが良くないと思う点をいくつか挙げてくれますか？」

地獄からのスーパーバイザー「残念だが、それは無理だ。君の提案書の出来はひどすぎて、どこから手をつけてよいかわからない。実は、心配しているのは提案書だけではない。君自身についても私は心配しているのだ。君が不完全で能力のない人間であることが、私にはよく理解できた」

ジャクソン「それはまたずいぶんと厳しい批判ですね。あなたの意見を正確に理解できたかどうか確認させてください。私には、欠点がたくさんあることは分かっています。しかし、私が不完全で能力のない人間だということは、具体的に何を意味されているのか分かりません。もう少し詳細に教えてください」

地獄からのスーパーバイザー「詳細などない。君は全体的に不完全なのだ。説明が必要かね?」

ジャクソン「説明してくだされば大変助かります」

地獄からのスーパーバイザー「私がさっき言ったとおり、細かな点などないんだ! 私の言うことを君は聞いているのかね? 脳みそが半分しかなくても、私の言っていることがわかるはずだ!」

ジャクソン「私の理解が遅いのであれば謝ります。私の提案書や人生には、言及すべき具体的な問題はない、というのがあなたの意見でしょうか?」

地獄からのスーパーバイザー「ちがう、この愚か者! 君には、どこから手をつけてよいかわからないほどたくさんの欠点があると言ったじゃないか。それはまるで、ニューヨーク市の下水道掃除をスプーンでやるようなものなんだ」

ジャクソン「なんとも不愉快そうな仕事ですね。しかし、あなたの考えていることが私にはまだはっきり理解できないのです。あなたの話し方は、私に苛立っているかのように聞こえます。その声には、明らかに棘がある。それでも私は、あなたの意見を理解しようと努めています。なぜなら、あなたとあなたがもつ専門知識に、私は大きな敬意を抱いているからです。提案書の中の私の疑問点は的外れだったでしょうか、それとも、誤った解答方法を提案していたでしょうか？　テーマの選択がまずかったでしょうか？　論文の書き方に問題がありましたか？　何か手掛かりが欲しいのですが」

地獄からのスーパーバイザー「君にさっき言ったとおりだ！　君はどうしようもない。君の考えもどうしようもない。君の研究もどうしようもない。もう十分語りつくした。さようなら！」

ジャクソンは、彼のあいまいな全体攻撃では、どんなに努力しても私の質問に答えられないことを理解しました。本当のバカ者は彼ではなく、地獄からのスーパーバイザーであることを彼は認識したのです。このような人物との対話に、彼は多少当惑したものの、助けが必要なのは明らかに地獄からのスーパーバイザーの方であることを理解しました。

ここで、仮に地獄からのスーパーバイザーが、「君の提案書は長すぎる」などの、具体的な批判をしたと仮定しましょう。その場合、ジャクソンは、「良い点を指摘してくれました。では少し短くしましょう。何頁くらいをあなたは推奨しますか？」と答えることができます。

ジャクソンと私は役割を交代し、彼自身が地獄からのスーパーバイザーを撃退できることを確認しました。彼は見事に役割を演じ、私は彼を言い負かすことはできませんでした。面接の終わりに、彼の気分はかなり改善していました。

この技法は、相手を必要としません。想像上の批判者との対話を書き出すことで、ロールプレイと同等の効果が得られます。

この技法の基礎となる考えは、人間としての価値に関して、過度に一般化することから、具体的な弱点や欠陥へと視点を移すことにあります。具体的な批判は、あなたを憂うつや不安にすることはありません。なぜならそれは、完全に妥当、部分的に妥当、まったく妥当ではない、のいずれかだからです。もし、批判がまったく妥当ではないのなら、あなたの自尊感情が危険にさらされると感じる理由はまったくありません。もし批判が、完全に妥当または部分的に妥当であっても、無価値感や劣等感をもつ理由はありません。単純にその批判を受け入れ、そこから学ぶよう努力すれば良いのです。

第十二章　定量的技法

バイオフィードバックという言葉を聞いたことがありますか？　バイオフィードバックとは、心拍、血圧、脳波、筋緊張など特定の生体機能を、常時コンピュータに記録することをいいます。その結果がモニター画面に表示され、通常私たちが気づくことのない生理的活動が示されることで、そうした活動の制御が可能となります。例えば、どのようにすれば心拍を遅くしたり、血圧を低下させたりすることが可能かを知ることができるのです。残念なことに、まだ思考のモニターを可能にする高度な電子装置は開発されていません。しかし、セルフ・モニタリング技法および心配する時間を作る技法と呼ばれる2つの定量的技法によって、同様の結果を得ることができます。

セルフ・モニタリング技法

セルフ・モニタリング技法は、とても簡単です。これを用いるには、その日1日の否定的思考の数を勘定するだけで良いのです。ある一定期間、この技法を継続して用いると、あなたは、否定的思考の大きな低減と、著しい感じ方の改善を経験できるかもしれません。

セルフ・モニタリング技法の簡単な用い方には、ゴルファーがスコアの記録に用いる腕時計に似たスコア・カウンターを使用する方法があります。このカウンターは、安価（10ドル以下）で、ゴルフショップ、スポーツ用品店、オンライン・ショップなどで購入できます。あなたは、否定的思考が浮かぶたびに、カウンターのボタンを押します。カウンターの数はそのたびに増えていきます。1日の終わりにその日の否定的思考の数を記録し、カウンターをゼロにリセットします。症状を改善するには、通常2～3週間これを継続する必要があります。

腕に巻くカウンターが入手できないときは、索引カードをポケットに入れて携行します。否定的思考に気づくたびにそのカードにチェックを入れ、1日の終わりにチェックを数えて合計し記録します。

この技法は、飛蚊症《ひぶんしょう》に悩む眼科医のホセに役立ちました。「飛蚊症」とは、視界に小さな点状や線状の浮遊物が見える症状をいいます。通常この症状は、まったく健常で問題となることはありません。誰もが、ときには視界に浮かぶ点や線に気づいたことがあると思います。

しかし、ホセは浮遊物に気づくたびに、「私は失明するかもしれない」と考えました。この考えのせいでとても神経過敏になった彼は、自分で眼の検査を行い異常がないかどうかを確認しました。もちろん眼の状態はいつも健常で彼は安心するのですが、しばらくするとまた別の浮遊物に動揺し、再び眼の検査を行うのでした。

飛蚊症は、まれに網膜変性の初期症状として現れることがあります。とくに、小児期発症糖尿病に罹患した場合がこれに当ります。このような例では、レーザーによる手術が有用なことがあります。しかし、ホセは糖尿病ではありませんでした。彼にはそれほど頻繁に眼の検査を行う理由がなかったのです。

あなたは、ホセが心気症ではなかったのかと疑うでしょう。もしそうならば、彼は患者であると同時に、医師でもあったのです！　あるいは、強迫性障害（ＯＣＤ）に悩まされていたのでは、と思うかもしれません。なぜなら、「私は失明するかもしれない」という強迫観念を繰り返しもち、眼の検査という強迫儀礼を何度も行っていたからです。

ホセは、仕事中自らの眼の検査を日に20回も行い、ときには患者さんを診察する合間に自分の検査を割り込ませていました。そして週末になると、失明の恐怖にとりつかれた彼は、１日中狂ったように検査を繰り返しました。こうしたことをかなり奇妙に思う人がいるかもしれません。しかし、強迫性障害はこのような症状を伴います。それは、ちょうど依存症のようなものです。ホセは狂人ではありません。彼は優れた医師であり、穏やかな思いやりのある人間です。しかし、億万長者のハワード・ヒューズが汚染の恐怖にとりつかれていたように、不安そして眼の検査という強迫行為にとりつかれていたのです。

ホセが日常気分記録表に書いた動揺した出来事は、「飛蚊症に気づく」という簡単なものでした。彼が記録した感情は、弱りきった、不安な、パニック状態の、おびえた、恥じている、当惑した、失望した、苛立った、などでした。こうした感情を引き起こした思考は、「私は失明するかもしれない」、そして「私は安全のために眼の検査をしておいたほうが良いだろう」でした。これら2つの否定的思考には、どのような思考の歪みが潜んでいるでしょうか？　あなたの答えを、該当すると思われる項目に○印をつけて左表に記入してください。記入には、105頁の思考の歪みチェックリストを参照してください。

思考の歪み	(○)	思考の歪み	(○)
1. 全か無か思考		6. 過大解釈／過小評価	
2. 一般化のしすぎ		7. 感情的決めつけ	
3. 心のフィルター		8. 「すべき」思考	
4. マイナス化思考		9. レッテル貼り	
5. 結論への飛躍：①心の読みすぎ ②先読みの誤り		10. 非難：①個人化 ②責任の押しつけ	

ホセの思考の歪み

思考の歪み	(○)	説明
1. 全か無か思考		該当なし。
2. 一般化のしすぎ		該当なし。
3. 心のフィルター	○	ホセは、それが医学的に重要ではないことを知っているにもかかわらず、常に飛蚊症にとりつかれています。
4. マイナス化思考	○	彼は、視覚が健常という事実、そして眼に異常を疑う理由はまったくないという事実を低く評価しています。
5. 結論への飛躍：①心の読みすぎ ②先読みの誤り	○	彼は、自分が失明しないことを知りつつ、常に失明寸前にあると心配しています。（先読みの誤り）
6. 過大解釈／過小評価	○	彼は飛蚊症の重要性を大きく誇張し、自分の視覚が完全に健常という事実を軽視しています。
7. 感情的決めつけ	○	ホセは論理を捨て去り、感情から決めつけを行っています。彼は失明しそうな感じがするというだけで、実際に自分が危険な状態にあると仮定しています。
8.「すべき」思考	○	彼は、客観的には不要と分かっているにもかかわらず、眼の検査をするべきと心の中でつぶやいています。

9. レッテル貼り		該当なし。
10. 非難：①個人化 ②責任の押しつけ		該当なし。

（続き）

答え

319～320頁に記載したように、ホセと私は、「私は失明するかもしれない」、そして「私は安全のために眼の検査をしておいたほうが良いだろう」という彼の否定的思考に、6つの歪みを特定しました。

ホセが自分の強迫観念や強迫行為を克服する意欲があるかどうかを確認するため、私は彼が浮遊物に気づくたびに眼を検査することのメリットとデメリットを、すべてリストアップするよう求めました。ご覧のように、彼はいくつかのメリットを挙げました。例えば、そうすることで異常を早期に発見し治療を行うことができる、などです。しかし、不安が人生を台無しにしている、などのデメリットもいくつか挙がりました。

ホセは、デメリットがメリットを60対40で上回ると判断しました。そして、確実にメリットがいくつかあるにもかかわらず、眼の検査をやめたい、と私に言いました。彼の意思を確認するため私は、「ホセ、仮にこの机の上にボタンがあるとしましょう。そのボタンを押すと、飛

ホセのメリット・デメリット分析

あなたが変えたいと望んでいる、態度、気分、習慣を記述してください

日に何度も自分の眼を検査すること。

メリット	デメリット
1．安心できる。	1．本当に障害が起きる確率は低い。
2．どんな障害が生じても早期に発見できる。	2．常時検査する必要はない。
3．必要ならば助けを求めることができる。	3．不安が私の人生を台無しにしている。

40　60

蚊症に対するあなたの不安や心配の全てが突然消え失せるとします。もしそれが本当なら、あなたはそのボタンを押しますか？」と尋ねました。

「もちろんですよ、先生」と彼は答えました。

私は、さらにこう尋ねました。「しかし、そうなると飛蚊症に気づいても、あなたは眼の検査を行わなくなるのですよ。そのために深刻な視覚障害にかかったり、悪くすると失明するかもしれません。あなたは、本当にそのボタンを押すつもりがありますか？」。

ホセはしばらく考え、そして、それでもボタンを押すだろう、なぜなら自分の眼には何の異常もないから、と答えました。おまけに、非常に稀なことであるけれども、もし本当に深刻な視覚障害であれば、かすみ目など他の症状も現れるから、毎日行う眼の検査に医学的妥当性はない、と彼は言いました。ホセは、明らかにこの問題を克服したいと強く願っていたのです。

私はホセに、たとえどんなに不安になっても、1カ月まるまる眼の検査をしないことに同意できますかと尋ねました。これは曝露反応妨害法と呼ばれる、強迫性障害のとても重要な治療の1つです。曝露反応妨害法とは、チェックする、洗浄する、数える、祈る、左右対称に物を並べる、迷信的儀礼を行うなどの、不安に対する通常の反応をあらかじめ防ぐことをさします。ホセは、不安になるたびに行う眼の検査に依存していました。なぜならば、検査が即効的な安心を彼に与えてくれたからです。彼が問題を克服したいのであれば、これを止める必要がありました。強迫的習慣をやめると、ほとんどの場合、その後数日間不安は増加します。これは、麻薬などの常習者が耐えなければならない、コールドターキーと呼ばれる退薬症状に非常によく似ています。しかし、それを辛抱強くしのぐことができれば、一般に強迫的衝動は消失します。

同時に私は、セルフ・モニタリングを提案しました。その後数週間、「失明するかもしれない」と考えるたびに、腕時計型カウンターでその回数を計るのです。その考えが心に浮かんだ回数を記録することで、時間の経過とともに彼の恐怖が減少したかどうかが分かるようになります。

ホセの経過は、325頁に記載したセルフ・モニタリング・チャートでたどることができます。日数経過は横軸、日ごとの強迫観念の数は縦軸で表示されています。ホセは、彼の視覚に関する思考を、22日間毎日記録しました。ご覧のとおり、記録初日には60回以上の思考が記録されています。3日目には約90回でプラトーに達し、13日目には80回以下の一時的低下が見られた後、翌日には98回に上昇しました。17日目には、彼の視覚に関する強迫観念の回数は60回以下に減少し、18日目には40回以下になりました。20日目になると思考の数は僅か5回、そして22日目には、視覚に関する彼の思考は完全に消失しています。ホセは、失明するのではないかとの考えをもはや信じることはなく、視覚を検査する強い衝動も感じなくなりました。

あらゆる介入がそうであるように、セルフ・モニタリングが効果的である確率は、約10分の1です。私は、セルフ・モニタリングが無効な場合、有効な技法が見つかるまで他の技法を1つずつ試します。あなたがセルフ・モニタリングを試すときは、否定的思考が減少するまでには、しばらく時間がかかるという大切な点を忘れずにいてください。効果が現れるまでは、少なくとも3週間辛抱する必要があります。カウントする否定的思考は一般的なものでも、特定のものでも構いません。モニタリング開始後数日間は、否定的思考への気づきに慣れるにしたがって否定的思考の数は増加するでしょう。しかし、時間の経過とともに、それら思考の数は減少し、あるいは消失する可能性があります。

研究者らは、セルフ・モニタリングが効果的な理由をまだ解明できていません。しかし、その作用は、瞑想と同様ではないかと考えられています。私たちは、瞑想を行うとき、ある1つのことがらに意識を集中します。例えば、ゆっくりと呼吸を繰り返しながら、空気がゆっくり鼻の中へ入って行き、口から出て行くところを想像します。最初のうちは、その日の予定や悩みごとなど別のことがらが心に浮かんできて、難しく感じるでしょう。その場合、注意をそらしている考えを一度認め、その後再び呼吸に注意を集中します。注意がそれるたびに、注意をゆっくりと呼吸に引き戻すのです。

同様に、セルフ・モニタリングを用いるときは、集中を妨げる否定的思考に注目します。そ

ホセのセルフ・モニタリング・チャート

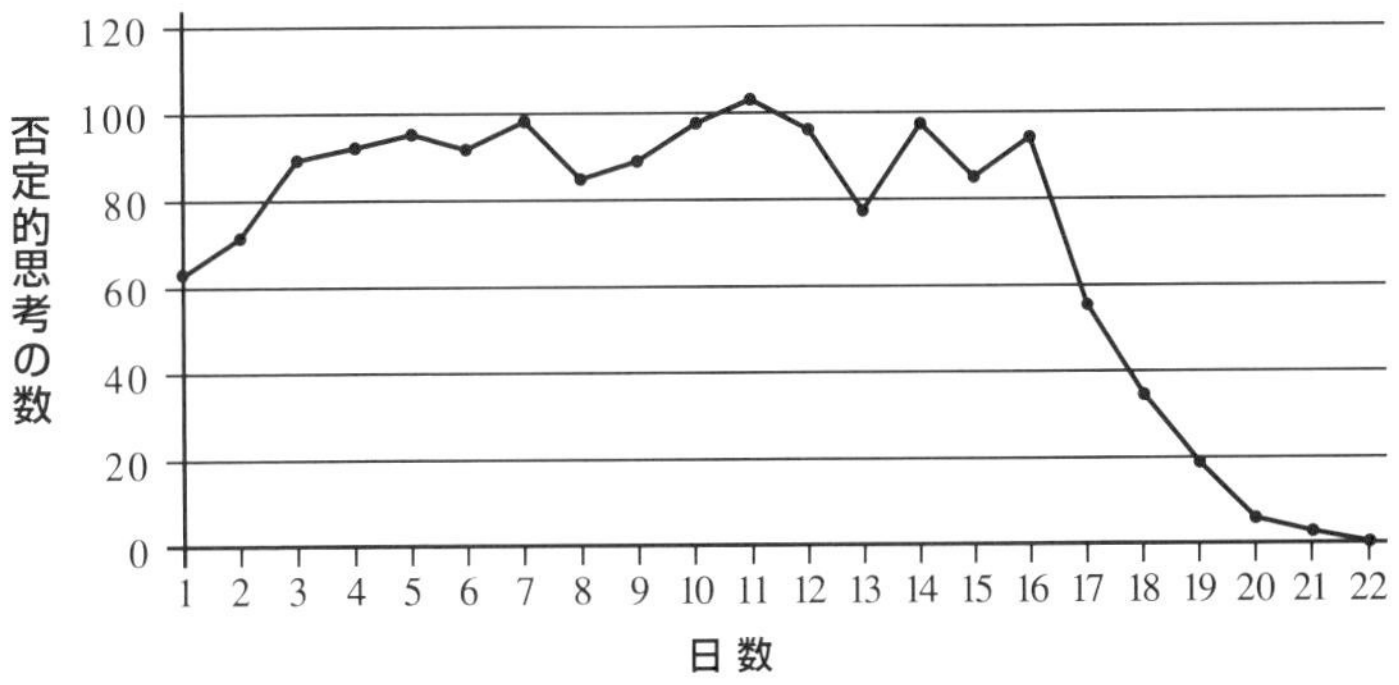

れを回数カウンターに記録、あるいは索引カードにチェックした後は、集中を妨げる思考をそのまま放っておいて、さきほど否定的思考のせいで中断してしまっていたことに再び注意を向けるのです。

　セルフ・モニタリングは、脳卒中後にうつと不安を発症したフィルという名の大工職人の治療にも役立ちました。フィルは、ほんのわずかな刺激によっても生じる、制御できない泣きと笑いの発作に悩んでいました。沈む太陽、赤ん坊、花などを見るだけで、突然すすり泣きの発作が生じたり、つまらない冗談を聞いただけで制御できないけいれん笑いが引き起こされたりするのでした。こうした形の感情の激発は、特定の種類の脳卒中を発症した後に共通して見られ、その原因は脳の損傷にあります。

　フィルは、日常気分記録表の動揺した出来事に、「仲間とポーカーをしているときに突然泣き出したこと」と記入しました。ポーカーは、フィルが最も楽しみにしている趣味の1つでした。しかし、自分では予測のつかないところで感情が爆発してしまうことについて困っていました。ポーカーの手が良いとき、彼は自分で制御できないほど甲高い声で笑い始め、手が悪いときには泣き始めるのでした。そのためハッタリをかけることが難しく、当然ながら彼は、失望、当惑、不安、不適格などの感情を抱いていました。

彼の最初の否定的思考は、「私は自分をコントロールできない」というものでした。この中に含まれる思考の歪みの1つは、全か無か思考です。なぜなら、多少であれば、彼は自分をコントロールできたからです。彼は、自分の希望どおりにはコントロールできなかっただけなのです。フィルの2番目の否定的思考は、「仲間は私のことを気の毒がり、もう一緒にポーカーをしたいとは思わなくなるだろう」というものでした。この思考は、心の読みすぎの古典的な例です。なぜなら、彼は友人たちの考え方や感じ方を、こうと決めてかかっていたからです。

私はフィルに、ストップウォッチを買い、ポケットに入れておくよう提案しました。泣いたり笑ったりしそうになったらストップウォッチを作動させ、その後、泣きや笑いが始まったらストップウォッチを止めるのです。そして、携行するノートにその間の秒数を記録します。

こうすることで、感情の激発が起こるたびに、それをどの程度遅らせることができたかを彼は記録したのです。アスリートが競技のために行うトレーニングも、同様の方法でタイムを記録します。これは、フィルが感情を完全にはコントロールできないまでも、少しならコントロールできるという考えに基づいています。練習を重ねることで、彼には感情のコントロールを改善できる可能性がありました。生涯を通じてかなり活発にスポーツを楽しんできた彼は、この計画に興味を示しました。定期的なトレーニングで健康を保つことに慣れ親しんでいたので、感情の激発も同様の訓練で制御できるかどうかに好奇心をもったのです。

最初の日、泣いたり笑ったりを彼が遅らせることができたのは、ほんの数秒でした。しかし、1週間が過ぎるころには、常時20秒程度の遅延が可能となりました。2週間目の終わりには、激発をほとんど1分間遅らせることに成功しました。3週間目の終わりになると、フィルは激発を無期限に延期させることができるようになったのです。

うつや不安が脳内の化学的不均衡から生じているのであれば、なぜ認知療法が有効なのか、と人々はしばしば疑問を持ちます。脳内の化学的性質を変えるためには、私たちは薬をのむ必要があるのではないでしょうか？　フィルの例は、この質問へのかなり説得力のある答えを与えてくれます。彼の感情的激発は、明らかに脳の損傷に起因するものです。しかし、控えめで目立たない認知療法の技法が、うつと不安からの急速な回復を彼にもたらしました。薬物療法は不要だったのです。

最近の脳の撮像研究によって、認知行動療法が、抗うつ薬の作用と同じように脳内の化学的性質を実際に変えることが確認されました。感情的苦痛と闘うための強力な武器が数多く手に入り、必ずしも薬に頼らずに済むようになったのは、すばらしいことと思います。

セルフ・モニタリング技法の良いところは、使用が簡単で、魔法のような効果が期待できる点です。しかし、すべての人に効果的な技法ではありません。より高度な技法が必要となる場合もあります。

心配する時間を作る技法

心配する時間を作る技法は、逆説的技法の1つです。否定的思考と闘うのではなく、流れに身をまかせ、否定的思考に従うのです。あなたは、毎日1回以上の一定時間を心配する時間に充てます。この時間には、自分自身にあらん限りの否定的思考を爆弾のように浴びせます。そして、それ以外の時間は、前向きで生産的に人生を生きることに集中します。

この技法は、不安やうつの引き金となる思考の克服に用いることができます。あるとき私は、自分に対して否定的思考を常に浴びせ続けている、不安とうつに悩むマークという名の医師を治療したことがありました。優れた内科医であったにもかかわらず、彼は回診中に以下のような思考を心に浮かべたのです。

- 私は、最低の医師だ。
- 私は彼女の心音や心拍を正しく聴いただろうか？
- たぶん私は、何か大切なことを忘れているはずだ。
- 私は一体どうしたというんだろう？
- 他の医師は私より患者さんへの接し方が良い。私にはあまり温かさや親しみやすさがない。
- 私の同僚たちは、皆自信にあふれているように見える。
- 私はなぜこうも神経過敏で不安になるのだろう？　こんなに多くの否定的思考をもつべきではない。
- 私の人生はめちゃくちゃだ。

マークの同僚や患者さんたちは、彼を優秀で献身的な医師と評価していました。ですから、上記のような考えは、あまり現実に即したものではありません。おまけに、こうした自己非難による罪責感、不安、無価値感などのせいで診察に集中できず、集中力に干渉したため、彼の生産性は損ねられていました。また、四六時中自己批判を続けたため診察に集中できなくなり、彼には患者さんの訴えがよく聞こえなくなっていました。

マークにとって、診察を行いながら否定的思考を書き留めることは容易ではありませんでした。そのため彼は小さなテープレコーダーを購入し、回診に着用する白衣のポケットに忍ばせておきました。病室から病室への移動の際、彼はそれを取り出し、小声で否定的思考を以下のような言葉で録音しました。「まったく、私はあの患者さんにとって最低の医師だった。たぶん彼女には肝臓障害があったのを私は見逃していたのだ。他のどんな医師だって、あるいは医大の学生だってもっとましな仕事ができたはずだ。今日の彼女はとくに動揺していたようだ。そして私は、彼女の訴えに耳を傾けることすらしなかった」。

診察が終ればすぐに否定的思考を録音できると分かっていたため、診察時の彼は、自分の否定的思考よりも、患者さんの心配や医学的問題に集中することができるようになりました。回診が終わると、彼はオフィスへ戻り、テープを巻き戻し、なるべく自己批判のすべてを聴くようにしました。当初それはつらい作業でしたが、数日たつと、彼には否定的思考がバカバカしいものに聞こえ始めました。やがて、否定的思考があまりに馬鹿げているので、彼はもはやそれを信じなくなりました。そして彼は、不安とうつの大きな低減と、自尊感情の増加を経験したのです。

心配する時間を作る技法は、完成を目指し努力している仕事が心配ごとによって干渉されるような場合に試す価値のある技法です。あなたは、思考と闘う代わりに、そうした思考に屈服し降参する短い時間を計画的にもつだけで良いのです。

あなたはその間、

- 否定的思考に挑戦しようとせずに、紙にそれを書き出します。
- 静かに座り、否定的思考に思い切り浸ります。
- 否定的思考を大きな声で言葉に出します。
- マークのように、否定的思考をテープ録音します。

心配する時間の長さや頻度の設定は、あなた次第です。例えばあなたが、期末試験に備えて予習していて、心配がひどくて集中できないのであれば、30分ごとに1分間の心配する時間を作ってください。あるいは、1日1回5分の思い切り心配する時間があなたにとって十分かもしれません。それは、まったくあなた個人の好みの問題です。もし心配する時間が注意を逸らせたり、役に立たないと思うのであれば、無理をしないでください。別の技法を試します。あなたを不安にする否定的思考の克服方法は、たくさんあります。

第十三章　ユーモアに基づく技法

私は昔、スタンフォード大学医学部のボランティアとして、大学病院の入院患者病棟で認知療法のグループ・セラピーを指導した経験があります。患者さんたちは、最も重度の不安、うつ、摂食障害、依存症などに苦しんでいる人たちでした。セラピーの開始時には、多くの患者さんたちが、圧倒的な絶望感、無価値感、パニック、失望感などに苦しめられている悩みを、泣きながら訴えました。彼らのほとんどは、何年もの間効を奏さない治療を続け、数多くの薬剤による薬物療法を受けていました。

私たちは、日常気分記録表を使い、本書で使い方を紹介しているものと同じ技法を用いて、患者さんたちの否定的で自己批判的な思考と闘いました。多くの患者さんたちが、私たちの目の前で著しい改善を示し、中には症状が完全に消失する人もいました。セラピー終了時には、患者さんたちとの抑えることのできない数分間のクスクス笑いでセッションを締めくくったことが何度もありました。患者さんたちと大笑いやクスクス笑いを共有できたことは、私のキャリアの中で最も楽しく思い出に残る経験の1つとなりました。

同じことは、教育訓練についても言えます。私のワークショップでは、よく大笑いしながら時間を過ごすことがあります。ワークショップの参加者と私が頻繁にクスクス笑いをするときは、そのワークショップは成功したことが私には分かります。笑いは、言葉ではそれとなく言及することしかできない何かを教えてくれます。笑っているときは、私たちは深刻に思いつめることを止め、長い間おびえてきた恐怖や自信喪失感のバカバカしさを突然理解できるようになります。笑いは、自己受容と同時に他者も受容することの大切さを伝えてくれるのです。

実は、このことを認めるのは恥ずかしいことなのですが、私は、マリーという名の患者さんとの面接のあいだ、ずっと抑えきれないクスクス笑いを続けていたことがありました。私たちがどうしても笑いを抑えることができないので、職業規範上こんなに笑ってばかりいてよいのだろうかと心配しました。しかしその心配が、モンティパイソンの映画のように、状況をさらにバカバカしく思わせたのです。私は、床の上を笑い転げる寸前でした。

一体何がそんなにおもしろかったのでしょうか？　それが問題なのです。面接の冒頭、マリーが診察室の椅子に座るなり、父がいましがた亡くなったと告げたからなのです。なんということでしょう！　なぜ、精神科医と患者さんが、父親の突然の訃報を一緒になって笑うことができるのでしょうか？　おそらく、私の気が狂っていたのではないかとあなたは思うかもしれません。しかし、マリーの父親が死んだのは、それで5回目だったのです。

どうやら彼女の母親には、裕福で結婚後1～2年で死ぬ運命にある年老いた男性との結婚傾向があったようなのです。そのため、彼女の母はますます裕福になり、マリーには次から次へと父親が増えて行きました。しかし、彼女はいずれの男性も気に入らず、最後の3人にいたっては、互いにほとんど知り合う機会もありませんでした。

もちろん、彼女には強く慕っていた実の父親がいましたが、彼女が14歳のとき重度の心臓発作で亡くなってしまいました。そして、当時31歳の彼女は、過去10年ほとんど誰だかわからない一連の「父親」を持つことになったのです。とくに彼女は最後の父親を嫌っていたため、訃報を聞いて幸せな気分になりました。しかし、それがまったく不適切なことに思えて、私たちはクスクスと笑い出したのです。

ひとたび笑いが始まると、それを止めることはできませんでした。私は、「なんということだ。お前は精神科医だぞ。それなのに患者さんの父親の死を笑うのか！」と何度も自分に言い聞かせました。その考えが、私のクスクス笑いに輪をかけたのです。それはまるで、小さい頃に教会でクスクス笑いを始めたときのようなものでした。自分が静粛にしていなければならないという事実が、クスクス笑いを余計おかしなものに思わせてしまうのです。そして、笑っている私を見たマリーは、私との間にある種の絆を感じ、それが彼女自身の感情を受け入れやすくさせたのでしょう。

私の最も記憶に残る笑いは、面接中に自発的に生じたものですが、ユーモアを意図的に利用した技法には、以下の3つがあります。すなわち、恥への挑戦、逆説的拡大視技法、そしてユーモラスな想像技法です。

恥への挑戦

あなたが社会不安に悩まされている場合、おそらく他人の前で恥をかくことに強い恐怖をもっていると思います。恥への挑戦は、この種の恐怖に対する強力な潜在的解毒薬です。恥への挑戦を用いるときは、あなたは公衆の面前で意図的に何かバカげたことを行います。通常は、それでもほとんどの人があなたを軽蔑することはなく、世界に終わりが来ることもありません。ほとんどの場合、誰もがそれを大いに楽しむでしょう。この発見は、潜在的にとても大きな解放感をもたらしますが、最初のうちはこの技法が大きな恐怖心をかき立てることもあります。

すでに本書では、恥への挑戦の好例を紹介しました。あなたは、発汗恐怖に悩むトレバーを覚えていると思います。彼と私は、近所のコンビニへ行き、脇の下を指差して、どれだけ自分が汗にまみれているかを宣言しました。その際の、店内の人々の好意的な反応がトレバーの人生を変えたのでした。

恥への挑戦を発明したのは、アルバート・エリス博士だと思います。彼は90歳を超えた現在もなお元気に活躍しています。エリス博士は、この技法で最も独創的で風変わりなことを行ったセラピストを毎年表彰しています。最近では、ポートランドの臨床心理士が最高賞を受賞しました。彼は、混雑したドラッグストアへ入って行き、薬剤師に「コンドームを4ダースください」と大声で伝えたのです。

薬剤師は、黙ってうなずきました。そして、周囲の客が皆振り向いたところで、その臨床心理士は、同じくらい大声で、「小さいサイズをお願いします」と言いました。幸いなことに、恥への挑戦の効果を期待するには、ここまで極端になる必要はありません。

私が最初に恥への挑戦を学ぶ機会を得たのは、ニューヨークのエリス研究所で開いたワークショップの後でした。私は自分のプレゼンテーションを終え、彼の同僚数人と中華料理店へ夕食をとりに行きました。その店はとても人気があり、席があくまで私たちは長い間待たなければなりませんでした。順番待ちの列は店内を曲がりくねり、食事中の客のそばに私たちは立っていました。

私は、恥への挑戦のことを耳にしたけれども、どのように用いるのか正確に知りたい、とエリス博士の同僚の1人に問いかけました。彼は、公衆の面前で意図的に何かバカなことをして、恥をかくことへの恐怖を克服するのだと説明してくれました。恥への挑戦を理解する唯一の方法は、自らそれを行うことで、エリス博士の研究所では研修医全員に教育の一環として恥への挑戦を義務づけている、と彼は説明してくれました。

私は、何か例をあげてもらえないかと彼に頼みました。彼は、それよりむしろ順番を待っている間に1つ練習したらよい、そうすればユーモアの作用についてよくわかるだろうと言いました。私は少し不安になり、彼がどんなことを考えているのか聞き返しました。すると彼は、店内で食事中のテーブルへ行き、料理を味見させてもらうのはどうだろうと提案しました。私にはそれがとても奇怪な行動に思え、パニックが波のように心臓を襲いました。私はこの技法について質問した自分を、内心呪いました！

しかし、一緒にいた同僚から、私は大きな社会的プレッシャーを感じました。彼らは口々に、自分たちは全員がこの技法を経験したのだから、君もやってみるべきだと言うのです。もはやこれまでと、私は不承不承6人連れが食事中のテーブルへと向かいました。彼らのテーブルには、色とりどりのおいしそうな料理が並んでいました。とてもおいしそうな料理だけれども、味も見たとおりのおいしさですか、と私は尋ねました。彼らは、味がすばらしいこと、そしてこのレストランには何年も通っていることなどを教えてくれました。私は、彼らから味見の提案があるのを待っていましたが、それはどうやら無理なようでした。

緊張してあたりを見回すと、同僚たちは全員で私を注目していました。いよいよ決断の時がきました。私はごくりと唾を飲みこみ、「常識はずれに聞こえると思うのですが、実はどんな味がするのか知りたいと先ほどから考えていたのです。でも、味見させてもらうなんてことは無理ですよね？」と尋ねました。

しかし、彼らは驚いたそぶりも見せずに、「もちろん！　1つどうぞ」と言ったのです。彼らはびっくりしている私にフォークを差し出すと、味見を勧めてくれました。ひとくち食べ、私はそれがすばらしい味であることを伝えました。すると彼らは、「こちらも試してみたら？おいしいですよ」と言うのです。私は言われたとおり、もう一皿の料理を試食して、それがとてもおいしいことを確認しました。突然、私の同僚全員がやってきてテーブルを囲み、彼らも味見させてもらえないか、と頼み始めました。食事をしていた6人連れは熱心に試食を勧めてくれ、まったく見知らぬ仲にもかかわらず、私たちは楽しく笑って、皆がとても愉快なときを過ごしました。この経験は、私のニューヨーク旅行のハイライトになりました。

この経験が私に教えてくれたことは、いつも堅苦しくする必要はなく、深刻ぶる必要もないということでした。多くの人が、好意に基づくちょっとしたユーモアや奇行の価値を理解します。私たちは、退屈していたり、日常にぴりっとした刺激を求めていたりするものです。突飛な行動でも、優しさのこもったものであれば、ほとんどの人はそれを愉快に思うことでしょう。

生まれつき外向的な人にとって、これは取るに足らない、分かりきったことかもしれません。しかし、シャイな性格の人であれば、この発見を驚きをもって迎えるでしょう。

あの日以来、私は恥への挑戦を何回となく用いました。2度目の経験は、それから数週間後のことでした。私は、ネバダ州レイク・タホで家族とともに休暇を楽しんでいました。宿泊したホテルには、1階にカジノがあり、14階に私たちの部屋がありました。私は、カウボーイハットをかぶり、カウボーイブーツをはき、腕には大きなトルコ石のブレスレットをはめ、サングラスをかけて、2人の子供と一緒にエレベーターに乗り込みました。お父さんはこれから君たちにとても大切なことを教える、と私は言いました。

エレベーターは階下へ向けて動き出しました。私は、エレベーターが停止するたびにわざと自分の行き先階を声に出して言いました。最初のうちこれはとても難しく、子供たちは真っ赤になって、「お父さん!」と私の袖をひっぱり、恥ずかしいからやめて欲しいとせがみました。

エレベーターに乗ってきた人たちはクスクス笑い始めましたが、私は無理にそれを続けました。そして、1階に着くころには全員がクスクスと笑って大いに楽しい時間を過ごしました。ドアが開き、人々は足早にカジノへと向かい、スロットマシンで遊び始めました。おそらく彼らは、エレベーターの中での経験を少しばかり愉快に思ったことでしょう。彼らの一日に、私は僅かばかり刺激を与えたかもしれません。しかし、私が意図した、より大きな計画の中では、それはあまり重要なことではありませんでした。

　恥への挑戦には、あなたの想像力と常識以外に制限はありません。例えば、バスや地下鉄に乗り、停車駅ごとに立ち上がって大声で駅名をアナウンスするのも良いでしょう。あるいは、バスの乗り場で列をつくって待つ乗客の前で、歌を歌い彼らを楽しませることもできます。こうしたことが難しいのであれば、混雑した通りを歩きながら、大声で情熱的に歌うこともできます。

　恥への挑戦の目標は、他人を不愉快にさせるような敵対的行動や、無神経な行動を決して取らないことです。トレバーと私がコンビニへ行き、自分たちの脇の下が汗にまみれていることを宣言したときも、それは誰も傷つけることはなく、皆が私たちの滑稽な奇行を楽しんだ様子でした。私たちは、無礼な振る舞いはせず、他人を不当に利用することもありませんでした。しかし、恥への挑戦を病院内で行うことは、不適切なことだったでしょう。なぜなら、患者さんや病院スタッフを動揺させる可能性があったからです。基本的な考えは、ほんの僅かに常軌を逸した行動で、少しばかり楽しむことにあります。

逆説的過大視技法

この技法を使うとき、あなたは自分の否定的思考に反論せず、むしろそれを支持して、大げさに考えます。否定的思考には対抗せず、代わりに、それを可能な限り極端にします。例えば、あなたが劣等感を感じるとき、「そう、そのとおり。私は、現在カリフォルニア州あるいは全米で最低の人間だ」と心の中でつぶやくのです。この種のバカバカしいメッセージが、逆説的に客観性と安心をもたらすことがあります。

マンディという名の若い女性が、日本の武道である合気道の茶帯の試験に備えて練習していました。彼女は、「皆の前で大失敗するだろう」と心の中でつぶやき続けていたため、試験の数週間前からかなり緊張していました。稽古時間には熱心に練習し、それ以前の試験にすべて合格していたので、理性的にはそんな結果にならないことを彼女は知っていました。それにもかかわらず、心配するのを止められずに、くよくよ悩んでいたのです。緊張を解き、流れに身をまかせるという合気道の極意に反して緊張してしまうため、マンディはイライラしていました。

私は彼女に、逆説的拡大視技法を勧めました。リラックスしようと努力すると裏目にでるのですから、代わりに正反対のことをするのです。つまり、1日2回、それぞれ3分間、以下のようなことを自分に言いきかせます。「試験にしくじるだけではない。疑いもなく私は道場で最低の練習生だ。もしかしたら全米最低かもしれない。試験では筋肉運動の協調がくずれ、腕と脚がバラバラに動いて、ぎこちなく、ぶざまな姿をさらすことになるだろう。私の顔は、緊張と恥ずかしさで真っ赤になるにちがいない。誰もが私を軽蔑しせせら笑うだろう。私の技が未熟なことはもとより、精神的に弱い人間であることも彼らに知られてしまう。街中にニュースが拡がり、合気道に限らず人生のあらゆる面で私がいかにダメな人間かをじきに誰もが知ることになる」。

逆説的拡大視技法を数回用いた結果、マンディは彼女の恐怖をバカバカしいと思うようになりました。彼女は、自分のプライドをいったん棚上げして、単純に試験を鍛錬の場と考え、誤りから学ぶ機会として捉えることにしました。その後彼女から、試験がとても楽しく終わり、先生から高い評価を受けたとの報告がありました。

ユーモラスな想像技法

不安を感じると、恐ろしい想像が私たちの心の中に洪水のごとく押し寄せることがあります。通常は、「そうしたらどうなるか」技法を用いることで、恐怖の中核にある想像を曝露することができます。例えば、あなたにスピーチ不安があれば、平坦で活気のない口調でスピーチを読み上げるあなたの前で、退屈し居眠りをする聴衆を想像しているかもしれません。あるいは、犬への恐怖がある場合、犬に自分が吠えられ噛まれているといった恐ろしい空想を抱いている可能性があります。あなたに健康への強迫的心配がある場合は、足の痛みのせいで自分がガンで死ぬところを想像しているかもしれません。

このような恐怖に満ちた想像に対処する方法は、否定的思考に挑戦する方法と同じようにたくさんあります。ユーモラスな想像技法を用いるときには、不安にさせる想像を、おかしくてバカバカしい想像と置き換えます。

失明するのではないかという不合理な恐怖のために、自分の眼を検査し続けた眼科医のホセを思い出してください。セルフ・モニタリングと曝露反応妨害法が彼には有効でしたが、ユーモラスな想像技法を含め、他にも試すことのできた技法はたくさんありました。ホセの恐怖のバカバカしさを強調し、ユーモラスに基づく技法を用いることもできたのです。

例えばホセは、とうとう完全に失明し何も見えないにもかかわらず、勇敢にも眼科医を続ける自分を想像することができました。彼の信じがたい技術は人々の噂となって広まり、じきに新聞や雑誌に、全盲にもかかわらず手術を行う奇跡の医師の記事が載ります。彼は、デビッド・レターマンの人気TV番組に出演し、どのようにして患者の眼を指先で診察し、盲導犬の助けをかりて複雑な手術を行うかを説明します。番組では、ハンドルを鼻で操る盲導犬が運転するポルシェに乗り、ロサンゼルスのフリーウェイを疾走する彼の姿を撮影したフィルムが流されます。もしこの想像をホセが気に入れば、彼は失明の強迫思考を抱くたびにこのシーンを想像することができたのです。

サンディエゴの、独創的な認知心理学者であり催眠療法士でもあるマイケル・ヤプコ博士は、患者さんたちにエルマー・ファドやミッキーマウスのような楽しい漫画の主人公の声で否定的思考を想像するよう促しています。つまり自分の声で否定的思考が聞こえるのではなく、こうした主人公がガミガミ叱る声で否定的思考が聞こえることを想像するのです。さらにヤプコ博士は、ユーモラスな効果を高めるために、バカバカしい視覚的想像と批判的な声を組み合わせることを提案しています。例えば、批判的な声が直腸や脇の下から出てくることを想像するのです。

この技法の目標は、心の中にある自己批判的な声への自分の反応を変化させ、それがあなたを傷つけるのではなく、楽しませるようにすることにあります。心の中にときどき現れる否定的な声の存在は避けられないものの、その形態とそれに対する反応は変えることができるとヤプコ博士は指摘しています。あなたの心配を、よりユーモラスな文脈でとらえることで、物事を深刻に考え過ぎるときに抱く、不適格感、罪責感、自信喪失感などの強い感情への解毒作用が期待できるのです。

シャイな性格の女性のナディーンは、最近同じアパートに引っ越してきたばかりのハンサムな独身弁護士に心を惹かれていました。私は、彼の気を少しでも引こうとしたことはありますか、と彼女に尋ねました。ナディーンは、そうしたいけれども、緊張しすぎて眼と眼を合わせることもできない、と答えました。ぎこちなく見えたり、愛情に飢えているように見られたりして、彼に嫌われるのを恐れていたのです。

私は、彼と話をするときは彼の眼をまっすぐみつめること、そして彼が法廷でパンツ1枚になって弁護しているところを想像することなどを提案しました。それによって彼女の気分は軽くなり、彼をあまり脅威的と感じなくなるかもしれないからです。ナディーンはこの考えに興味を持ち、依然として不安を感じるけれども、それを試してみたいと言いました。

翌日の朝、出勤のため部屋を出てエレベーターに乗ったナディーンは、その弁護士と乗り合わせました。彼女は、勇気を出して決断しました。彼の眼をじっと見つめ、素敵なネクタイですね、と言ったのです。それと同時に、法廷を下着で行き来している彼を想像しました。緊張がほぐれたせいで、彼女はクスクスと笑い始めました。

彼はネクタイを褒めてくれたことへの礼を言い、何がおかしいのですかと尋ねました。ナディーンは、なぜだか分からないけれども、あなたには私を幸せな気分にさせる何かがある、と答えました。この言葉に彼は興味を引かれたようで、じきに彼らは、陽気に会話を交わし始めました。エレベーターが1階に着くと、降りぎわに彼は、いつかあなたと話がしたいと思っていたと打ち明けました。そして、コーヒーでもどうですか、と彼女を誘ったのです。彼らはそのままお茶を飲んでデートし、ナディーンは夢見心地で出勤しました。

ユーモアに基づく技法の目標は、あなたの恐怖の中に潜むバカバカしさを理解しやすくすることにあります。これらの技法が成功すると、魔法のような効果と高い治癒力を発揮することがあります。しかし、怒りや動揺を感じているときには、これらの技法は思いがけない影響を生じさせ、あなたの気分をさらに悪くすることもあります。これらの技法が役に立たなくても問題はありません。別の技法を試せば良いだけです。

第十四章　ロールプレイ技法および受け入れの逆説と呼ばれるスピリチュアルな技法

この章では、声の外在化と呼ばれるロールプレイ技法および受け入れの逆説と呼ばれるスピリチュアル（精神的あるいは霊的）な技法に焦点を絞って説明します。私の患者さんの多くが、これら2つの技法は認知療法の技法中最も治癒力が高く、心を揺さぶる技法と評価しています。私は、ほとんどいつもこれら2つの技法を同時に用いますが、この章では、学習目的のため個別に説明します。

声の外在化技法

声の外在化技法は、2人で行います。もう1人の相手は、友人や家族、あるいはセラピストでもかまいません。ロールプレイが気に入らなかったり、相手が見つからなかったりする場合、自分1人でこれを行うこともできます。その詳しい方法については後述します。

仮にあなたが今まで日常気分記録表を用いてきたとしましょう。そして動揺する思考を否定的思考の欄に記入してきたとします。それらの否定的思考は、うつ、不安、そしてあなたが克服したいと思う否定的感情などのすべてを潜在的に引き起こします。あなたと相手役のパートナーがこの技法を効果的に行うには、その日常気分記録表が必要となります。どちらか一方が、あなたの否定的思考の役を演じ、もう一方はあなたの合理的思考の役を演じます。言い換えれば、あなたの頭の中の自己批判的な部分と自己愛的部分とが、闘いを始めるのです。

最初は、あなたのパートナーが心の中の否定的な声の役を演じ、あなたがポジティブで自己愛的な声の役を演じます。パートナーは、あなたの日常気分記録表に記された否定的思考を使い、あなたを攻撃します。あなたの役目は、批判を打ち負かすことにあります。ロールプレイが行き詰まったときには、役割を交替します。

声の外在化技法を行うことは非常な困難をともなうことがあり、当初は脅威的とすら感じるかもしれません。仮にあなたが、来週スピーチをしなければならないので緊張しているとしましょう。そして、聴衆を前にしたあなたは見事にしくじる自分を想像し、それに関する否定的思考を雨あられと浴びているものと仮定します。以下の例は、声の外在化技法がどのように作用するかを示しています。

（パートナー演ずる）**否定的思考**「職場で来週行う予定のスピーチだけど、君は話し始めるとおそらく頭が真っ白になって、皆の前で赤恥をかくことになるよ」

（あなたが演ずる）**合理的思考**「でも、今までにそんな経験したことはないんだよ。ときどき心配することはあるけれど、今まで職場のスピーチで頭が真っ白になったことはないし、赤恥をかいたこともない。でも私のスピーチ技能は、良くて人並みだから、改善の余地はたくさんある」

否定的思考役のパートナーが、あなたを攻撃する他人のように聞こえますが、これは実際の会話ではないことに注意してください。パートナーは、あなた自身の心の中の否定的な部分を演じているに過ぎません。あなたは、自分自身と闘っているのです。

そして、否定的思考役はつねに二人称（あなた・君など）を、合理的思考役は常に一人称（私・僕など）を使って語らなければなりません。このルールを守ることは、この技法を成功させる上で非常に重要です。このルールを忘れ、合理的思考を演ずる人が二人称で語り、否定的思考を一人称で演じていると、ロールプレイは助言を与えるだけになり、ひどい失敗に終わるでしょう。

例えば、あなたがうつ状態にあって、自分を負け犬のように感じているとしましょう。ロールプレイを演じるあなたが、「私はひどい負け犬だ」と言ったとします。これは誤りです。なぜなら、あなたが「私」という一人称を使っているためです。こうなるとあなたのパートナーは混乱し、以下のように言うかもしれません。「あなたは負け犬ではありません。あなたは良い人です。あなたに好意をもつ全ての人々のことや、あなたがこれまでに挙げた業績を考えてみてください」。これは重大な誤りです。なぜなら、ロールプレイの相手が、あなたを元気づけようとしている友人や家族のように聞こえるからです。

通常これは、うつや不安を感じている人に、周囲の人たちが行うことです。これは本人を苛立たせ、恩着せがましく聞こえて、決して効果的ではありません。この誤りの原因は、否定的思考役が一人称を使ったことにあります。その結果、合理的思考役は、二人称を用いることになります。常に記憶しておくことは、否定的思考を演じる者はいつも二人称を使い、合理的思考を演じる者はいつも一人称を用いることです。これを守ることで、間違いは減ります。

声の外在化技法を用いる最適な時機は、他の技法を使って日常気分記録表の否定的思考の誤りを証明できたときです。そのようなときに、声の外在化技法を用いて知的理解を本能レベルにおける持続的な変化へと変換させるのです。

第10章では、夫婦および家族関係専門のセラピストのウォルターを紹介しました。ウォルターの8年来の恋人であるポールは、ある日突然彼のもとを去り、新しい恋人を作りました。それを知ったウォルターは、不安になりうつ状態に陥りました。彼は以下のように心の中でつぶやいていました。

①　私は二度と愛情のある対人関係をもつことはないだろう。
②　私は誰ともうまく付き合うことができず、恋愛することができないに違いない。
③　私にはどこか悪いところがあるに違いない。
④　私は人生を完全にしくじって、台無しにしてしまった。
⑤　私は、年老いて、太った、白髪あたまの寂しいゲイで終わるだろう。

私たちが二重の基準技法を用いたことで、ウォルターは彼の否定的思考の誤りを証明することに成功し、恥辱、不全、絶望などの強い感情は姿を消しました。このようなときが、声の外在化技法を用いる最適の機会です。それによって、ウォルターの得た改善を強固なものにして、自己批判的な思考が将来再発し彼を苦しめる確率を、大きく減らすことができるのです。

以下の対話例では、ウォルターが彼の否定的思考の役を演じ、私（デビッド）が合理的思考の役を演じます。2人の対話のように聞こえますが、ウォルターの心の中で競合する声をそれぞれが代表しているということに注意してください。

（ウォルター演じる）否定的思考「なんてことだ。ポールが出て行ってしまった。君が、いかに愛されることのない欠点の多い人間かの証明だよ」
（デビッド演じる）合理的思考「その考えには賛成しないな。僕は今までにもたくさんの愛情ある対人関係を経験してきた。僕は、自分がとても情愛の深い人間だと確信している」
否定的思考「君がそんなに立派な人間なら、なぜポールは去って行ったんだ？」
合理的思考「僕は、自分が『そんなに立派な人間』と主張するつもりは決してないんだ。人はいろいろな理由で別れるものだ。ポールがどんな理由で僕から離れていったのか、正確にはわからない。僕の何かが気に入らなかったのだろう。あるいは僕に飽きてしまって、誰か新しい人を見つけたのかもしれない」
否定的思考「理由はどうあれ、君が、年老いて、太った、白髪あたまの寂しいゲイで終わるという事実は動きはしない」
合理的思考「確かにそこには多少の真実がある。歳をとることは止めることはできないし、髪の毛が白くなることも防げない。そして、おそらく太るだろうね。僕の性的指向も変えることはできないと思う。しかし、『寂しい』という部分については、ちょっと疑問があるな。今僕は確かに寂しさを感じている。しかし、拒絶を経験したのだからそれは当然だ。この感情はいずれ消えていく」

否定的思考「好きなだけ正当化したらいい。でも、君が拒絶されたという事実は残る。なぜ、自分に欠点があるという事実と向き合おうとしないんだ？　君はダメな人間だよ」

合理的思考「君の言っていることを、僕は完全に理解できないね。理屈がとおっていないような気がする。実際、『不完全だ』とか『ダメだ』とかの言葉が何を意味するのかすら僕には分からない。もし、君が何か具体的な欠点を考えているのなら、僕たちは議論できると思う。言っておくけど、僕には欠点がたくさんあるよ！」

否定的思考「そのとおりさ。事実、君は恋愛関係をもつことができない」

合理的思考「それは正しくない。友人たちは、僕が優しく素直な人間で、付き合いやすいと言ってるよ。おまけに、十分にうまく行っていた恋愛関係を8年間続けてきたんだ。だから、君の言っていることは意味がとおらない」

私はウォルターに、どちらがこの闘いに勝っていると思いますかと尋ねました。彼は、合理的思考が否定的思考を明らかに負かしつつあると答えました。否定的思考は、馬鹿げていて敵対的に聞こえ、根拠がないと彼は考えました。

あなたが合理的思考の役を演じるときには、本書で紹介したいかなる技法を使って対抗しても構いません。例えば、「君は恋愛関係をもつことができない」という否定的思考に対して、私は証拠を探す技法を用いました。この否定的思考を打ち負かすのは簡単でした。なぜなら、それは明らかな誤りだからです。ウォルターが恋愛関係を築くことは不可能であることを、証拠は裏づけていません。彼は、ポールとの恋愛関係を8年にわたり保ってきたからです。

もし、あなたの否定的思考を使ったパートナーからの攻撃に脅威を感じ、くじけてしまったら、役割を交替します。そうすることで、否定的思考を打ち負かす、より効果的な方法をパートナーが示してくれるかもしれません。あなたが否定的思考を簡単に打ち負かすことができるようになるまで、役割の交替を続けてください。

声の外在化技法に不慣れなうちに犯しやすい4つの典型的誤りを以下に示します。

誤りの①　否定的思考役が一人称を使ってしまうと、合理的思考役は二人称を使いがちになります。これは大きな失敗につながります。

誤りの②　ときどき、声の外在化技法を主張訓練の一種と誤解する人がいます。人生における批判的な人物、例えば、父親、母親、配偶者、上司などとの論争と勘違いしてしまうのです。この誤りもまた、この技法に失敗をもたらします。否定的思考の役割を演じている人は、あなた自身の心の中の1つの投影に過ぎないことを常に記憶しておいてください。あなたは、自分自身と闘っているのです。他人と闘っているのではありません。

誤りの③

否定的思考役が、あなたの心の中の否定的な部分を演じていることを忘れ、あなたとは無関係な批判や疑念をもって攻撃し始めることがあります。これは、時間の無駄につながります。なぜなら、このパートナーの言っていることが真実としてあなたに響かないばかりでなく、あなたは自分自身の否定的思考に答えていることにならないからです。あなたは、「何を言ってるんだろう？　私は、そんなことは考えていないのに！」と思うでしょう。

誤りの④

声の外在化技法の代わりに、パートナー自身があなたに対する批判を展開することがあります。例えば、これを機会に配偶者があなたをこきおろすかもしれません！　そうなると、あなたは防御的になり、2人は喧嘩することになります。そして、なぜバーンズ先生はこれがすばらしく効果的な技法と考えたのだろうか、と不思議に思うでしょう。

上記のような誤りを避ける簡単な方法があります。ロールプレイであなたの相手役を演じるパートナーに、あなたの日常気分記録表を渡しておくのです。そして、大きな声で否定的思考を読み上げながらあなたを攻撃するよう、パートナーに依頼します。パートナーには、二人称を用いてもらい、他人からの攻撃のような客観性を与えます。あなたが合理的思考の役を演じるときには、必ず一人称を用います。

ときどき私は、1枚の紙に「否定的思考」と書き、もう1枚に「合理的思考」と書いて、ロールプレイを演じる2人にそれぞれ渡しておきます。ロールプレイを行う間、2人がその紙を自分の前に置くことで混乱が避けられます。

こうした予防措置にもかかわらず、最初のうちは混乱しやすいでしょう。そうなって当然と考えてください。対話が、あなたの心の中で相対する部分の対話というよりも、2人の人間の論争へと化してしまうかもしれません。そうなったら、ロールプレイを中止して、役割を交替します。そして再度やり直してください。この技法のコツをつかむには、多少の練習が必要です。しかし、声の外在化技法を適切に行うことができれば、驚くほどの効果をもたらすことがあります。これは、努力する価値のある技法です。

ロールプレイの相手役がいない場合、声の外在化技法を1人で行うこともできます。本章に書かれてあるような対話を、紙に書き出すだけでよいのです。もちろん、あなたは両方の役を演じます。この方法も、相手役を立てて行う場合と同等の効果を発揮します。本書の随所で紹介するように、この他にもロールプレイ形式を用いた数々の効果的技法があります。

受け入れの逆説技法

あなたにうつや不安に悩んだ経験があれば、自分の欠点や短所のために、どれほど我が身をズタズタに傷つけてしまうことがあるかを、おそらく知っていると思います。気分の改善のためには、あなたの頭の中に住む、無慈悲な、内なる批判者を黙らせる方法を見つける必要があります。どのようにすればそれは可能となるでしょうか。基本的戦略は2つあります。すなわち、自己弁護パラダイムと受け入れの逆説技法です。自己弁護パラダイムでは、あなたは否定的思考と議論し、それが真実ではないことを主張します。この技法は、あなたの否定的思考が間違っていて歪んでいること、真実があなたに解放をもたらしてくれることなどの考えに基づいています。

受け入れの逆説技法は、その反対の方向に作用するスピリチュアルな技法です。この技法を用いるときは、否定的思考から身を守るのではなく、否定的思考の中に真実を見出します。あなたは、ユーモア、内面のやすらぎ、そして悟りなどと共に、その否定的思考に同意し、内なる批判者と友人になるのです。上記2つのスタイルの技法を組み合わせることは可能ですが、否定的思考が、無価値感、劣等感、恥辱、自尊感情の欠如などの感情をもたらす場合は、通常自己弁護パラダイムに比べ受け入れの逆説技法のほうがはるかに効果的です。

例えば、あなたが自信を喪失し、欠点だらけで他人よりも劣っていると考えているとしましょう。自己弁護パラダイムを用いる場合、あなたは、ちょうど友人の立場から見るように、自分には建設的でポジティブな資質があり、自慢できる業績があることを自らに思い出させます。多くの人が、この種の「ポジティブ・シンキング」は、自尊感情を構築する上で重要と考えます。しかし私の経験では、これはほとんど常に効果がありません。なぜならあなたは、「それはそうなのだけれども……」と考え続けたり、自分の欠点や短所をくよくよ悩み続けることになるからです。例えば、あなたはこう自分について考え続けるかもしれません。「たしかに自分には、いくつかのポジティブな資質がある。しかし、だからといって、私が夢想すらしないような、本当に意義深い偉大な業績を上げた人々に自分が劣るという事実を変えるものではない」。

もし、あなたが受け入れの逆説技法を用いるのであれば、否定的思考には以下のように反論します。「事実、私には確かに多くの欠点がある。その点で疑問の余地はない。私はそれを受け入れる」。これによってその批判は棘を抜かれ、論争は終わります。

さて、ここで内なる批判者が、あなたを容赦なく打ちのめそうとしていると仮定しましょう。あなたは、以下の例が示すように、受け入れの逆説技法という武器を手に立ち向かうことができます。

否定的思考「君がいくつかの細かな短所や欠点をもっているということではないんだ。しっかり問題と向き合わないとダメだよ。君には全体的な欠点がある。欠陥人間ということなんだ」

合理的思考「君は正しいよ。僕がそのことを理解するまでには何年もかかったけど、君にはすぐに分かったんだね。良いことを教えてあげよう。僕の欠点は、実際には長所の１つなんだ！」

この場合、私たちは怪獣の口から牙を抜き、冗談にして笑い飛ばそうとしています。「欠陥のある」不完全な人間だとしたら、それがどうしたというのでしょうか？　ニューヨークでは、そんな人にはコーヒーを売らないとでもいうのでしょうか？　もう友だちが一緒に外出してくれなくなるのでしょうか？

受け入れの逆説技法は、自分を防御するときにはそこに瞬間的な戦争状態が生まれる、という仏教の教義に基づいています。あなたが自分を守ろうとした瞬間、また別の攻撃を呼び込んでしまうのです。もちろん、闘っている批判者は、あなたの心の一部なのですから、あなたは自分自身との戦争状態に入ってしまいます。反対に、あなたが批判に真実を発見した場合には、その批判はあなたに対する力を失います。

キリスト教を含むほとんどの宗教は、すべての人間に欠点があり不完全であることを強調しています。それが人間の条件なのです。ナバホ族は、彼らが織る絨毯はすべて不完全で欠点がなければならない、さもなければ神々が怒って彼らを罰すると信じています。しかし、たとえ私たちが不完全であっても、喜びと悟りを経験することはできます。受け入れの逆説技法は、この考えを感情的真実に変換するための1つの方法です。

当初は、受け入れの逆説技法がなぜどのように役立つのかを、「理解」することは難しいかもしれません。不安やうつに悩む人の多くは、もうすでに自分自身を受け入れていると考えます。彼らは、自分についての不愉快な真実に直面していると思い込み、本当に希望のもてない、価値のない敗者と感じているのです。

これは、不健全な受け入れであり、健全な受け入れとは根本的に異なります。363頁に記載した「健全な受け入れ vs. 不健全な受け入れ」の一覧表が示すように、不健全な受け入れは、自己嫌悪、失望、麻痺、希望のもてないこと、隔離、萎縮、冷笑などが特徴です。対照的に、

健全な受け入れ vs. 不健全な受け入れ

健全な受け入れ	不健全な受け入れ
自尊感情	自己嫌悪
喜び	失望
生産性	麻痺
希望	希望のもてないこと
親密さ	隔絶
成長	萎縮
笑い	冷笑

健全な受け入れは、自尊感情、喜び、生産性、希望、親密さ、成長、笑いなどが特徴です。健全な受け入れは、人生の祝福と人々とのつながりをもたらします。

実際には、私たちは皆不完全です。自分の「不完全さ」を、自殺の理由と見るか祝福の原因と見るかは、あなた次第です。あなたは、喜びをもって不完全さを受け入れることも、絶望とともに受け入れることもできます。自分は特別な存在でなければならない、自尊感情をもたなければならない、理想的な自己の実現を目指し自分が望む姿そのものでなければならない、などの考えをひとたび手放したとき、あなたは自由、喜び、そして悟りを経験するでしょう。

健全な受け入れと不健全な受け入れの区別は、最初のうちは理解することが非常にむずかしいかもしれません。とくに、あなたが苦しんでいるときなら尚更です。その区別を記述することは、初めてグランド・キャニオンを見たときの経験を説明することに似ています。その息をのむ光景を、正しく言葉で表現することはできません。

私が最初にグランド・キャニオンを見たのは、大学時代の友人とキャンプ旅行をしている途中のことでした。ある日の夕方、私たちが渓谷の入り口に到着したときは、もうあたりは暗く、ほとんど何も見ることはできませんでした。私と友人は、車の横に寝袋を広げて眠りにつきました。翌朝目覚めてみると、私は自分たちの寝ていた場所が崖っぷちからほんの数フィートしか離れていないことに気づきました。そして、ちょうど朝日が昇りかけるとき、私は初めてグランド・キャニオンをこの眼でみたのです。「うわあ！」、私は息をのみました。大地にあいた大きな穴のようなものとは聞いていたのですが、これほどの穴とは想像できませんでした！

それは、受け入れの逆説技法を突然理解したときの感情に似ています。あなたは、その感動に息をのむことでしょう。潜在的に人生を変えるほどのびっくり仰天する経験かもしれません。しかしこうした理解は、声の外在化技法や恐れている幻想の技法などでロールプレイを練習しているときにのみ生命を与えられるのです。

仮にあなたが、劣等感に悩んでいるとしましょう。それはなぜでしょうか？　あなたが自信を喪失し、望みを失っていたとき、どのように感じていたか考えてください。あなたは心の中で何とつぶやいていましたか。

あなたが、こうありたいと望んでいるほど頭が良くなく、成功もせず、魅力的ではないと考え、人生において数多く犯したミスを悔やんで自分を責めているとします。その理由は、良い父や母ではなかったから、あるいは子供の頃に持っていた夢を実現しそこなったから、などです。また、内気な性格やうつと闘い続けてきたために、自分は不完全な人間と感じているかもしれません。こうした不安を受け入れの逆説技法で打ち負かすことができるかどうか、試してみましょう。

あなたの心の中の否定的部分と合理的部分が闘いを繰り広げていると想像してください。あなたは否定的思考の役を演じ、私は合理的思考の役を演じます。あなたは私の欠点と短所のすべてをできるだけ無慈悲に指摘し、私を侮辱しようと試みます。

忘れてはならないことは、私の演じる役はあなたの心の中の合理的で前向きな部分であり、あなたが演じているのは否定的な部分、ということです。私は、あなたを受け入れの逆説技法で打ち負かすのが目標です。以下の対話を読みながら、どちらが優勢か自問してください。

(あなたが演じる) **否定的思考**「あなたはあまり利口じゃないでしょう?」

(デビッド演じる) **合理的思考**「実を言えば、私よりも頭の良い人はたくさんいます。物理学者、数学者、科学者、音楽家、作家など、数百万はいるでしょうね。それは認めます」

否定的思考「そうですか。ということは、自分がただの頭が悪い下等な人間という事実を受け入れるのですね?」

合理的思考「あなたの言う意味が、今までの人生で私は数多くのミスを犯してきたというのであれば、そのとおりです。そして、私よりも頭の良い人は世の中にたくさんいます。でも、あなたが私のことを頭が悪く下等というとき、ずいぶん非難めいて聞こえるのですよ。その意味するところが、私には正確に分からないのです」

否定的思考「多分、あなたの頭があまり良くないからでしょう。それはかなりはっきりとしていますよ。頭の良い、才能に恵まれた魅力溢れる人たちは、皆あなたよりも優れているのです。アインシュタインやマドンナのような人たちのことです。彼らは皆立派な人々です。あなたは、下等で二流の人間です。そろそろ分かりましたか？　あなたの理解が遅いことは承知しています」

合理的思考「そうです、あなたは正しい。私にはまだ、あなたの言う『二流の人間』という意味がよく理解できません。どういう意味か説明してもらえますか？　私は、マドンナのような歌手兼役者ではなく、そして間違いなくアインシュタインのような天才でもありません。私には縁のない、さまざまな種類のすばらしい技能をもつ人々は、世界中に無数に存在します。それはとてもすばらしいことだと思います。インテルには、非常に優秀な電気技師がいて、国立衛生研究所（ＮＩＨ）には天才的研究者がいます。バスケットボールのＮＢＡやフットボールのＮＦＬには、優れたアスリートがたくさんいる。私には彼らのような技能はありません。あなたが、下等で二流の人間と言うときの意味はこれですか？あるいはそれ以上のことを言いたいのでしょうか？」

否定的思考「私が言いたいのは、それ以上の意味です。しかし、この意味を理解するのは、あなたにはちょっと難しすぎるでしょう。なんといっても、頭の悪い間抜けなんですから。例えば、ノーベル賞の受賞者は、皆特別な才能のある優れた人たちです。彼らに比べれば、あなたは小作人、消耗品、一兵卒のようなものです」

合理的思考「私は別にかまいませんよ。奇妙に聞こえるでしょうけれども、一兵卒なら性に合っていますから」

否定的思考「ああ、そうですか。あなたは、自分が地位の低い兵士にすぎないことを認めるのですね？」

合理的思考「もちろん！　私の友人の多くも同じ一兵卒です。私たちはよく落ち合って遊びに行くし、一緒にいるととても楽しいんですよ。ところで、ノーベル賞受賞者とだけ付き合っているのなら、あなたはあまり頻繁に外出しないでしょう？　それにケチな仲間が多いんじゃないんですか？　しかし、私にはそこのところがよく理解できないのです。あなたは、私には良くないところ、あるいは恥ずかしいところがある、と言外にほのめかしているような気がします。そして、すばらしい経験の機会を私が逸しているように聞こえるのですが、それが何なのか、そして、あなたが何を言おうとしているのかがよく分からないのです」

否定的思考「なんてことだ。あなたは本当に頭の回転が鈍いですね。私が言おうとしているのは、あなたが劣った人間なので、まったく尊敬に値しないばかりか、本当の喜びや自尊感情をもつ資格もないということなのです。あなたは、私が考える高貴な基準に合致していないのです」

合理的思考「確かに私は、ノーベル賞受賞者の基準やそれに等しい基準に達してはいないでしょう。もう何年も前から、自分には欠点や弱みが山ほどあるのは分かっています。あなたが指摘した弱点は、氷山の一角なんですよ」

否定的思考「どうしてそんな自分に我慢ができるのですか？　どうすれば、毎朝鏡に映る欠点だらけの自分の姿を眺めていることができるのですか？」

合理的思考「そんなこと、簡単ですよ。ただ笑顔でこう言うのです。『おはよう、欠点だらけさん！　すばらしい一日があなたを待っているよ！　一緒に過ごす素敵な人々との出会いもね！』」

受け入れの逆説技法が潜在的に大きな解放感を与えてくれることをすぐに理解する人がいる

一方、最初のうちはそれを理解できずにいる人もいます。ある男性は私にこう言いました。「私は自分の失敗や欠点を受け入れるつもりはありません。失敗は受け入れられません。そんなことは問題外です」。

受け入れの逆説技法の目標は、あなたの不完全さや短所を隠したり否定したりすることではありません。あるいは、平凡な満たされない人生に安住することでもありません。問題があるのなら、あなたはそれを解決し変えることができます。もし、それを変えることができなければ、ただそれを受け入れ、共に生きていけばよいだけのことなのです。

第十五章　動機づけの技法

証拠を探す技法などの、真実に基づく技法を用いるとき、あなたは、「この否定的思考は本当に正当な根拠のあるものだろうか？」と自分に問いかけます。真実に基づく技法の根底には、「真実はあなたを解放する」という考えがあります。動機づけの技法を用いるときには、「この否定的思考や否定的感情は、自分の利益になるだろうか？　こうした思考や感情のメリットは何だろう？　そしてデメリットは？」と自分に問いかけます。

不安、うつ、怒りなどは強い苦痛を伴いますが、ときには依存性のある自分では気づきにくい報酬をもたらす可能性があります。あなたは一方で苦痛の緩和を求めつつ、もう一方で頑なに変化を拒み続けることがあるのです。イエズス会の神秘論者アンソニー・デ・メロは、「人は変化を切望するが、慣れ親しんだものに執着する」と言いました。メリット・デメリット分析、逆説的メリット・デメリット分析、そして悪魔の代弁者などの技法は、あなたが変化を拒む自分では気づいていない理由の正確な特定に役立ちます。ひとたび、そのような動機づけを白日の下にさらすことができれば、それがあなたを妨害する力を大幅にそぐことができます。

メリット・デメリット分析

この技法は、1970年代半ばに私が最初に開発した認知行動療法（CBT）技法の1つで、動機づけの技法の中でも最も効果があります。その使い方は簡単で、非常に啓発的かつ有用な技法です。第8章では、この技法を用いた自虐的信念の評価方法を学びました。メリット・デメリット分析は現在5種類あります。

① 認知のメリット・デメリット分析:「私は絶対に改善しないだろう」あるいは「私は価値のない人間だ」などの否定的思考のメリットとデメリットを評価します。

② 態度のメリット・デメリット分析:「私はつねに完全であらねばならない」あるいは「私が価値ある人間であるためには、全員の同意が必要だ」などの自虐的信念のメリットとデメリットを評価します。

③ 感情のメリット・デメリット分析:不安、怒り、罪責などの、否定的感情のメリットとデメリットを評価します。

④ 行動（または習癖）のメリット・デメリット分析：飲酒、薬物使用、過食、先延ばし、不適切な相手とのデートなどの悪癖のメリットとデメリットを評価します。

⑤ 人間関係のメリット・デメリット分析：夫婦間のすべての問題の責任は配偶者にあるといった類の、人間関係上に問題を生じる態度のメリットとデメリットを評価します。

上記のメリット・デメリット分析は、いずれも直接的あるいは逆説的に用いることができます。ですから、実際には合計10種類のメリット・デメリット分析があることになります。まず、直接的メリット・デメリット分析を最初に説明し、次に逆説的メリット・デメリット分析の用い方を説明します。

まず、メリット・デメリット分析用紙の上段に、あなたが変えたいと思う考え、信念、感情または癖などを書き入れます。記入には、３７５頁の例を参考にしてください。次に、「この考え方、態度あるいは癖のメリットは何だろう？　それはどのように私の役に立つのだろう？そしてデメリットは何だろう？　どのような害を私に及ぼすのだろう？」と自問します。思いつく限りのメリットとデメリットを左右のコラムに分け、リストアップします。リストが完成したら、メリットとデメリットのどちらが大きいと感じるか自分に問いかけ、両方を比較した結果を１００点満点で採点してください。下段の◯の中に、両方を足して１００になるよう点数を記入します。この点数評価は、あなたがどのように感じているかを反映するものでなければなりません。

例えば、メリットが少しばかりデメリットを上回る、と感じるのであれば、左側の◯に55、そして右側の◯に45と記入します。もし、デメリットがメリットをはるかに上回ると感じているのなら、左側の◯に25、右側に75とします。メリットとデメリットが拮抗しているのであれば、両方の◯に50ずつを記入してください。

それでは、認知のメリット・デメリット分析を練習してみましょう。昔私は、テスト不安に悩む臨床心理士のジョハナを治療しました。心理士免許試験に取り組んでいた彼女は、圧倒的な不安に悩まされ、勉強に集中することができませんでした。私は彼女に、試験勉強に集中しようとしているときに、どのような否定的思考が心に浮かびますかと尋ねました。彼女は、「試験に出ると思って予想していたヤマが外れて落第すると心の中でつぶやいています。試験官が質問するのは私の知らないことばかりで、知っていることは全然質問してくれないような気がするのです」と答えました。

ジョハナは、こうした思考が、全か無か思考、マイナス化思考、先読みの誤り、感情的決めつけなど、数多くの認知の歪みを含むことを理解していました。例えば、試験官が質問するのは彼女の知らないことばかりで、知っていることは全然質問しないということは、ほとんど起

メリット・デメリット分析

あなたが変えたいと望んでいる、態度、気分、習癖を記述してください

メリット	デメリット
◯	◯

こり得ません。なぜなら、免許試験の作成者は、合理的なバランスを考慮しつつ、心理学の主要な領域すべてにおける評価を目標にしているからです。そして、彼女が試験に落第するという予想も同じく非論理的でしょう。彼女は、博士課程の優等生の1人であり、今まで試験に落第したことのない女性だからです。

ジョハナは、自分の否定的思考が歪んでいたことは理解できたものの、それに反論するよう提案した私には、猛烈な抵抗を示しました。彼女の否定的思考は現実に即したものであり、私がそれを理解していないだけ、と主張したのです。

私は、途方に暮れてしまいました。ジョハナは、テスト不安を治すために私の助けを求めていたのですが、その一方で、まるでライオンの母親が子供を守るように自分の不安を守ろうとしていると私には思えました。一体どうしたのでしょうか？　彼女は、なぜ私に抵抗するのでしょうか？　彼女が不安でいることで受ける報酬について、あなたは何らかの説明を加えることができますか？　先に進む前に、あなたの考えをここに記述してください。

❀ 答え

私は、不安が何らかの意味で役に立っていると彼女が考えているために、不安を手放すことに消極的なのではないか、と理解しました。そこで私は、メリット・デメリット分析を提案しました。私は彼女に、免許試験について心配することのメリットとデメリットを、すべてリストアップするよう求めました。379頁にあるように、「心配することによって、自分が過剰な自己満足におちいったり、勉強を忘れたりしないよう、いつも用心することができる」を含むかなりの数のメリットが挙げられました。私は、なぜジョハナが抵抗していたのかその理由が突然飲み込めました。変化に消極的であることの裏には多少の賢明さがありました。なぜなら、僅かな不安が、最善をつくすための潜在的な動機づけとなっていたからです。

しかし、過剰な不安は私たちを無力にすることがあります。事実、彼女が2番目に挙げたデメリットは、決定的要因となりました。彼女は、「常に心配していることが、私を無力にする。先月は生産的な勉強を1分たりともできなかった！」。このたった1つのデメリットが、すべてのメリットを帳消しにしました。そのためジョハナは、下部の◯の中に20対80と評価点を記入したのです。

私は、試験への十分な準備には、どれだけの不安があれば適切と考えますかと尋ねました。彼女は、0％（まったく不安がない）から100％（完全なパニック）までの尺度で、自分の不安は95％と推定していました。しかし、理想的な値はいくつなのでしょうか？　50％で十分なのでしょうか、それとも、25％でしょうか？

ジョハナは10～15％で十分、と言いました。我々が協力して取り組めば、不安のレベルをそこまで下げることはできるでしょう、と私は彼女に伝えました。そして、彼女がリラックスしすぎたと感じたら、合理的思考を否定的思考で置き換え、再び不安を作り出す方法も教えましょう、と言いました！

ジョハナは、この考えが気に入りました。そして、過剰な不安をもたらす否定的思考への挑戦意欲は、にわかに高まりました。彼女は、すべての否定的思考の誤りをすぐに証明し、よりリラックスして毎晩体系的な勉強に励むようになりました。実際に、彼女の不安は数日で完全に消え去ったのです。そして、彼女は教材の復習を楽しみにするようになり、効果的な学習に不安はまったく必要ないことを驚きとともに発見しました。数週間後、州のトップレベルの成績で、彼女は免許試験に合格しました。

メリット・デメリット分析は、あなたが行き詰まりを感じたとき、変化の可能性への扉を開いてくれます。それは、どんなに嫌いな相手でも認めるべき点は認めることと同じです。変化を求めない妥当な理由は、通常数多く見つかります。そうした理由を意識的に自覚することで、あなたはそれがもつ力をそぐことができるのです。

ジョハナのメリット・デメリット分析

あなたが変えたいと望んでいる、態度、気分、習癖を記述してください

近く行われる予定の心理士免許試験を心配すること。

メリット	デメリット
1. 心配していれば、試験に落ちてもショックを受けたり、がっかりしないだろう。	**1.** 試験までの毎日、四六時中みじめな気分を感じることになる。
2. 心配することによって、自分が過剰な自己満足におちいったり、勉強を忘れたりしないよう、いつも用心することができる。	**2.** 常に心配していることが、私を無力にする。先月は生産的な勉強を１分たりともできなかった！
3. 試験が不公平に思えて、怒りを感じることができる。	**3.** 私は自分に怒り、自らを罰しているに過ぎない。なぜなら、試験の作成者は私の感情など知るはずはないし、気にかけることもないからだ。
4. 自分を哀れに感じ、犠牲者の役を演じることができる。	**4.** 常に心配していることは、かなり私を疲れさせる。
5. 夫が私を元気づけ、君なら大丈夫と安心させてくれる。	**5.** 夫が私を元気づけようとするけれども、私が彼の意見を受け入れようとしないから、最後にはお互いに腹を立ててしまう。
20	*80*

逆説的メリット・デメリット分析

逆説的メリット・デメリット分析では、否定的な思考パターン、感情、習癖などが、あなたにとって極度に苦痛を伴うものであっても、同時にそこからあなたが報酬を享受している点に焦点をあてます。逆説的メリット・デメリット分析では、あなたが変えたいと試みている思考、信念、感情、行動あるいは習癖のメリットのみをリストアップします。デメリットのことは一切考えないでください。リストアップが済んだら、「この態度や感情にはこれだけのメリットがあるのに、なぜ私はそれを変えなければならないのか？」と自問します。

以下に挙げたのは、逆説的メリット・デメリット分析の標的に適した否定的思考と習癖です。あなたに興味ある思考あるいは習癖を1つ取り上げて、考えられるメリットをすべて以下の用紙に挙げてみてください。

否定的思考

- 私は他の人より劣っている。
- 他人と私との関係で生じる問題の責任は相手にある。

思考の逆説的メリット・デメリット分析

あなたの選んだ思考を書いてください

この思考を信じることのメリット

①

②

③

④

⑤

⑥

悪い習癖

● 好きなときに好きなものを食べること。

- 好きなときに好きなだけアルコールを飲むこと。
- 先延ばし。

習癖の逆説的メリット・デメリット分析

あなたの選んだ習癖を書いてください

この習癖のメリット

①

②

③

④

⑤

⑥

回答が終わったら、私の答えと比べてください。このリストは完全なものではありません。あなたのほうが、私よりもたくさんのメリットを考えついたかもしれません。

逆説的メリット・デメリット分析練習の答え

自分が他人よりも劣っていると信じることのメリット

①この思考は、私の人生における失敗の説明になる。
②私は自分を哀れむことができる。
③この思考を信じることで、私は同一性意識が得られる。
④私は、リスクを冒したり、不安になるようなことを試す必要がなくなる。
⑤劣った人間が多くを期待されることはないから、私は一生懸命働く必要がなくなる。
⑥私は、自分よりも多くの業績を挙げた人々に対し、密かに腹を立てることができる。
⑦この思考は妥当だと思う。なぜなら、私には特別な才能はないし、固有の業績や重要な業績を達成したことはまったくないからだ。

他人と私との関係で生じる問題の責任は相手にあると信じることのメリット

①私は、常に怒っていられる。
②私は、道徳的優越感をもつことができる。
③怒りが私に力を与え、活力のある元気な自分を感じることができる。
④そう信じていれば楽な気分でいられる。私が自分を変える必要はない。
⑤この思考は本当だと思う。なぜなら、他の人たちはまるで世間知らずな振る舞いをするからだ。
⑥自分は潔白と感じていられる。私は罪の意識をもたずに済む。
⑦私は、問題に関わる自分の役割を検証する苦痛から解放される。
⑧他人とうまく行かないときの、自分への都合の良い説明になる。
⑨私は、敵対的で意地の悪い人間になることができ、相手をけなしたり、無視したりすることができる。
⑩私は、優しく振る舞い、相手に間接的に仕返しできる。
⑪私は、友人たちに相手の陰口をきき、負け犬は相手であると思い込ませることができる。

食べ過ぎることのメリット

①食べることは、即効性の報酬だ。

②好きなときに好きなものを食べることは、ある種の自由である。
③誰かに動揺させられたり、怒りを感じたときには、食べることで自分を慰めることができる。それにより問題を回避し、不安にならずに済む。
④太っているから、私は自分を哀れむことができる。
⑤私は、太っていることを理由に他人を軽蔑するような連中に腹を立てることができる。
⑥ダイエットは、大いなる喪失だ。
⑦運動は、大きな努力と自制心を必要とする。

飲酒のメリット

①酔うと気分が良くなる。
②社交の場でリラックスすることができ、あまりぎこちなさを感じなくて済む。
③私の好きなアルコール飲料は、とてもおいしい。
④私だけの特別な「治療薬」で、感情の問題を治すことができる。
⑤妻との言い争いのような自分にとって腹の立つ出来事を避けることができる。
⑥自分がしらふのときには考えられないあらゆる種類の攻撃的行動や性的行動を正当化することができる。

⑦飲んでいると、問題を忘れることができる。
⑧私は、自分の独立性を主張し、自由にやりたいことができると感じていられる。他人に私をコントロールすることはできない。
⑨友人たちと一緒に飲むのは楽しい。
⑩私は、大胆になれる。
⑪人生が刺激的になる。
⑫何かうれしいことがあったときの最高の祝い方だ。
⑬人生には嫌なことが多いので、自分へのすばらしいご褒美だ。私にはその資格がある。
⑭飲酒をやめたら、ＡＡの断酒会へ行き、あの退屈な連中と一緒に、神を信じているふりをして時間を過ごさなければならない。

先延ばしのメリット

①私は、他のもっと楽しいことに時間を使うことができる。
②私が先延ばしにしていることは、結局のところあまり重要ではないのだ。
③先延ばしにしていたことを始めるのは、愉快なことではないだろう。
④私が何をやろうとも、大海の一滴に等しい。

⑤もっと気分が乗ったときまで待つ余裕が私にはある。
⑥有名人や王室の人たちのように特別な人々は、退屈で不愉快なことはやらない。先延ばしをすることで、私も自分が特別な人間と感じることができる。
⑦先延ばしにしてきたことを始めるよう私をせっつく人に、仕返しをすることができる。
⑧研究や論文作成など、私が避け続けてきた課題に失敗したときの良い言い訳ができる。悪い成績に終わったら、「今回は真剣ではなかった。もし本気で取り組めば、きっとすばらしい成績がついたに違いない」と考えることができる。
⑨先延ばしにしてきた不愉快な用事をすべて避けることができるのだから、私は退屈したり、不安になることはないだろう。

悪魔の代弁者技法

悪魔の代弁者技法は、悪い習癖や依存を克服するために開発された技法の中で、最も強力なものの1つです。その基本にあるのは、誘惑的な肯定的思考は私たちを習癖や依存に引きずり込む、という簡単で強力な考えです。

例えば、ショッピングモールで買い物をしているときに、ファストフード店からの魅惑的な匂いに気づいたあなたが、「これは、バターたっぷりのシナモンパンが焼きあがった匂いだ。なんておいしそうな匂いだろう。きっと、本当においしいに違いない。う〜ん、ちょっと立ち寄って、どんな味がするのか一口だけ食べてみよう。一切れだけ食べるのだから、別にどうということはない。あとでジョギングすればいいし、夕食はサラダかニンジンだけにして、調節すればいい」と心の中でつぶやいたとしましょう。このように考え始めると、滑りやすい坂を転げ落ちることになります。そして、欲望（誘惑）に勝つことは、事実上不可能となるでしょう。

上記のような思考は、不安やうつを引き起こす思考と同様に歪んでいる点に注意してください。しかし、そこには重大な違いがあります。すなわち、それは前向きで肯定的な方向に歪んでいるのです。こうした歪みの例をいくつか次に挙げます。

● **全か無か思考**：あなたは、シナモンパンを、グルメ向けのすばらしくおいしいごちそうであるかのように表現しています。実際に、シナモンパンは、あなたが想像するほどおいしいのでしょうか？

● **否認**：うつ状態にあるときは、自分の良い点を見逃したり低く評価し、自分は完全な敗者であると結論づけがちです。この歪みを、私たちはマイナス化思考と呼びます。誘惑されると、あなたはまったく逆の行動をとるかもしれません。例えば、あなたが考えていることとまったく一致しないデータを低く評価したり否認したりするのです。この場合、一口だけ食べると心の中でつぶやいていますが、これは現実に即しているでしょうか？　あなたは、自分に正直ですか？　あなたは、過去に同じようなメッセージを何度自分に発したことがありますか？　あなたは、本当に一口だけで済ませましたか？

●先読みの誤り：あなたは、いくつかの非現実的な予測を行っている可能性があります。まず、シナモンパンを1つ食べられさえすれば、人生がどれほどすばらしくなるだろうか、と考えています。シナモンパンはおいしいかもしれませんが、実際には、甘くベタベタしていて食べごたえがあります。1つか2つ食べれば胃の中にセメントブロックがあるような気分になるかもしれません。さらに、この特別なご馳走を逃してしまったら、失意や欠乏感と一生闘うことになる、とあなたは心の中でつぶやいている可能性があります。しかし、こらえさえすれば、誘惑はおそらく5分から10分後には消え失せ、あなたはシナモン・パンのことを完全に忘れてしまうでしょう。そして最後に、もしパンを食べたら、夕食はサラダとニンジンで済ませ、運動をたくさんする、とあなたは心の中でつぶやいていますが、本当にそうするつもりですか？

悪魔の代弁者技法は、上記のような誘惑的思考への潜在的に有効な解毒薬です。この技法にはロールプレイが含まれます。まず、あなたが習癖の衝動に負けてしまう前に、心に浮かぶすべての思考をリストアップします。習癖には、飲酒、過食、先延ばし、問題の多い相手との交際などが含まれます。作成したリストを、あなたの友人または家族に渡し、ロールプレイの相手役として、パートナーになってもらいます。パートナーは、悪魔の役を演じ、あなたが誘いに屈するよう可能な限り誘惑的に二人称で語りかけます。あなたは、自分が悪魔の誘いを振り切ることができるかどうかを試します。

例えば、悪魔はこう言います。「君には、おいしいシナモンパンを1つ食べる資格があるんだよ。きょうは忙しい一日だったからね。さあ、口の中に広がるシナモンパンの甘さとバターの味を想像してごらん。食べるしかない！」。

あなたは、以下のように答えます。「いや、食べたら胃がもたれるだろう。それに、それほどおいしいものじゃないよ。私には、太らず健康になる資格だってある。その衝動に屈しないほうが、よほど良い気分でいられるだろう」。

次に、パートナーはふたたびあなたが衝動に屈するよう、説得力を込めて再び誘惑を始めます。

悪魔を打ち負かすのは、とても難しいことかもしれません。とくに、リストアップした誘惑が正直なものであればなおさらでしょう。結局のところ、そこに挙がっている誘惑的思考は、長い間あなたを屈服させ続けてきたのです。ロールプレイに行き詰まってしまい、どう答えてよいか分からなくなったら役割を交替し、あなたのパートナーがより効果的な答えのモデルを示すことができるかどうか試します。

パートナー役を務めてくれる友人がいない場合、悪魔の代弁者との対話を紙に書いて1人で行うこともできます。もちろんあなたが、誘惑する悪魔の役と、それに抵抗する心の役との二役を演じます。悪魔役を演じるときは、自分自身を誘惑に屈服させるため全力を尽くすよう努力します。さもないと、この技法は表面的なものになり、効果は期待できません。いわば、牙を抜かれてしまうのです。

以下の対話は、その1例です。あなたが簿記を先延ばしにしたい衝動と闘っているところでは仮定しています。帳簿の記入を長いこと怠り、遅れがどんどん大きくなっていることにあなたは不安を感じています。対話は、以下のようになるでしょう。

悪魔「いいかい、いますぐに始める理由なんてないんだ。君には他にやらなければならない重要なことがあるんだよ」

自分「君は正しい。今私ができることは、たくさんある。でも、簿記のことが心配になっているんだ。今すぐに少しでも帳面をつけておけば、安心できるし、遅れをとりもどすこともできるんだ」

悪魔「いや、そんなことしたら君は心配になるだけだ。いずれにしても、今は適当な時期ではない」

自分「最初のうちは心配になるかもしれない。しかし、一度始めてしまえば、おそらく不安は消えるだろう。それに、『適当な時期』などないんだよ。だから、今始めたほうがましなんだ」

悪魔「後でもできるさ。もっと気分が乗ったとき、例えば明日でもいいじゃないか」

自分「もちろん、後でもできる。しかし、その時になっても気分が乗らない点では同じだろう。実のところ、いままでその気になったことはないんだ。簿記を始めたい気分になるまで待つとしたら、一生無理かもしれない。永久に手つかずのままになってしまうだろう」

悪魔「そうだね。しかし、手がつけられないほど大変で、ストレスが多い仕事だよ。今は十分な時間がないんだ。君にはたくさんやることがある」

自分「最初は手がつけられないほど大変でストレスが多いと思うだろう。しかし、始めてしまえばそういった感情は消えていくよ。それに、2～3分だけやればいいんだ。最初の一歩としては、それで十分だろう」

悪魔「そんなことをしても、バケツの中に水を一滴加えるようなものだ。何時間分もの仕事がたまっているんだよ。数分の仕事なんて、完全に時間の無駄だ。それはともかく、今の君に必要なのは、一杯のおいしいコーヒーさ。きっとすばらしい味で、活力が得られるよ」

自分「君の言うことに耳を傾けて時間を無駄にするより、仕事を始めたほうがたぶんずっとすばらしいだろう。コーヒーは今から15分後のご褒美にとっておこう。君を侮辱したくはないが、簿記を始めなきゃならないので、もう君とのおしゃべりに使う時間はない」

悪魔「君は後悔するよ。きっとひどい結果になるよ」

自分「私は後悔しないと思う。最初は、混乱したり不安になったりするかもしれない。なぜなら君の言うことを長い間聞いて、先延ばしにしていたからね。けれども、いったん始めてしまえば、だんだんと簡単になって行くさ。そして、君のことは完全に忘れるだろうね。さようなら！」

悪魔の代弁者技法は、逆説的技法の1つです。なぜなら、自分自身を誘惑に屈服させようとしているからです。しかし、変化を促すために説得しているのではありません。どういうわけか、この技法は私たちの変化への決意をより強固にし、潜在的にきわめて高い効果を発揮するのです。

悪癖や依存の克服を目的に、この考えに基づいて作られた治療計画は他にほとんどありません。多くの治療計画が、人々は変化を望んでいる、との誤った仮定に基づいています。そのため、そうした治療計画では、系統的に目標を達成する方法を示し、かくかくしかじかのダイエットや方法ならば成功しますと力説されています。しかし、こうした計画は、ほとんど常に失敗しています。なぜなら、それが決定的に重要なある事実を考慮していないからです。その事実とは、悪癖に悩む人のほとんどが、変化を望んでいないということです。習癖や依存は、報酬です。良い気持ちになるのは、楽しいことなのです！　好きなときに好きなものを食べること以上に楽しいことがあるでしょうか？　何百年も前には、こうした快楽は帝王や王族にしか与えられていませんでした。そう、好きなときに何でも好きなことができるのは、楽しいことです。なぜ、それを変える必要があるのでしょうか？

この技法で、うわべだけの言葉で変化することの重要性を説得し、飲酒をやめることはすばらしいことだと自分に言い聞かせることは可能です。しかし、ストレスの多い1日を終えた後、冷蔵庫の中にあなただけのために冷えている1本のビールを見たとき、「う～ん、冷たいビールはきっとすばらしくおいしいだろうな。どんな味がするか想像できる。テレビでスポーツ番組をみながらビールを飲めば、リラックスできるだろうな。1本ぐらい飲んだところで、どういうことはないだろう。今日は忙しい一日だったから、リラックスする資格はあるだろう。

それに、いつも清らかな生活を送る意味は一体どこにあるのだろう？」と言う声があなたの頭の中に聞こえてくるでしょう。

同じように、もしあなたが太り気味であれば、「数ポンド痩せたら、すっきりしたセクシーで健康な自分を感じることができて、どんなにすてきだろう」と心の中でつぶやくかもしれません。しかし、事実は、バカバカしいダイエットに励み、毎日の運動を始める気などないのです。結局のところ、ダイエットや運動は欠乏や訓練がつきものなのですから、そんなものを誰が望むでしょうか？

もし、あなたが誘惑的思考に反論できないのであれば、どんな技法や治療計画も成功する確率はゼロになります。喩えて言えば、結局のところ劇場へ入るには、まず切符を買わなければなりません。しかし良いニュースがあります。こうした思考を打ち負かす方法を習得すれば、ほとんどあらゆる技法や治療計画を成功させることもあなたには可能になるのです。

第十六章　反先延ばし技法

不安は、あなたの人生に数多くの問題を引き起こします。その中の1つに、先延ばしがあります。あなたは、論文の作成、勉強、所得税申告書の提出などの課題を考える度に、非常に不安になり圧倒されてしまうため、実行を先延ばしにしてしまうのです。あなたは、「今はそのときではない。もう少し気分が乗るまで待とう」と心の中でつぶやきます。しかし、いつまでたっても気分は乗りません。そして、先延ばしにすればするほど不安は増し、罪責感は募ります。不安が先延ばしにつながり、先延ばしがさらに多くの不安をもたらす悪循環に、あなたは陥ってしまうのです。

うつもまた、先延ばしを引き起こします。うつ状態にあるときは、意欲や活力、人生への興味などが失われます。すべてが難しくやり甲斐なく思えて、あなたは何もせずに座ったままの時間を過ごします。そして、さらに気力は落ち込み、うつは悪化し、結果として先延ばしがさらに進むという悪循環がここでも始まるのです。

前章では、逆説的メリット・デメリット分析と悪魔の代弁者という、先延ばしの克服に役立つ2つの技法を学びました。この章では、先延ばしの悪循環を打破し、より生産的かつ創造的になるため、さらに以下の技法を学びます。

1. 満足度予想技法
2. 大きな仕事のための小さな歩み技法
3. 反先延ばし技法
4. 問題解決技法

満足度予想技法

第8章で紹介した、不安に悩む教授のネイトを覚えているでしょうか？　彼は、何ごとも完璧に終わらせられなければ、まったくの無価値に等しいという信念をもっていました。満足度予想表を用いたネイトは、人生の最大のやり甲斐は、壊れた配管の修理、森の中の散歩、息子とのスカッシュなど、彼が普通にしかできない活動から得られることを発見し、驚きました。対照的に、彼が「完璧に」行っていた活動のいくつかは、ストレスが多く、やり甲斐がないとの結果が示されたのです。

満足度予想表用紙は403頁に記載されています。「活動の内容」の欄には、喜び、学習、自己成長などを潜在的にもたらす活動の予定を記入します。友人との映画鑑賞や散歩など、他人と一緒に行う活動だけでなく、ジョギングや机の整理のように自分1人で行う活動も含めることに留意してください。「一緒に行う人」の欄には、それぞれの活動を誰と行うか記入します。自分1人で行う活動の場合、ここには「自分と」と記入します。これは、あなたが「1人」になることは決してないこと、あなたはつねに「自分と」一緒であることを覚えておくためです。

「予想される満足度」の欄には、それぞれの活動がどのくらいの満足度をもたらすと予想されるか、0％（最小の満足度）から100％（最大の満足度）で書き入れます。この予想度は、活動開始前に記入してください。そして、それぞれの活動終了後に、「実際の満足度」を、0％から100％で評価し書き入れてください。

この表で得られたデータの分析で、数多くの興味深い点を発見することができます。まず、実行した活動の予想満足度と実際の満足度が比較できます。一般に、数多くの活動が、予想よりもはるかに多くのやり甲斐と満足感をもたらすことを、あなたは発見するでしょう。この発見は、活動への意欲をさらに高める可能性を秘めています。

うつ状態にある人の多くは、昔楽しんだことのある活動の再開を避けています。なぜなら、「あんなことはもう楽しくない。今やっても楽しめないことは分かっている」と考えるからです。結果として、ほとんど何もせず、より深いうつ状態におちいり、「なんてことだ。思ったとおり人生なんて本当に報いのないものだ」と考えてしまいます。しかし、この考えには先読みの誤りが含まれています。彼らは、非現実的な予想を行っていますが、その妥当性を検証しようとしないため、それが歪んでいることを認識していないのです。

また、1人で行う活動から得られる満足と、他の人と共に行う活動から得られる満足とを比較することもできます。多くの人が、自分1人の活動を通じて最も幸せな時間を発見していきます。これは、本当の幸せは他の人たちと共にいることからのみ得られるという信念の誤りを証明しています。

小説家のレイモンドは、彼の処女小説の筋書きを完成させるのにとても苦労していました。彼は、コンピュータの前に座り画面をにらんだまま、一行も書けない数時間を過ごしていました。問題の一端は、映画俳優をしているレイモンドの弟が一夜にしてスターになってしまったことにもありました。レイモンドは弟を誇りに思っていましたが、自分も同じように華々しい業績を挙げなければならないというプレッシャーを感じていました。彼は、最も大きな成功を収めることを長男の義務と感じていたのです。

しかし、弟の成功は、成功の基準をほとんど達成不可能なまでに高めてしまいました。レイモンドが弟と一緒に外出すれば、いつも高級レストランで食事をし、パパラッチにつきまとわれ、弟のファンが群れをなしてサインを求めてきました。弟は、テレビのトークショーにほとんど毎週出演してインタビューを受けていました。

レイモンドは、信じられないような成功の達成をいつも夢見ていました。そして、「アメリカを代表する偉大な小説」を書き上げるまでは、充実感も生き甲斐もないと心の中でつぶやいていました。彼は、その達成不可能な目標が彼の創造力を阻害し、業績への強い不安の原因となっていることを自覚していましたが、「ビューティフル・ピープル」のみが味わうことのできるレベルの喜びや満足が実際に存在するという考えを捨てきれずにいたのです。彼は、少なくとも弟と同程度の成功を収めない限り、真実の幸せを得ることはないと思いこんでいました。

私はレイモンドに、彼の信念である「私は、アメリカを代表する偉大な小説を書き上げるか、目の覚めるような業績を挙げない限り、本当の幸せや充実感を得ることはない」を満足度予想表の上段に記入し、その後で、翌週の活動計画を書き込み、それぞれの満足度を予想するよう伝えました。

レイモンドが計画した活動の1つに、6歳になる姪を誕生日に動物園へ連れてゆく、という項目がありました。レイモンドは彼女が大好きだったので、この活動の満足度を70％と予想しました。当日、彼らは何も特別なことはしませんでしたが、とても楽しい時間を過ごしました。そのため、彼はこの動物園訪問の事後満足度を99％と評価しました。このことは、目の覚めるような業績を挙げない限り本当の幸せや充実感を得ることはない、という彼の信念とはまったく相容れないものでした。実際には大きな喜びを与えてくれる「普通の」活動をすべて見逃していたことに、レイモンドは気づいたのです。その結果、彼は頑張り続けることを止め、よりリラックスした自分を感じるようになりました。逆説的に、このことが彼の独創性を高め、間もなく彼は小説の執筆に没頭し始めたのです。

満足度予想法は、目立たない技法ですが、深遠な哲学的考えによって裏づけられています。ときどき私たちは、自分が「特別な」存在であるべきと考え、目覚しい業績を挙げる必要性に取りつかれます。そうしなければ、他人より劣り、平凡で満たされない生活を送る二流人間になってしまう、と恐れているのかもしれません。あるいは、愛されることの必要性や全員からの同意を得る必要性など、別の種類の「必要性」に注意を集中させて、自分にはこうしたことが必要で、さもなければみじめな一生を送ると自分に言いきかせているかもしれません。

しばしば最も記憶に残る経験は、まったく普通なものであり、毎日のあらゆる瞬間が、深い満足感をもたらす可能性に満ちています。満足度予想技法は、この考えを感情的現実に変換する一方法に過ぎません。

満足度予想表

信念

活動の内容 喜び、学習、自己成長の可能性がある活動予定を記入してください	一緒に行う人 1人で行うときは「自分と」と記入してください	予想される満足度 それぞれの活動の前に0～100％で記入してください	実際の満足度 それぞれの活動の後に0～100％で記入してください

大きな仕事のための小さなステップ技法

大きな計画に取り掛かるとき、あまりにも多くのことを一度にやり遂げようとして、自分をおしつぶしてしまうことがあります。その結果、すべてを諦めてしまうことになり、予定していた仕事がまったく手につかなかったり、ほとんど何もできなかったりで終わってしまうことがあります。例えば、あなたが期末レポートを完成させなければならないとしましょう。するとあなたは、図書館へ行き、論文の主題に関連した書籍20冊を午後一杯かけて読まなければならない、と考えるかもしれません。しかし、この課題があまりにも圧倒的なので、あなたは論文を書き上げる代わりに、友だちと駄弁《だべ》ってしまうのです。

そうならないために、あなたは、複雑な課題をそれぞれが数分で終了する小さなステップの連続に分解することができます。そうして、すべてを一時にやり遂げようとせずに、1つずつのステップの実行に注意を集中すればよいのです。期末レポートの作成を例にとれば、あなたはそれを以下のように分解することができます。

ステップ①図書館まで自転車に乗って行く。
ステップ②コンピュータで参考文献を検索する。

ステップ③参考文献リストを印刷する。
ステップ④最初の参考文献を探し出す。
ステップ⑤ざっと眼をとおす。
ステップ⑥結論の主旨を索引カードに簡単に要約する。

一度始めてしまえば、先へ進む意欲を生む達成感をあなたは感じるでしょう。私の場合、ある課題の最初の1~2ステップだけ行うつもりで始めたのに、結局数時間課題にかかりきりになってしまったことが度々ありました。

あなたは、先延ばしにしていた課題のことを考えるとき、「その課題をこなす時間がない」と心の中でつぶやいているかもしれません。それは、あたかも見えない壁あるいは力があなたを遮り、引き留めているかのように聞こえます。しかし、あなたが本当に言いたいことは、「やりたくない」なのです。「できない」と「やりたくない」は、同じではありません！　大きな仕事のための小さなステップ技法は、この違いを明確にします。私がかつて治療した患者さんに、うつ状態の医師ペリーがいました。彼は、朝の起床を先延ばしにし、毎朝起きて病院へ行き回診を行わなければならないのに、ずっと寝続けていたのです。そして、朝寝の後ようやく起床し、昼食をとってから回診を行っていました。結果として、彼はつねに遅れた予定を挽回するためにせわしなく働き、ストレスの多い日々を送っていました。

ペリーは、いくつかの目覚ましを使うなどして、あらゆる手段を尽くしている、と説明しました。目覚ましを1つずつベッドから離して置き、アラームの鳴る時間の間隔をあけて試したものの、成功しなかったそうです。なぜなら、最初のアラームで目を覚まし、起きてすべてのアラームを解除し、再びベッドに戻って深く心地よい眠りについてしまったからです。

ペリーは何年もの間、この繰り返しから抜け出せずにいました。どうやっても朝起きることができずにいるので、私に助けて欲しいと言うのです。私は、喜んで手助けしたいと答えましたが、どんな種類の助けが必要なのかを明確にしたいと思いました。彼が助けを求めている問題とは、具体的に何なのでしょうか？　彼は、その点はすでにはっきりしているはずと答えました。朝、ベッドから起きることができるよう私の助けが必要と言うのです。

私は、喜んで手助けしましょうと伝え、起床をステップに分割することを提案しました。そうすることで、どのステップに助けが必要なのかを確認できるからです。彼は最初にどんなことをすれば良いのでしょうか？　その次に行うことは何でしょうか？　私たちは、以下の6ステップを考え出しました。

① 目をあける。

②右脚をベッドの端まで動かす。
③左脚をベッドの端まで動かす。
④ベッドの端に座る。
⑤ベッドの脇に立ち上がる。
⑥洗面所へ歩いて行く。

私は、「最初のステップでは助けが必要ですか？」とペリーに尋ねました。例えば、目を覚ましてもまぶたがとても重く、くっついてしまったように感じているのでしょうか？　彼が、まぶたを力ずくでこじあけようとしても、それは凍結したかのように閉じたままなのでしょうか？

ペリーは不思議そうな顔をして、目をあけることができなかったことは今までにない、と言いました。「わかりました。それではたぶん、第②および第③ステップの、右脚そして左脚をベッドの端まで動かすところで助けが要るのでしょう。あなたは朝、とくに脚部に硬さや重たさを感じますか？　たぶん診察室でもその練習ができるでしょう。ここで左脚を前後に振ってみて、どんな状態か私に見せてください」と私は言いました。

ペリーは、これに腹を立てた様子で、ベッドの端まで脚を動かすことぐらいできる、と言いました。そこで私は、「ペリー、私の質問をバカバカしいと思ったのであれば謝ります。私は本心からあなたを助けたいのです。しかし、正確にどのような助けがあなたに必要なのか、まだ私には分からないのです。あなたは、それを明確に示すことができますか？」と尋ねました。

ペリーは、「わかりました。私が助けを必要としているのは、毎朝すべての目覚まし時計を止めてしまい、起床して服を着る代わりにベッドに戻って寝てしまうという事実をなんとかすることなのです。先生は私を助けることができますか？」と言いました。もしあなたが、ペリーを担当する精神科医だとしたら、大きな仕事のための小さなステップ技法を用いて、どのように彼を起床させ、服を着させることができますか？　先に進む前に、あなたの考えをここに書き出してください。

答え

私たちは、再び課題を小さなステップに分解しなければなりませんでした。ペリーが目覚まし時計をすべて止めて二度寝せずに起床し服を着るためには、彼が最初にやらなければならないことは何でしょうか？　そうです。彼は、右脚をベッドの端まで動かし、そして次に左脚を動かすなどの動作を行わなければなりません。ここでも、そのリストは、完成させたばかりの上記リストそっくりになったのです！

ペリーが期待していたのは、毎朝起床する意欲を湧かせる魔法の技法を私がもっているのではないかということでした。そうであれば、彼の先延ばし問題は、呼吸することと同じくらい簡単に解決したことでしょう。しかしそれは、石を水に浮かせたり、宝くじを当てることと同様、私にはできない相談でした。ペリーは、疲れているときに朝起きたいと思うことなど決してないでしょう。彼の望みは、ずるずると寝続けることなのです。

先延ばしをする人の多くは、なぜ自分が先延ばしをするのかその理由を分析したがります。彼らは、「なぜ私はものごとを遅らせたりするのだろう？　なぜ、意欲が湧かないのだろうか？　なぜ朝ベッドから起き上がることができないのか？　子供の頃の何が原因でこんな怠け者になってしまったのだろうか？　両親は私にプレッシャーをかけすぎたのだろうか？」などの疑問をもちます。たとえ先延ばしの原因が発見できたとしても、あなたの人生は本当に変わるのでしょうか？　対照的に、ステップごとに課題と取り組む場合には、意欲が高まり、先延ばしのそもそもの原因など気にならなくなります。

先延ばしをする人が犯す最大の過ちの1つは、インスピレーションが湧くまで待つということです。あなたは、「自分がもっと気分が乗ったときにやろう。今はその気分ではない」と心の中でつぶやくかもしれません。しかし、意欲と行動のどちらが先にあるべきでしょうか？

先延ばしをする人の多くは、意欲が先で行動は後と考えています。多くの成功を遂げた人たちは、それが逆であることを知っています。行動が先にきて、意欲はその後についてくるものなのです。彼らは、何かを始めるのに「気分が乗る」まで待っていたりはしません。気分が乗ろうが乗るまいが、彼らはまず前進し、それをやり遂げるのです。

気に入らない課題に取り掛かる気分になるまで待っていると、あなたは永遠に待つことになるでしょう。私は、自分が先延ばしにしていたことに着手するときは、いつも不安を感じます。課題に十分取り組んで、初めて私には意欲が湧くのを感じます。本来の疑問は、「この課題が私にはできるだろうか？」ではなく、「私はこの課題に着手する気はあるのだろうか？　私にとってそれを成し遂げることは、どんな価値があるのか？」ということなのです。

反先延ばし技法

この技法は、大きな仕事のための小さなステップ技法に似たものですが、こちらのほうが多少複雑です。まず、あなたにとって複雑で圧倒的な課題を、細かく簡単なステップに分解し、443頁の反先延ばし表の左上の欄にリストアップしてください。上から2番目の欄には、各ステップがどの程度難しいと予想されるかを、0％（まったく難しくない）から100％（圧倒的に難しい）までの尺度で評価し記入します。その次に、各ステップの満足度を、0％（まったく満足しない）から100％（非常に満足）までの尺度で予想評価し記入します。次に、課題をステップごとに実行します。そして各ステップの実際の難易度および満足度を、同じ0から100％までの尺度でそれぞれ事後評価し記入します。

通常は、課題が予想したよりもずっと容易でやり甲斐があることを発見するはずです。「この課題はとても難しいだろう」あるいは「この課題は私には耐えられない」など、あなたが抱える数多くの否定的思考の誤りが、この方法で証明されます。そして、あなたの気分に生じた変化は、さらに意欲を高めてくれます。

ペンシルバニア大学に在学中のヨランダという学生は、「不完全履修」の評価を受けた哲学の授業に及第するため、期末レポートを書き上げようと過去2年間努力を続けていました。彼女は一生懸命努力しているものの、論文を仕上げることはできそうにありませんでした。ヨランダは、論文を完成させなければ卒業できないことを知っていました。しかし、論文のことを考える度に、自分には独創的な考えがまったくなく、論文にとりかかるには欲求不満があまりにも大きいと心の中でつぶやいていたのです。結果として論文には着手せず、ネットサーフィン、ビデオゲーム、テレビなどに多くの時間を費やしていました。

私はヨランダに、彼女がうまく行ったと考える治療面接とはどのようなものですか、と質問しました。彼女が面接を終え、「今日は本当にすばらしい治療面接だった」と思うようなとき、どんなことが面接中に起きたのでしょうか？

ヨランダは、「論文にとりかかる意欲満々で私が診察室を後にするときでしょう」と言いました。あなたは、ヨランダのこの治療目標についてどう考えますか？　それが妥当なものと思いますか？　この先へ進む前に、あなたの考えをここに書き出してください。

反先延ばし表

活動 課題を数分で実行できる小さなステップに分けてください。	予想する難易度 （0％〜100％）	予想する満足度 （0％〜100％）	実際の難易度 （0％〜100％）	実際の満足度 （0％〜100％）
1.				
2.				
3.				
4.				
5.				
6.				
7.				

✿ 答え

私の考えでは、哲学のレポート作成にとりかかり、作業が進んだ後でなければ、ヨランダには意欲満々になる資格はないと思います。また、彼女がまったく熱意や興奮を感じることなく、論文を完成させ、提出して卒業することも考えられます。

先延ばしをする人は、難しく不愉快な課題を楽しく行う資格が自分にはあると考えがちです。彼らは、人生はつねに気楽で刺激的なものであるべきと感じているのです。ちょっと待ってください！　人生はそんなものではありません。人生はつねにやり甲斐に満ちている、と定めた規則など存在しないのです。所得税申告書の記入、机の上に3年間たまっていた書類のファイルなどの課題は、決して楽しいものではないでしょう。

ヨランダが論文を書き上げたいのであれば、その過程をいくつかの小さなステップに分解し、各ステップの難易度と満足度を、０％（まったく難しくない／まったく満足しない）から１００％（非常に難しい／非常に満足）までの尺度で予想すればよいのです。次に、どんなに不安や苛立ちを彼女が感じようとも、最初の数ステップをまず行います。この数ステップを完成した後、彼女は実際の難易度と満足度を記録します。おそらく最初のうち、幾分かの罪責、不安、苛立ちなどを感じるかもしれません。しかし彼女は、自分が記録した評価点に驚くはずです。時間の経過とともに、彼女の否定的感情は減少し、満足感は増加するでしょう。

問題解決技法

ここであなたが、ずっと先延ばしにしてきた課題に着手する気分になったと想像してください。課題の候補は、机の上の整理、ガレージの清掃、ファイリング、芝刈り、あるいは運動でもかまいません。課題を選びその内容をここに記入してください。

次に、あなたはそれをいつ始めたいと考えていますか？　その日をここに書いてください。

あなたが「明日」とか「来週」と記入したのであれば、私に支援できることはありません。あなたが今日から始める、という場合のみ手助けすることができます。それを明日まで延ばす、ということ自体に問題の本質があるのです。あなたは、今日その課題に着手しますか？　もし答えが「はい」であれば、何時からそれを始めるかをここに書いてください。具体的な時間を指定します。

仮にあなたが、午後3時から机の整理を始めることに同意したとします。次に、あなたはそれを3時から5分間などの限られた時間だけ作業するつもりかどうか自問し、その答えを以下の括弧の中に○印で記入してください。

● いいえ（　）
● たぶん（　）
● はい（　）

もしあなたが、5分なんてバケツに落ちる一滴の水に過ぎないと言うのであれば、私は「千里の行《こう》も足下に始まる」という古い中国のことわざを紹介しましょう。最初からあまりにも多くを行おうとすれば、課題に圧倒されてそれを避けるようになるでしょう。そうなったら、何も進みません。しかし、嫌な課題も5分間ならなんとかなります。そして一度始めてしまえば、気分が乗ってさらに先まで進む可能性は少なくないのです。５分間をこなすことができれば、割り当て分は１００％完了です。そして、罪責感なく作業をやめる資格があなたに生まれます。それ以上続けようと思えば、それは思いがけない収入となるでしょう。

午後３時からの５分間、課題にとりかかることにあなたが同意したら、以下の問題解決表の上段の欄に、想像できる範囲で課題遂行の障害をすべて書き入れてください。例えば、さっき電話がかかってきた友だちにはまだ話がある、あるいは、本当に今日は気分が乗らないから明日にしよう、などとあなたは心の中でつぶやいているかもしれません。そうした問題をすべて羅列したら、表下段の欄に項目それぞれの解決策を記入します。この段階では、私の手助けは必要ないでしょう。なぜなら、解決策は普通かなり明らかなものばかりだからです。今すぐに記入してください。ブランクの問題解決表に続いて、記入例が記載されています。

問題解決表

問題	解決策
1.	1.
2.	2.
3.	3.
4.	4.
5.	5.
6.	6.
7.	7.
8.	8.

問題解決表

問題	解決策
1. 誰かから電話がかかってくるかもしれない。そうなると、私はその相手と話さなければならないと心の中でつぶやくだろう。	1. いま手が放せないから、少したってからコールバックする、と私は電話の相手に伝えることができる。
2. 何か重要な事件が起きていないか、テレビニュースをみなければならないと心の中でつぶやくだろう。	2. CNN放送では24時間ニュースを放映しているから、課題を済ませてからニュースを見ることができることを憶えておけばよい。
3. 私の子供が助けを必要とするかもしれない。	3. 子供たちは5分くらい待つことができる。私は彼らの奴隷ではない！
4. 今日はその気になれないから明日にしよう、と私は決めてしまうかもしれない。	4. 明日がもっと良い日とは限らない。課題を始めなければ気分が乗ることはないだろう。
5. 私はお腹が空いてしまい、まずおやつを食べて十分な活力を蓄える必要があると決めてしまうかもしれない。	5. 机の整理を5分行う前に何か食べる必要はない。ボストン・マラソンに参加するわけではないのだから、空腹で倒れることはないだろう！
6. 疲れきってしまわないように、横になってしばらく休養しようと私は決めてしまうかもしれない。	6. このままずっと先延ばしを続けていると、疲れて、意気消沈してしまうだろう。一度始めてしまえば、たぶん元気な自分を感じることができる。

7. まず屋外で運動をしてからとりかかった方がいい、と私は心の中でつぶやくかもしれない。	7. 運動は大切だが、机の整理を5分だけやった後でもできる。
8. 私は、それが考えていたほど重要ではないと決めてしまうかもしれない。	8. たぶん机の整理は人生で最も大切なことではないだろう。しかし、とりかかることができれば、それはすばらしいことだ。

（続き）

患者さんたちがすべての問題の解決策を見つけ出し問題解決表を完成させたら、私は、最後に宿題を1つ出します。彼らが、先延ばしにしてきた課題を当日の午後3時から5分間実行することに同意したら、私の留守番電話に午後3時5分に伝言を残してもらうのです。伝言は、「任務完了」または「私は頑なに拒否した」のいずれかのメッセージです。

患者さんのほとんどは、電話連絡に同意しますが、中には連絡を拒否する人も何名かいます。彼らは、電話連絡などバカげていて不必要だと言います。過去何年もの間、私への電話連絡に同意した患者さんたちは、例外なく「任務完了」との伝言を留守番電話に残していました。対照的に、連絡を拒否した患者さんは、例外なく課題の実行に失敗しています。私は、この電話連絡をモチベーションを確認する最後のテストと位置づけています。患者さんたちの電話連絡への同意は、すなわち、彼らは課題遂行の準備ができていて、意欲があり、遂行可能であることを示しているのです。

この技法を裏づける考えは、とても簡単なものです。問題の解決を妨げる見えない障壁は存在しないし、問題解決に要領の良さは不要です。したがって、本当の問いは、「あなたには電話連絡をするつもりがありますか？」なのです。

第三部

曝露モデル

第十七章　古典的曝露

～チベットの死者の書から～

１９５０年代には、行動療法と呼ばれる新たな治療形式が、精神分析療法と競合し始めていました。行動療法において基盤とされている考え方は、人々が分析医の長椅子に横たわり、自由連想や過去の探求をするよりも、より短時間で直接的に問題となる感情や行動の修正方法を学ぶことができるというものでした。行動療法家は、一般に障害の原因を認識することが助けにはならないことに気づいていました。彼らは、単に不安な人々を恐怖の対象に曝露することで、しばしば恐怖は克服されることを発見したのです。例えば、あなたにヘビへの恐怖があるとしましょう。セラピストは、無害なガーターヘビを手にもつことをあなたに勧めるかもしれません。当初は、洪水のように押し寄せる強い不安をあなたは経験するでしょう。しかし、長時間ヘビを手にしていれば、最終的に恐怖は小さくなり、やがて消失していくのです。

患者さんを恐れの対象へさらすことは、ひんぱんに治癒をもたらします。行動療法家は、さまざまな曝露技法を開発し、現在それらの技法は、あらゆる不安障害の治療で非常に重要な役割を果たしています。しかし、私は、「行動療法（Behavior Therapy）」という名称を好みません。なぜなら、それは非常にあいまいだからです。ほとんどすべてのことが、行動と見なされます。私は、より記述的な「曝露療法（Exposure Therapy）」という名称を好んで使います。

曝露療法は、チベットの死者の書に記されたある言い伝えに基づいています。この伝説によれば、私たちは死後、暗い場所で目覚めるとされています。そして暗闇から、突如恐ろしい怪物が現れます。それは、私たちが過去に抱いた最も恐ろしい恐怖をすべて代表する怪物です。私たちは、1人ひとり異なる恐怖と脆弱さをもつため、その怪物も各人各様で異なります。

その怪物が現れたとき、あなたには選択肢が2つあります。1つは逃走を試みること、もう1つは降参することです。逃走を選択する場合、あなたはかろうじて逃げ出すことができますが、再び暗闇の中に迷ってしまいます。

暗闇の中からは、2番目の怪物が現れます。この怪物もまた同じくらい恐ろしいものですが、最初の怪物ほどではありません。そして、逃走あるいは降参かという同じ選択肢があなたには与えられています。逃げ出すことを選んだ場合、あなたはすぐにまた暗闇の中に迷うことになります。逃走する度に、新たな怪物が恐ろしい姿を現します。怪物の恐ろしさは、現れる度に前の怪物に比べ僅かずつ減るのですが、それからかろうじて逃げられることには変わりありません。

この言い伝えによると、あなたが対決しなければならない怪物の数は、あなたが死んだ月の日数によって異なります。死んだ月が1月ならば、合計31匹の怪物が現れます。1月は31日まであるからです。すべての怪物から逃げおおせた場合、あなたは虫けらのような卑しい存在に生まれ変わります。しかしあなたが、いずれかの怪物に降参した場合、より高いレベルの存在に生まれ変わります。より恐ろしい怪物に降参するほど、あなたがその次に生まれ変わるステータスは高くなります。

最初に現れた、最も恐ろしい怪物に降参した場合、2つのことが起きます。1つは、怪物が単なる幻想で、本物ではないことがわかり、最初から恐れる必要などなかったことをあなたは悟ります。怪物には牙がなかったことをあなたは知るのです。これは、信じ難い勝利です。この発見があまりにも愉快なので、あなたは笑ってしまうことでしょう。なぜなら、あなたの恐怖は、すべての前世を貫いた厖大な宇宙的冗談だったからです。

2つ目に、あなたはもう二度と輪廻転生する必要がなくなることです。生まれ変わる代わりに、涅槃のような、さらに高い存在の次元へとあなたは運ばれます。これは1つの言い伝えに過ぎないものの、この中にはたくさんの真実が含まれています。もし、恐怖からの完全な解放を望むのであれば、あなたは最も恐れている怪物と対決しなければなりません。これは曝露療法の本質です。回避は不安を存続させ、曝露は治癒をもたらします。

しかし、不安を抱える人々の多くが、恐怖の対象を回避します。結果としてその人たちが、悟りや安心を経験することは決してありません。高所恐怖のある人は、めまいがしたり不安になるため高い場所を避けます。シャイな性格の人は、他人との接触を避けます。さもないと、不安や不適格感を感じるからです。回避は、あなたの恐怖を煽り、不安を膨張させます。あなたが治癒を望んでいるのなら、最も恐れている対象に直面しなければなりません。この規則に例外はありません。

曝露には3つの種類があります。古典的曝露、認知的曝露、そして対人曝露です。次の表が示すように、恐怖の性質によって用いる技法は異なります。古典的曝露には、実際の恐怖との対決が含まれます。この技法は、飛行機、血液、エレベーター、閉所、動物などへの恐怖症にとくに有効です。また古典的曝露技法は、強迫性障害およびその他の不安障害の治療においても、重要な役割を担っています。

曝露技法の選択

	古典的曝露	認知的曝露	対人曝露
慢性の心配		○	
パニック発作		○	
広場恐怖	○	○	
恐怖と恐怖症	○	○	
対人恐怖	○	○	○
トイレ不安	○	○	
テスト不安	○	○	
スピーチ不安	○	○	○
パフォーマンス不安	○	○	○
強迫観念と強迫行為	○	○	
心的外傷後ストレス障害		○	
健康への心配（心気症）	○	○	
容姿への心配（身体醜形障害）	○	○	○

認知的曝露は、最も恐れている対象と心の中で対決することが含まれます。認知的曝露技法は、慢性不安、パニック発作、外傷後ストレス障害、強迫性障害、恐怖症、広場恐怖、気おくれ（シャイネス）、スピーチ不安、身体醜形障害など、実質的にあらゆる種類の不安治療に重要な役割を果たします。

対人曝露には、他人にかかわる恐怖との対決が含まれます。その目的は、気おくれ（シャイネス）やスピーチ不安、そして就職面接への不安など、社会的不安の克服にあります。第23章では、身体醜形障害治療における対人曝露技法の有用性に触れます。

すべての形態の曝露には大きな勇気が必要となりますが、その結果は、耐えねばならない不愉快さを補って余りある価値をもたらします。この章では、段階的曝露、フラッディング（情動氾濫療法）、曝露反応妨害法、ディストラクション（気をそらすこと）などの古典的曝露技法を学びます。

段階的曝露

私が精神科で教える学生の1人、アンソニー－マスコラ博士が最近治療した患者さんに、マグダレイナという名の38歳の女性がいました。彼女は、血液および尖端恐怖症をもっていました。

マグダレイナの夫が肝臓移植のため入院したとき、彼女の障害は頂点に達しました。病院で看護師が包帯を替え、採血を繰り返し、静脈経由で投薬する間、夫のベッドサイドで彼女は長時間を過ごさなければなりませんでした。マグダレイナは、その間常にパニック感と闘い、また失神しかけたことも何度かありました。

血液恐怖症をもつ人は、針、血液または流血などに曝露されると、しばしば失神します。しかし、この問題を防ぐ簡単な方法があります。自分が失神しそうだと感じたら、ちょうどジムで重いバーベルを持ち上げるときのように、腕、脚、顔などの筋肉をきゅっと締め、緊張させるのです。次に、それらの筋肉をリラックスさせます。それからまた緊張させます。これを数回繰り返すと、脳への血流量が改善され、通常は失神を防ぐことができます。また、ヴァルサルヴァ操作も有用との報告があります。ヴァルサルヴァ操作とは、口や鼻を閉じて強制的に呼気を行い、一時的に血圧を上昇させ心臓から送り出される血流量を増加させるものです。

マグダレイナは、夫を病院に見舞うたびにパニックや失神におびえることを望んではいませんでした。そのため、彼女の血液および尖端恐怖症克服意欲は非常に高いものでした。彼女とマスコラ博士は、段階的曝露を試すことに決めました。

彼らは、以下のような不安階層表を作成しました。ご覧のように、それは血液および針などの尖端物に関して不安感をもたらすさまざまな状況を、レベル１（最も不安が低い）からレベル10（最も不安が高い）までの尺度で評価し、リストアップしたものです。マグダレイナの不安階層表の第1項目は、彼女が採血を待つ状況です。これは、認知的フラッディングと呼ばれます。認知的フラッディングとは、不安の対象をできるだけ生々しく想像し、不安と闘ったり抑えたりせず、洪水のような不安で自らを浸すことを言います。認知的フラッディングは、実際には認知的曝露技法の1つです。この技法については、次章でさらに詳しく紹介します。

マグダレイナの不安階層表

あなたの不安を説明してください（血液および尖端恐怖症　　）

不安の対象を、レベル1（最も不安が低い）からレベル10（最も不安が高い）で評価しリストアップしてください。

レベル	不安の対象
1	私が採血の順番を待っているところを想像する。採血室と検査技師の様子を思い描く。アルコール消毒の臭いを想像する。検査技師が止血帯を装着する様子そして採血針を注入する様子を思い描く。採血管に血液が満ちて行く様子を見守る。恐ろしい！
2	私が過去に採血されて失神したときの経験を、詳細に記述する。
3	治療面接の間に、ゴムの止血帯、採血管、消毒綿など、血液採取に用いられる器具を見る。

4	採血針を含む採血器具に手で触る。
5	キャップをかぶせたままの採血針を腕に当てる。
6	採血針のキャップを外し、腕に当てる。
7	採血室へ行き、他人が採血されている様子を見学する。
8	採血の様子を見ないようにして、採血をしてもらう。
9	採血の様子を見ながら、採血をしてもらう。
10	血液銀行に1パイントの血液を献血する。

マスコラ博士は、マグダレイナに目を閉じてリラックスするように言い、彼が語る情景を思い描くよう言いました。彼は以下のように語りました。

「あなたが臨床検査室で採血の順番を待っているところを想像してください。検査室が見えますか？静脈採血士がいま検査室に入ってきました。彼は、トレーに器具を載せています。そこには、止血帯、消毒綿、採血管、採血針などが見えます。彼は緊張している様子で、自分は医学生ですとあなたに伝えます。

彼は、あなたの腕に止血帯を装着し、静脈を膨張させるためにこぶしを握るよう指示します。いま彼は、あなたの腕をアルコール綿で消毒しています。アルコールの臭いがしますか？　彼は、静脈の位置を確認しています。そして、採血針を袋から取り出しました。あなたは、針の先端を見ます。彼が針を腕に向けて移動しました。いま針を刺す直前です。

彼は針を腕に刺しましたが、静脈から外れてしまいました。彼は、静脈を見つけることができません。申し訳ないと彼は言い、まだ採血の経験が1～2度しかないことを説明します。そして、もう一度やり直すと言いました。」

マグダレイナの不安は、１００％レベルに急上昇しました。マスコラ博士は、面接の間ずっとこの技法を続けました。面接が終わる頃になっても、想像して生じた大きな不安はおさまりませんでした。

マスコラ博士は、マグダレイナに、毎日15分は家でこのシーンを想像するよう伝えました。数回の自己練習を行った後、マグダレイナは不安が減少したことに気づきました。ほどなく、彼女がそのシーンを想像しても、不安を引き起こすことはもやは不可能になりました。

次にマグダレイナは、不安階層表のレベル２に挑戦しました。彼女は、過去に採血されて失神したときの経験を詳細に記述しました。それまでは、不安があまりに大きくなるために、その出来事を決して思い出すまいと心に決めていたのです。記述を始めた彼女は、不安を感じましたが、20分後に書き終えたときには、不安はほぼ完全に消え去っていました。

マグダレイナは、不安階層表レベル3に挑戦しました。マスコラ博士は、実際の採血器具をいくつか診察室に持ち込んで面接を行いました。マグダレイナは、それまでそうした器具を目にすることはあっても、実際に触れることはありませんでした。彼女の不安は100%に上昇しましたが、数分後にはあまり不安を感じずに器具をながめることができるようになりました。

さらに彼女は、数分にわたって器具を操作し（レベル4）、キャップをはめたままの採血針をマスコラ博士に持たせ、彼女の腕にじかに触れさせました（レベル5）。またも彼女の不安は100%に上昇しましたが、5分以内にはほとんど0%に下がりました。次に彼女は、キャップを外した針をマスコラ博士に持たせ、彼女の腕の内側に触れさせました（レベル6）。彼女の不安は100%に上昇しましたが、すぐにまた0%に下がりました。

マグダレイナは、1人で地元の病院の臨床検査室へ行き、他の人々の採血の様子を観察して恐怖の階層のレベル7を済ませました。臨床検査室へ入ったときに感じた強い不安は20分以内に治まり、まったく不安を感じることなく他人の採血を見学することができました。

その次の回の面接で、マグダレイナはマスコラ博士と共に臨床検査室を訪れ、彼女の血液検査を行いました（レベル8）。彼女は、人生で初めて失神せずに採血を終えました。採血の過程をすべて自分の目で確認しようと決心した彼女は、実際に全過程を緊張せずに見終えることができました（レベル9）。マスコラ博士は非常に喜んで、帰宅後電話で私にそのグッドニュースを伝えてくれました。精神保健の専門家として本当に喜ばしいことの1つは、何年もの間苦しんできた患者さんの障害克服を目撃することです。うつや不安に悩むすべての人に、こうした克服が可能と私は信じています。

マグダレイナは、不安階層表レベル10への挑戦準備が整ったと言いました。すなわち、サクラメントの自宅近くにある血液銀行への献血です。献血するには、静脈に針を刺したまま30分間横になっていなければなりません。その間マグダレイナは、採血針から血液が採血管へ流れていく過程を、最初から最後まで観察するよう努力しました。彼女は、めまいや不安をまったく感じませんでした。

マグダレイナは、大喜びでした。血液銀行への献血を終えた彼女は、移動献血車の手伝いのボランティアを募集する貼り紙を見て、「よし、やってみよう！」と決心し、その場で登録を済ませました。彼女の血液および尖端恐怖症を考えると、これは驚くべきことのように思えます。しかし、不安を克服したときには大きな気分の高揚があり、不安の対象が喜びの源泉に変化することはしばしばあります。

438頁に、不安階層表用紙を記載しました。これを使う際は、最も不安の弱い活動をレベル1に記入し、最も不安の強い活動をレベル10に記入します。通常は、不安に屈服すること、そして不安を受け入れることが成功の鍵を握ることを憶えておいてください。不安階層表の各状況は、できるだけ不安を引き起こし、できるだけ不安が持続するよう記述します。ほとんどの場合、不安は最終的に減少し消失します。その時点であなたは、怪物を倒したことを突然理解することでしょう。

私の不安階層表

あなたの恐怖を説明してください（　　　　　　　　　　　　　　　　　　　　）

恐怖の対象を、レベル1（最も恐ろしくない）からレベル10（最も恐ろしい）で評価しリストアップしてください。

レベル	不安の対象
1	
2	
3	
4	
5	
6	
7	
8	
9	
10	

フラッディング

段階的曝露法では、恐怖の対象に小さく分けたステップごとにあなたを曝露し、不安感を低減させます。対照的にフラッディングでは、不安の対象に一気に曝露し、不安感が消え去るまで自分を不安に屈服させせます。

高校2年生のとき、私は「ブリガドゥーン」という演劇の舞台係を希望しました。演劇を教えていたクランストン先生は、舞台係は天井までハシゴで上り、足場の上を這い回って照明を調節しなければならないよ、と私に言いました。私は高所恐怖なので支障をきたすかもしれません、と私は答えました。彼は、舞台係になるにはその不安を克服する意思がなければ無理だろう、と言いました。どうすればそれを克服できますか、と私は先生に尋ねました。

「それはとても簡単なことだよ」と先生は言いました。彼は18フィートの高さの脚立を舞台の上に立て、その最上段まで上ってそこに立つよう指示しました。私は言われたとおり、脚立を1段ずつ上り、最上段に立ち上がろうとしましたが、手すりなどが一切ないことに気づいて恐怖にすくんでしまいました！　次はどうすれば良いのですか、と私は先生に尋ねました。クランストン先生は、恐怖が治まるまで何もせずにそこにいなさいと答えました。彼は脚立の真下に立ち、頑張り抜くよう私を勇気づけてくれました。

私は、15分ほどそこに化石のように固まっていました。すると突然、私の恐怖は減少し始めたのです。1~2分後、恐怖は完全に消失していました。私は誇らしげにこう叫びました。「クランストン先生！　どうやら治まったようです。もう高いところが怖くありません」。

彼は、「すばらしいぞ、デビッド！　もう下りてきなさい。ブリガドゥーンの舞台係に君を迎えられて、とても嬉しいよ」と言いました。

舞台係の仲間入りをとても誇らしく思いながら、私は天井と足場の間を這い回って幕や照明を調整するのが楽しくて仕方ありませんでした。自分があれほど恐れていたことが、ワクワクするような経験に変わったことに私は驚きました。

私が脚立の最上段に立ったとき、不安はなぜ突然消え失せたのでしょうか？　なぜ、そしてどのようにして曝露療法が作用するのか、専門家はまだ完全にその答えを解明していません。しかし私たちは、恐れている対象に十分な時間をかけて曝露することで、通常不安は燃え尽きてしまうことを知っています。不安がいつまでも持続することは、不可能なのです。一定時間が経過すると、めまいや胸のドキドキなどの身体症状は低減します。

危険を理解し認識することが、すべての不安への対処の鍵を握ります。脚立の上にしばらく立っていた私は、自分が落ちる心配はないこと、危険な状態にはいないことなどが、徐々に理解できました。その瞬間、私の不安は突如消え失せ、それは楽しく愉快な経験に変わったのです。曝露療法では、あなたの考え方を変えることが常に効果を生みます。

フラッディングがあなたにはとても圧倒的過ぎるのであれば、段階的曝露の選択がおすすめです。例えば高所恐怖の場合、ハシゴの段を1つか2つ上り、下りずにそのまま2分間とどまります。それに不安を感じなくなったら、さらにもう1～2段上り、不安がなくなるまでその場にとどまります。練習を重ねるごとに、上る段数を増やして行きます。最終的に大した不安も感じることなく、あなたはハシゴの上まで上ることができるでしょう。この方法は、最初の練習で一番上まで上ってしまう方法よりも、心に傷を残す可能性は低いと思われます。

現在までに、フラッディングと段階的曝露について非常に数多くの研究が行われ、いずれの療法も有効との結果が示されています。段階的曝露は、フラッディングよりも長い時間を必要としますが、恐怖の度合いは比較的少なくなります。一般に問題解決がただちに得られるので、私はフラッディングを好みます。

不安に悩む人の多くが、当初段階的曝露やフラッディングに抵抗を示します。彼らは、過去に繰り返し不安の対象に曝露され心が傷つけられたにもかかわらず、今も以前と同じ不安を感じている点を指摘します。しかし、偶然の曝露と意図的な曝露との間には、微妙な違いがあります。曝露技法を用いるときには、意図的に自分自身を不安の対象にさらし、どんなに不安になろうとも耐え抜く努力をします。不安の回避や制御を目的とするのではなく、あなたは不安に屈服し、降参するのです。そして、できるだけ不安が強く長く維持するよう努力します。

　これは、不安を抱える人の多くがとる行動とは正反対のものです。不安の対象と偶然直面すると、彼らはできるだけ早くそれから逃げようとします。多くのセラピストが、これと同じ罠に陥ります。不安な人々がどのようにリラックスすれば良いか、どのように不安を制御するかを彼らは説くのです。こうした戦略は、不安が危険なものであり、制御する必要があるとの考えを補強します。普通は、不安に屈服したほうがより効果的なのです。それは、いじめっ子に対して「よし、かかってこい。もうお前から逃げ回ることはしない」と宣言することにとてもよく似ています。

　カサンドラという女性が、私の著書『いやな気分よ、さようなら』を読み、夫と共にフィラデルフィアの私のクリニックを訪れました。カサンドラは、どこにいても目立つ女性で、大学在学中いくつもの美人コンテストに入賞した経歴の持ち主でした。また、とてもチャーミングで、話し相手としても楽しい人でした。彼女の夫は、テキサス・レンジャーズに所属していた元プロ野球選手で、引退後は保険会社の副社長を務めていました。カサンドラは、欲しいものすべてを手に入れた女性と私には見えました。しかし彼女は、長い間うつと不安に悩まされ、加えて重度のエレベーター恐怖症を抱えていました。夫のオフィスは高層ビルの最上階にあったので、これは彼女にとって大問題でした。彼女は一度だけそこを訪れたことがありましたが、階段を使って60階まで登ったのです！

当時私たちのクリニックでは、集中治療計画を実施中でした。それは、米国中から集まった患者さんたちと、チームを構成するセラピスト集団が、数週間毎日治療面接を行うというものでした。しばしば私たちは、そうした集中的方法で長期に障害された患者さんたちを治療していました。

カサンドラは、エレベーター恐怖症の治療のため、長い間精神分析療法を受けていました。彼女の精神分析医は、恐怖症はその人の過去に埋もれた何らかの原因によって引き起こされるもので、治療には長期にわたる幼年期の集中的精査が必要と説明していました。しかし、診察室の長椅子に横になり、彼女は15年間も幼年期の探求を続けてきましたが、エレベーターへの恐怖は、精神分析を開始した日と何も変わりませんでした。また、あらゆる種類の治療薬を試していましたが、いずれの薬も彼女の役には立ちませんでした。

カサンドラは、私との最初の治療面接で、自分のように重い障害でも治る見込みはあるだろうか、と不安げに尋ねました。私は、障害が治る見込みは多いにあるけれども、どんな種類の不安でも、効果的治療には患者さんの多大な勇気が欠かせないことを説明しました。「あなたにとって、治癒はどの程度の価値があるものですか？」と私は質問しました。カサンドラは、不安を克服するためには何でもするつもりだし、治るまでの間、必要なだけフィラデルフィアに留まる用意があると答えました。「どのくらいかかるでしょうか？　数カ月、それとも数年？」と彼女は尋ねました。

「それは人によって異なります。しかし、通常エレベーター恐怖症の克服には、20分ほどかかるでしょう」と私は答えました。彼女はとても驚いた様子で、その治療法はどのようなものか、と聞きました。それはとても簡単で、恐怖を克服するまでエレベーターの中に留まるだけです、と私は答えました。彼女さえ良ければ、すぐにエレベーターホールへ行きエレベーターに乗ってもらい、その間私は診察室で急ぎの書類整理をしながら彼女を待つことができる、と説明しました。そうすれば、彼女が治癒した後に診察室へ寄ってもらい、問診を終わらせる時間的余裕がまだあるでしょう、と言いました。

カサンドラは、私の言葉に腹を立てた様子でした。そして、私の治療を受けるために彼女は高い費用をかけテキサスからはるばるやってきたのだから、私が書類事務を執っている間1人で治療を行うつもりなどない、と抗議しました。私がエレベーターに同乗し、彼女の不安が強くならないように付き添うべきだ、と言うのです。

私は、彼女が不安を感じなければ治療効果は期待できないので、一緒にいては治療が台無しになってしまうことを説明しました。「それでは先生、少なくともエレベーターの外にいて私のことを待っていてくれてもいいでしょう！」と彼女は言いました。

「オーケー。取引成立です」と私は答えました。

エレベーターまで歩いて行く途中、彼女は、とても怖くて乗れないと言い出しました。私は彼女に、エレベーターのどこが恐ろしいのか尋ねました。どんな考えが頭に浮かぶのでしょう？　彼女は、壁が迫ってきて押しつぶされてしまう、あるいはエレベーター内の酸素を使い果たして窒息してしまうことなどを考えると答えました。私は、エレベーターに乗ったらある簡単な実験を行うよう提案しました。それは、まず四方の壁に触ってみて、壁が彼女に向かって迫ってくるかどうかを確認すること、そして深呼吸し酸素が残っているかどうかを確認することでした。

カサンドラは、この時点でパニック状態に陥った様子で、「でも先生、そんな極端なことを試す前に、恐怖の原因について少し私からお話しするべきじゃありませんか？」と言いました。私は、「カサンドラ、あなたがそれを言い出してくれて助かりました！　私はそれを期待していたのです。お望みであれば、あなたの恐怖の原因について数年かけて話し合うことも可能です。あなたは素敵な方ですし、支払いのよい患者さんですから、私の診療収入も安定します。あなたのために、精神分析用の長椅子を買うことすらできるかもしれません」と言いました。

これが彼女には効いたようでした。カサンドラは震えていましたが、やるべきことは何でもやる用意があり、幼年期について語ることに1分たりとも費やすつもりはない、と言いました。

そして、自分が感じる不安とパニックの克服に必要なことを、すべて教えて欲しい、と言いました。私は、彼女がやるべきことは何もないことを説明し、エレベーターの中では不安やパニックをできるだけ強くすること、そして錯乱状態を引き起こすよう努めることを伝えました。これは、治癒のために支払わねばならない代償ではあるものの、不安は永久に続くものではないことを私は説明し、決して不安と闘ったり抑えようとしてはいけない、と彼女を元気づけました。

「でも、エレベーターから降りずに上へ行ったり下へ行ったりしている私に誰かが気づいて、不審者がいると思われたらどうします？」と彼女は尋ねました。

「彼らには、あなたがエレベーター恐怖症の治療中で、担当の精神科医が3階で待っている、と伝えればよいのです。会話のきっかけにもなるでしょう」と私は答えました。

カサンドラは、懸命に感情を抑えてエレベーターに乗り込みました。そしてその姿は、閉まるドアで見えなくなりました。私は、エレベーターホールの床に座って、何が起こるかを案じながら待ちました。行き先階の表示ランプは、エレベーターが建物の最上階へ到達したことを示し、その後地上階へと下りて行きました。さらに再び上へ向かって、途中階で止まりながら進み、また最上階へ到達しました。しかし、なぜかエレベーターは、2階と4階で必ず停まりました。

20分ほど経過し、ドアが開いてカサンドラは下りてきました。その表情は、まるで美人コンテストに優勝したかのように晴れやかでした。当初の数分間、彼女はパニック状態にありましたが、しばらくして、壁が迫ってこないことや呼吸が正常にできることなどが理解できたと彼女は言いました。その後、乗り合わせた2人の若者と会話を交わすようになったそうです。彼らは、4階の事務所から2階にあるより大きな事務所への引越しの最中で、段ボール箱を運んでいました。彼らは、なぜずっとエレベーターに乗っているのかと彼女に尋ねました。彼女は、そのチャーミングなテキサス訛りで、自分は神経症がひどく、3階で待っている精神科医の指示で、エレベーター恐怖症を治療していると説明しました。

若者たちは、彼女に魅了されたのでしょう。気さくな冗談を言い合うことでカサンドラの気分は軽くなり、間もなく不安は完全に消え去ったのです。彼女はその後もしばらく、エレベーターに乗り続けました。なぜなら、その若者たちとの会話がとても楽しかったからです。エレベーターの中でハンサムな若者と冗談を言い合ったり、からかったりするのがこんなに楽しいとは思わなかった、と彼女は言いました！

カサンドラは、フラッディングを用いて、エレベーター恐怖症を短時間で克服しました。この場合、段階的曝露法も合理的な選択肢でしたが、克服までの時間はより長くかかったでしょう。段階的曝露法を用いたとしたら、不安を引き起こす度合いが最も低い状況をレベル1、最も高い状況をレベル10に分類した以下のような恐怖の階層を、私はカサンドラに作成させたでしょう。彼女は、前述の例と同じように、その階層に従い1段階ずつ取り組んでいくことになります。

段階的曝露法では、不安が完全に消失するまで繰り返すレベルが潜在的に生じるため、より長い時間がかかります。それが理由で、私はフラッディングを好むのです。あなたにフラッディングを試す意思があれば、一般に回復はずっと迅速に得られます。

カサンドラの不安階層表

あなたの不安を説明してください（エレベーター恐怖症　　　　　　　　　　）

不安の対象を、レベル1（最も不安が低い）からレベル10（最も不安が高い）で評価しリストアップしてください。

レベル	不安の対象
1	エレベーターの入り口に立ちボタンを押す。
2	エレベーターを動かすことなくカゴに出たり入ったりする。
3	エレベーターを使って1階上まで行き、階段で戻る。
4	エレベーターを使って2階上まで行き、階段で戻る。
5	エレベーターを使って1階上まで行く。降りて次のエレベーターを待ち、もとの階までエレベーターで戻る。
6	エレベーターを使って2階上まで行く。降りて次のエレベーターを待ち、もとの階までエレベーターで戻る。
7	エレベーターを使って数階上まで行く。降りて次のエレベーターを待ち、もとの階までエレベーターで戻る。
8	1分間エレベーターを使って上り下りをする。
9	数分間エレベーターを使って上り下りをする。
10	高いビルのエレベーターを使って上り下りをする。不安が完全に消えるまでエレベーター内に留まる。

曝露反応妨害法

「道路の継ぎ目やひび割れを踏むと、お母さんの背骨が折れる」という迷信を、おそらくあなたも聞いたことがあるでしょう。子供の頃、それがたぶん迷信であると感じていても、継ぎ目やひび割れの上を踏むことは大事をとって避けたのではないでしょうか。しかし、ある日継ぎ目の上を踏んでもあなたの母親に何の変化も起こらないことを知って、それ以来継ぎ目を心配することはなくなったのではないかと思います。

継ぎ目やひび割れを避けていた頃のあなたは、強迫儀礼あるいは強迫行為にとらわれていたのです。強迫行為とは、私たちが危険を避けるために繰り返しとる、あらゆる迷信的行為を指します。「母が死ぬかもしれない」という考えは強迫観念にあたり、継ぎ目を避けることは強迫行為にあたります。強迫性障害という病名の由来は、ここにあります。

私たちのほとんどが、ときどき軽い強迫行為あるいは強迫観念の衝動を経験します。例えば、ポストに手紙を投函した後、あなたは、念のためそれが引っかかっていないか、投函口を点検する衝動を経験したことがあるでしょう。同時に、手紙類が引っかかることは絶対にないことや、点検が不要なことにも、おそらく気づいているはずです。小さな強迫行為は、通常私たちの生活の質に影響を及ぼすことはなく、治療を必要とはしません。

しかし、ときにはそれが問題を生じる場合があります。生命保険セールスマンのハワードは、駐車場に車を停めるたびに、「家族が危険にさらされている」という不合理な考えが頭に浮かびました。すると次には、「暗い！　暗い！　暗い！」と叫ぶ衝動に駆られるのです。理性的にはそれがバカバカしいと知っていても、彼は、そう叫ばないと何かひどいことが起こると思い込んでいました。その点を除けば、ハワードは、容姿の整った、幸せな結婚生活を送る成功者でした。彼の叫びの儀礼は、無害な奇行に過ぎなかったのです。

新しい仕事を入手したある日、ハワードは衝動的に同僚を夕食に招きました。帰る車中で新しいプロジェクトのブレーン・ストーミングを行うため、彼は同僚を同乗させて家に向かいました。家についてガレージに車を停めたとき、ハワードは、「暗い！　暗い！　暗い！」と叫ぶ耐え難い衝動に駆られました。しかし、完全に狂ってしまったと同僚に思われないようにするため、彼はその衝動を抑えつけました。

ハワードが妻に同僚を紹介した後、彼らは居間に座って食前酒を飲みながらくつろぎました。しかし、駐車したとき「暗い！　暗い！　暗い！」と叫ばなかったことが、彼の心の中で徐々に不安を大きくしていました。叫びの儀礼をバカバカしいと理性的には思いつつ、ガレージへ行き、「暗い！　暗い！　暗い！」と叫ばなければ、新しい取引がおじゃんになるという気持ちを捨てきれずにいたのです。彼は、落ち着きを失い注意散漫になり、会話に集中できなくなっていました。そしてとうとう、車の中に手帳を忘れたので取りに行くと口実を言い、ガレージへ向かいました。ガレージへ入って叫んだ後、彼はとても大きな安心感を得ました。その後、彼は家に入り、妻と客の待つ居間に戻りました。

ハワードは、叫び声が彼らにはっきりと聞こえていたことを知りませんでした。妻はハワードをわきへ呼び、叫び声が居間にも聞こえてきたこと、そして客が不思議そうな顔をしていたことを小声で伝えました。ハワードは狼狽し、ガレージにネズミが出るので毎晩追い払わなければならないのだ、と説得力のない言い訳でごまかしました。

反応妨害法は、あらゆる強迫儀礼に最適な治療法です。あなたは、ただ強迫的衝動への屈服を拒否するだけです。ちょうどそれは、依存症から生じる禁断状態に似ています。不安は一時的に増悪しますが、強迫行為への屈服を拒否すると衝動はやがて消えて行きます。事前の準備はまったく必要ありません。実行あるのみです。精神分析も巧みな技巧も、無関係です。

ハワードは、どのように反応妨害法を用いれば、駐車するたびに「暗い！　暗い！　暗い！」と叫ぶ衝動を克服することができるでしょうか？　あなたの考えをここに書いてください。

この問題は、簡単に見えるかもしれませんが、あなたの考えは必ず書くようにしてください。

答え

ハワードは、ガレージに車を停めるたびに叫ぶ衝動に屈しないようにするだけです。それがすべてなのです。彼の不安は、2~3日の間ひどくなるでしょう。しかし、その後は衝動が消えて行きます。反応妨害法は、確かに彼の問題のすべてを解決してはくれませんが、強迫行為を克服するもっとも効果的な方法なのです。

治療の最大効果を得るため、私はよく曝露法と反応妨害法を組み合わせて使います。まず、あなたが一番恐れている対象に自分を意図的にさらします。次に、強迫儀礼の衝動にあなたは耐え抜くのです。

曝露反応妨害法は、最初はとても難しく思うかもしれません。これらの療法による治療があなたを不安にさせるのであれば、それは良い徴候です。治療が正しい方向へ向かっていることを、それは意味するからです。

なぜ多くの人が曝露療法に抵抗し、恐怖の対象を避けるのか、その理由を理解することは容易です。しかし、回避は常に症状を悪化させます。対照的に、最も恐れている対象にあなたが降参すれば、回復はすぐそばまで来ているかもしれないのです。

曝露反応妨害法は、常識に基づく技法です。その用い方の理解には、多くの教育訓練や高度の知識を必要としません。これらの技法を自分自身で用いることは、安全なのでしょうか、それともまずセラピストの専門的指導を求めるべきでしょうか？

研究の結果では、曝露技法を自分自身で用いた場合と、セラピストの指導の下に用いた場合とで、回復の速さに差はないことが示されています。あなたに勇気をもって恐怖と対決する意思があれば、この技法は強力な効果を発揮することでしょう。しかし、もし恐怖に圧倒され、怯え、希望がもてないと感じるのであれば、セラピストの指導を受けることが得策かもしれません。優れたセラピストは、恐怖を乗り越えるために必要な勇気を見出す手伝いを通して、あなたの回復を早めることができます。

高校2年生の私が脚立の最上段に立ったとき、クラストン先生は私のすぐ傍で勇気づけてくれ、精神的支援を与えてくれました。そのおかげで、私は1人のときよりも強い自信が持てました。カサンドラがエレベーターに乗り込んだときも、私が3階に待機し、パニックを起こしたり、何か問題があるときには助けてくれると考えることで、彼女は安心できたと言いました。

もちろん、セラピストや友人が手助けしてくれたにせよ、あなたは自分1人で恐怖と立ち向かわなければなりません。私が脚立の上に立ったとき、クラストン先生が傍にいてくれました。しかし、実際には私は1人で恐怖と対決したのです。

ディストラクション

一部のセラピストは、曝露療法実施中に患者さんが感じる不安を緩和する方法の1つとして、ディストラクションを推奨しています。例えば、飛行機で旅行中パニックに襲われた場合、クロスワード・パズルに集中したり、隣席の旅行者との会話に集中したりして、気をそらすことができます。あるいは、高所恐怖症の人が梯子を上る場合、自分が現在行っている手順に強く集中することができます。あなたの脚をもちあげ、それを直角に梯子段に乗せることに集中するのです。目は真っ直ぐ前に向け、不必要に地上を見たり、落ちるところを想像したりして、自分に恐怖心を与えないようにします。

第9章で紹介したクリスティンの例は、ディストラクションの好例です。広場恐怖をもつ彼女は、公園のベンチに座っていて警察官の姿をみかけ、ディストラクションを用いました。是が非でも家に逃げ帰りたい気持ちを抑え、彼女はルービックキューブに集中して、押し寄せる不安とパニックを乗り越えたのです。

私は、ディストラクションをあまり頻繁には用いません。なぜなら、それは回避戦略の1つであり、不安は危険とのメッセージを伝える可能性があるからです。そうではなく、患者さんには、不安に降参し、できるだけ不安を強く感じるよう、私は勧めています。一般には、この逆説的アプローチのほうがより大きな効果を発揮します。

第十八章　認知的曝露
～心の中の怪物～

前章で触れた古典的曝露技法は、何年もの間最新の技法を代表するものでした。しかし、こうした技法は、恐怖の対象が実在する場合にしか用いることができません。それでは、飛行機が墜落するかもしれないと考えることへの恐怖には、どう対処すれば良いのでしょうか？　恐怖を克服するために、飛行機を実際に墜落させることはできません。また、雷への恐怖がある場合、治療面接に合わせて雷雨を起こすこともできません。

同じ様に、古典的曝露は、外傷後ストレス障害（ＰＴＳＤ）の治療に用いることもできません。ＰＴＳＤに悩む人には、レイプや殺人などの恐ろしく暴力的な出来事を経験した記憶が、数年を経過した後も頭の中によみがえりつきまとうのです。

例えば、

● 女性警官のジェイミーは、交通検問中彼女に銃を向けた10代の少年に発砲し、少年はその数分後に死亡しました。数カ月後、ジェイミーは依然としてその事件の恐ろしい記憶に悩まされ、罪責感と自信喪失が顕著でした。

● 消防士のデビッドは、ある集合住宅で発生した火災現場から、ひどく焼けただれた少女の遺体を引きずり出さなければなりませんでした。後々までも、彼はこの恐ろしい記憶をふりはらうことができませんでした。

生々しい記憶や恐怖心をかきたてる想像など、恐怖の対象が心の中でしか見えないときには、より独創的な形式の曝露が必要となります。そのような場合に、認知的曝露が真価を発揮します。認知的曝露には、認知的フラッディング、イメージの置き換え、記憶の書き換え、恐れている幻想の技法などが含まれます。これらの技法は、ＰＴＳＤ、恐怖症、内気、スピーチ不安、強迫性障害、身体醜形障害などのさまざまな種類の不安治療に重要な役割を果たします。

認知的フラッディング

この技法を用いるときは、あなたが最も恐れている恐怖を思い描きます。例えば、あなたに閉所恐怖があるとします。そしてあなたが最も恐れているのは、生きたまま埋められてしまうことと仮定しましょう。その場合、自分が生き埋めにされ、大声で叫びながら窒息する状態を思い描きます。不安をできるだけ強くするようにして、できるだけ長い時間それに耐えられるようにします。また、飛行の恐怖がある場合、自分が火の玉になって墜落する飛行機に乗っている状況を想像します。恐れている状況をできるだけ生々しく思い描きます。パニックを起こしそうになっても、それを鎮めようとはしないでください！　そうではなく、パニックがひどくなるよう仕向けるのです。最終的に、不安は1人でに燃え尽きます。

認知的フラッディングは、テリーサという名の患者さんの治療にとても役立ちました。彼女は、最初の子供を出産後、強迫性障害の症状をいくつか発症しました。テリーサは、自分の子供が病院で取り違えられたために、他人の子供を育てる羽目になったとの強迫観念にとりつかれていたのです。彼女は、その可能性がほとんどないことを頭では理解していても、感情的にこの強迫観念を振り払うことはできませんでした。

テリーサの息子は、帝王切開で生まれました。分娩後回復室にいた彼女に、医師は、すべて順調で、生まれたのは健康な男の子であると告げました。しかし、取り上げる際に誤って男の子の右足をメスで傷つけてしまったこと、といっても傷は浅く問題なく治る見込みであることなども医師は説明しました。

テリーサは、息子の右足に傷があるのを確認し、安心しましたが、その傷が医師がつけたものとは違う所についているのではないかと強迫的に心配し始めました。もしそれが本当なら、子供は取り違えられていたことになります。

医師はテリーサに、子供は間違いなく彼女の息子であり、足の傷は然るべき場所についているると説明しました。彼女はそれでも、「もし、私の子供が取り違えられていたらどうなるのだろう？　本当の息子は他人に育てられているかもしれない」との強迫観念にとりつかれていたのです。

テリーサは、その子が自分の息子であることを確認するために、一日中息子の足を調べ続けました。その子の足を調べ、心配するあまり、彼女は消耗し切ってしまいました。

「この子は、本当は私の息子ではないかもしれない」という彼女の否定的思考に挑戦するため、私はいくつかの技法を用いましたが、彼女はその否定的思考を振り払うことはできませんでした。そこで私は、「そうしたらどうなるか」技法を用いることにしました。第9章で紹介した、覆いを取る技法の1つです。私は、なぜテリーサがそれほどまでに子供の取り違えを心配するのか、理由を知りたかったのです。

私は、「テリーサ、合理的に考えて、彼が自分の産んだ息子に違いないことをあなたは分かっているはずです。しかし、その子が誰か他の人の子供だとしたら、どうなるのですか？　なぜそのことで、あなたは動揺するのですか？　あなたが最も恐れているのは何ですか？」と尋ねました。

「それは、誰かが私の実の子を育てていることを意味します」と彼女は答えました。

「それがもし真実であれば、どうなるのですか？　なぜあなたは、そのために動揺するのですか？　あなたが最も恐れているものは何ですか？」と私はさらに尋ねました。

彼女は、「おそらく私の子を匿《かくま》っているのは、悪者たちだからです。幼児虐待を目的に誘拐する悪者かもしれません」と答えました。

この時点で、彼女の空想が暴力的になるのではないかと私は不安になりましたが、彼女の恐怖の根源を知るために、さらに続けました。「それでは、今あなたの言ったことが真実だとしましょう。あなたはその場合、何をもっとも恐れるのですか？　起こり得る最悪のことは何ですか？」。

テリーサは、仕方ないといった様子で、サディスティックな誘拐者たちが、彼女の子供をメキシコとの国境の南にある砂漠の小屋に連れ込むという恐ろしい筋書きを話し始めました。私は、その様子をもう少し詳しく説明して欲しいと頼みました。彼女の空想の中で、男たちは息子の脚をもちあげて振り回し、彼の頭を壁に打ちつけました。次に、骨折して血だらけになった身体を野球のボールのように階段から投げ下ろし、明かりのない納戸に入れて鍵をかけたのです。

テリーサは、泣きながら語っていました。私は彼女に、０%から１００%の尺度でどの程度の動揺をいま感じていますかと尋ねました。１００%の不安を感じる、と彼女は答えました。最も悪い評価です。その空想は、彼女をぞっとさせるような恐怖に陥らせていました。

私もまた彼女の空想に動揺し、ここで中止すべきだろうかと迷いました。しかし、最も恐れる恐怖と対決し不安が去るまで耐えなければならないという曝露療法の基本原則を、私は自分に言い聞かせました。怪物からの逃避を試みたら、恐怖はますます強くなります。そこで私は、可能な限り長い時間、空想を続けるようテリーサを元気づけました。さもなければ、認知的フラッディングは効果を発揮しないのです。私たちは、面接終了まで身の毛のよだつような空想を続けましたが、彼女の不安は改善しませんでした。依然として彼女の不安は１００%でした。

通常、ある技法が効果的ではない場合、それを一旦棚上げして次の技法に移行することができます。しかし、曝露技法はこの原則の例外です。空想が最初からあなたを動揺させない限り、曝露は効果的ではありません。ですから、認知的フラッディングが強い苦痛を生じさせはしたものの、テリーサの強い不安は、治療が成功する兆しと言えました。

面接は恐怖に満ちたものとなりましたが、私は楽観的でした。なぜなら、成功の鍵をやっと私たちは見つけたからです。私はテリーサに、認知的フラッディングが効果を示すには時間がかかることを説明し、たとえ耐え抜くことが困難であっても、頑張って続ける意思がありますかと尋ねました。彼女は、もっと続けたいと答えました。私は、次の面接までに、最低1日に15分、認知的フラッディングを自己練習するよう伝えました。私には、それで彼女が動揺することも、彼女には荷が重い宿題であることもわかっていました。しかし、彼女はもう何カ月もの間苦しんでいて、しかもかなり強力な治療薬も処方されていたのです。

その翌週の面接では、テリーサは認知的フラッディングの宿題をしてこなかったと言いました。空想があまりにも恐ろしいので、頭の中からそれを努めて閉め出そうしたと彼女は言うのです。しかし、面接では私の支援が得られるので、もう一度試しても良いと言いました。私たちは、面接時間が終わるまで認知的フラッディングを行いましたが、彼女の不安レベルは、ずっと100%のままでした。

私は、彼女が耐えられるのであれば、自宅で行う自己練習には価値があることを、面接の終わりに強調しました。テリーサは、どんなに動揺することがあっても、1日15分の認知的フラッディングを練習すると約束しました。

テリーサの次の面接は、その2週間後に行われました。彼女は毎日忠実に練習を行いましたが、最初の2回は強く動揺したのだそうです。しかし、3回目には空想がその真実性を失い始め、不安は50%のレベルを超えることはなくなり、4日目そして5日目には空想がバカバカしくなり、そして不安は消え去ったと彼女は言いました。

テリーサの息子の誘拐疑惑は、足の点検の衝動と共に、この時点ですべて消え去りました。彼女は、自分の子供が取り違えられることへの恐怖をバカバカしく思い、初めて母親の気分を楽しんでいる、セラピーを終える準備は整ったように思う、と言いました。

当初テリーサは、認知的フラッディングを身の毛もよだつほど恐ろしく感じました。私でさえ、もっと容易な方法があるに違いないと考え出し、中止しようかと迷いました。あなたがこの技法を試すときも、同じように感じるかもしれません。恐怖心が、あまりにも強過ぎると思うでしょう。もしそう感じるのであれば、それは治癒への正しい道を進んでいることを示す手がかりなのです。あなたに不安を克服する意欲があるのなら、最も恐れている悪魔と対決する必要があります。効果的な治療は、ときに地獄の門へ向かう旅路のように感じるかもしれません。しかし、最終的な結果には、途中の不快さを耐えるだけの価値が常にあります。

イメージの置き換え

私たちが不安を感じるときには、恐ろしい出来事を生々しく、詳細にわたって想像している場合があります。例えば、スピーチ不安がある人は、聴衆を前にしくじったり、緊張したり、恥をかいているところを想像するかもしれません。そして、実際に演壇に立って話し始める頃には、恐れていたことが現実に起こるかもしれないという恐怖から、強いパニック状態に陥ってしまうのです。

私がまだ精神科の研修医だった頃、英国のオックスフォード大学で開催された、脳内の代謝分画に関するNATO Advanced Study Instituteという有名な会議から、私の行った脳のセロトニン研究の発表と出席依頼がありました。私にとってこれは初めての学会の研究発表で、しかも、この会議への招待はとても名誉なことだったのです。しかし、私は怖気づいていました。なぜなら、会議では、各国からのトップクラスの神経科学者80名が、最新の研究結果を発表する予定だったからです。

私の研究結果は、米国立精神衛生研究所（ＮＩＭＨ）のある研究室が行った研究の結果とは正反対のものでした。そのため私は、とくに心配になったのです。私は、彼らの実施した脳内のセロトニン代謝研究のいくつかに、重大な誤りを発見していました。しかし、その研究室の室長は、ときに攻撃的になることで有名な人物であり、一般のシンポジウムなどで自分と意見を異にする研究者をけなすので評判になっていました。私は、発表の場に彼が聴衆として参加することを知っていました。それが私には、特別な不安をもたらす原因となりました。

私は、緊張してしどろもどろになりながら発表する自分を、最前列の席からにらみつける彼の姿を想像していました。発表後の質疑応答で、発言を求めて立ち上がり、皮肉たっぷりに大きな声で研究の誤りを指摘する彼の姿を、私は心の中で思い描いていたのです。そして、冷酷な静けさにつつまれた会場を、尻尾をたれた犬のように退散する自分の姿を想像しました。悪いことには、私の発表は4日間の会議の最終日に予定されていました。つまり私は、高名な研究者らの講演を聴きながら自信喪失と闘い、その場に自分が居ることの意義を自分に問いつつ、まるまる4日間を過ごさなければならないのです。

発表前夜、私はパニックを起こしていました。夜中の3時、私は不安を抱えてオックスフォード大学のキャンパスをさまよい、起こるであろう屈辱的な出来事を想像していました。私は、木の枝にとまる1匹のふくろうをみつけました。私には、ふくろうでさえもホーホーとあざけって鳴いているように思えました。私は一晩中眠れず、夜が明ける頃にはすっかり疲れ切っていました。いよいよ発表の順番になり、私は緊張したまま演壇に向かって歩き始めました。すると、想像していたとおり、演壇の真ん前に私の恐れていた室長が座っていたのです。彼は、冷たい目つきで私を凝視し、しかめ面をしているように見えました。

私は緊張のあまり、低く不明瞭な声で用意した原稿を棒読みして発表を終えました。予定では、ノートを見ながら自然な調子で発表を進める心積もりでした。話し終えた私は、聴衆に向かい、何か質問はありますかとおずおずと尋ねました。会場は水を打ったように静まりかえっていました。すると突然、敵対する室長が椅子から立ち上がり、激しい口調で私を非難し始めたのです。それは、前夜に想像したとおりの展開でした。

彼の発言が終わると、再び会場を石のような静けさが支配しました。彼の後には、誰も手をあげる質問者はいませんでした。長く気まずい沈黙の後、これ以上質問はないようなので晩餐に入ります、と司会者が休憩を宣しました。聴衆は互いに何事かをしゃべりながら、ぞろぞろと会場を出て行きましたが、誰ひとり私と一緒に歩こうとする人はいませんでした。私は、ひどい屈辱を感じました。

私は敵対する室長から攻撃されたと感じていましたが、実際には、私の否定的な期待と空想が失敗の原因を作っていたのです。聴衆は私の自信のなさを感じ取り、私は防御的で神経質な態度で発表を行いました。このことが、恐れていた結果を招く引き金となったのです。

ロンドンからフィラデルフィアまでの長い帰りのフライトで、私は落ち着いてあの室長の批判について考えましたが、結局のところ彼の話には嘘が多く、私の研究結果はやはり妥当なことなどが徐々に明確になってきました。彼の批判は、どう考えても理にかなってはいませんでした。

フィラデルフィアに帰ってから、私は同僚らとロンドンで起こった出来事について話し合いました。同僚らも、敵対的な室長の批判に対する私の考えに同意しました。彼の批判を考慮し、新たな分析を行いましたが、結果は英国で発表したものとまったく変わりませんでした。私は、学術雑誌への研究論文発表の時期到来と判断しました。

論文寄稿から2カ月後、その学術雑誌の編集長から電話がありました。これは異例なことでした。というのも、編集者からの連絡は、ほとんど常に書簡で行われていたからです。私は何か異常な事態が起こったと考えて、予想される攻撃に備えました。

しかし彼は、私の論文を審査した科学者たちが全員一致で掲載を推薦し、何も修正は求められなかったと言いました。それに加えて、審査委員は論文を非常に高く評価し、毎年35歳以下の優れた脳の基礎研究者に贈られるA. E. Bennett賞候補に推挙したいと言うのです。私は、唖然としました。編集長は、まだどうなるか分からないので過剰な期待は抱かないように、と助言してくれました。私の研究に異議を唱えていたＮＩＭＨ研究室の研究者を含め、各国の若く優秀な神経科学者たちが、この賞を競うからです。

その2週間後、再び編集長からの電話で、審査員の全員一致でA. E. Bennett賞受賞者が私に決まったとの連絡がありました。授賞式は、ニューヨークで開かれる生物学的精神医学協会の年次総会で行われることになっていて、編集長は、私がそれに出席し研究成果を発表する意思があるかどうかを尋ねました。私は、喜んで発表したいと答えました。

授賞式の前夜、私は前回と違う情景を思い描くことにしました。数百人の聴衆の前で、私は、好意的で気取らない雰囲気と、熱意のこもった自然な話し方で、予期しない展開も含め発表する自分を想像しました。研究発表の終了と共に会場にとどろく拍手、賞讃、そして祝福のために演壇に駆け寄るたくさんの人々を心に思い描きました。まったくそのとおりになるとは信じていませんでしたが、そう想像したところで害はないだろうと思いました。

ところが驚いたことに、実際の成り行きはまったくそのとおりになりました！　私はノートを見ずに話を進めました。聴衆は、私の一語一句を聞き漏らすまいと集中している様子でした。発表が終わると、大きな拍手喝さいが起こり、演壇に押し寄せた人々が私に語りかけてくれたのです。意外にも、敵対するＮＩＭＨの室長は参加していませんでした。なぜ結果はこうも違ったのでしょうか？　私は、「イメージの置き換え」を用いて、英国で私の自信を打ち砕いた恐ろしい想像を、前向きで勇気を奮い立たせる想像に置き換えたのです。

イメージの置き換えを用いる場合は、不安と共に心に押し寄せる否定的イメージや想像に波長を合わせるようにします。あなたに飛行恐怖があると仮定しましょう。あなたは、飛行機が火の玉になって墜落するところを繰り返し想像するかもしれません。その情景を想像している自分に気づいたときは、平穏で心安らぐシナリオの想像でその想像を置き換えるのです。例えば、目的地に安全に着陸する情景や、家族と海辺でリラックスしている情景などを思い描きます。高校の卒業式や、初めての子供が生まれた時のことなど、幸せな思い出に意識を集中することも効果的です。それがあなたの興味をひくものであれば、前向きで肯定的なあらゆるイメージを用いることができます。

記憶の書き換え

もしあなたが、性的虐待や身体的虐待などの恐ろしい出来事の被害にあった場合、その生々しい記憶や、動揺を引き起こすフラッシュバックを経験することがあるでしょう。こうした心象は、否定的思考に伴い心の中に現れる映画のようなものです。そしてそれが、パニック、恥辱、怒りなどの強い感情を引き起こす原因となるかもしれません。こうした心の中のイメージは、否定的思考とほぼ同じ方法で変えることができます。

記憶の書き換え技法は、認知的フラッディングとイメージの置き換えを組み合わせたものです。認知的フラッディングは、苦痛を伴う記憶に自分を脱感作させ、トラウマとなる出来事の脅威の低減を目的としています。イメージの置き換えは、無力感の克服と、被害者感情を断つための有能感の創出を目的とします。

かつて私が治療した患者さんに、ベティという名の若い女性がいました。彼女は公共交通機関への恐怖症に悩まされていました。飛行機、電車、バスなどのあらゆる公共交通機関に、1

人で乗ることを恐れていたのです。私は、彼女がカリフォルニア大学ロサンゼルス校の1年目を終えた後の夏休みに治療を行いました。彼女は容姿の整った女性で、学校の成績も良く、公共交通機関への恐怖以外には何も不平や不満のない人生を送っているように見えました。

ベティは、精神療法の宿題に日常気分記録表を毎日忠実に記入していました。しかし、曝露には強く抵抗しました。私は、バスに乗り短い距離を移動することを提案しましたが、それすら彼女は大きな不安を引き起こすと言うのです。彼女は、バスの中で身動きできなくなる感じからくるパニックで、自分が抑制できなくなることを恐れていました。

私たちの6回目の面接で、ベティはそれまでとても恥ずかしくて口にできなかったことを、私に明かしました。彼女が幼い頃、彼女の母親は、隣に住む年長の少年にベティのベビーシッターに留守を頼み外出していました。少年は、彼女をベッドに寝かしつけた後15分くらいすると、彼女が寝たと思い込み、寝室に忍び込んでは寝間着の下に手を入れて、彼女を弄んでいたのです。ベティは恐怖のあまりどうして良いか分からず、寝たふりをしていました。屈辱感と恥ずかしさから、彼女は母親にはその事実を告げませんでした。事態をさらに悪くしたのは、その少年が隣家に住み続けていることでした。それは、彼女が夏休みや休日に実家に帰ると、必ず彼と顔を合わせることを意味しました。彼女は怒りを感じつつも、彼との対決は避けていました。

私は、記憶の書き換え技法がどのように用いられるかを彼女に説明し、それが彼女に動揺を与える可能性についても説明しました。ベティは、この技法を試してみたいと言いました。私は彼女にこう言いました。「眼を閉じて、リラックスしてください。少女の頃のあなたを思い描きます。あなたは今、ベッドに寝ています。自分がベッドに寝間着で寝ている姿が想像できますか？」。

彼女はうなずきました。

「ちょうど今ベッドに横になったばかりで、まだ眠っていないあなたを想像してください。ベビーシッターが、音を立てずにそっと忍び寄ってきました。あなたは不安になります。なぜなら、これから何が起きるかを知っているからです。あなたには彼が見えますか？」と私は続けました。

ベティは再びうなずきました。

私は、彼が何を着ていて部屋の中がどのようになっているか、説明を求めました。部屋は暗いけれども、彼はスニーカーを履きジーンズとアロハシャツを着ている、そしてベッドに忍び足で向かってくる彼が見える、と彼女は言いました。私がベティに、現在の不安を0％（まったく不安を感じない）から１００％（極度の不安を感じる）までの尺度で評価するよう求めると、彼女は自分の不安を90％と評価しました。記憶の書き換えを行う際には、自分が大きく動揺することが重要です。さもないと、効果は期待できません。

私はベティに、それから何が起きたのかを尋ねました。彼女は、彼が寝間着の下に手をいれ、撫で回し始めたと答えました。私は、現在彼女が感じている不安の度合いを尋ねました。彼女は、不安のレベルは100％に上昇したと言いました。

次に私は、彼女が情景を変えたいと思っているかどうかを尋ねました。例えば、警官が現れてベビーシッターを逮捕させたり、彼女の母親が突然現れたり、あるいは私自身を彼女の空想に招き入れ助けたりすることも可能なのです。

ベティは、自分自身を体の大きな力の強い女性としてそこに登場させたいと言い、新たな空想を生々しい詳細と共に描写し始めました。まず、彼女はその少年の首を片手でつかむと、恐れおののく少女から引き離しました。彼女は、牛の烙印に使う焼きごてを、もう一方の手にもっていました。焼きごては、性倒錯者（pervert）を意味するPの字体で作られていて、真っ赤に熱せられていました。彼女は、苦痛に悲鳴を上げる少年の額にPの烙印を押しました。皮膚の焼ける臭いがする、と彼女は言いました。

ベティの空想で私は動揺しましたが、彼女はそれを楽しんでいるように見えました。彼女は、これで終わりではないと言い、その先を続けました。隣家ではクリスマスパーティが開かれていました。彼女は居間にいた彼の両親や隣人の前へ少年を引きずりだし、「ぼくは性的倒錯です！　ぼくは少女を虐待しました！　ぼくを罰してください！」と強制的に叫ばせました。

空想の終わり近くでは、ベティは少年の家の前に野外留置場を建てました。留置場には壁がなく、その代わりに鉄棒が四方にはめられ、中には少年が座るための椅子しかありませんでした。鉄棒には、通行人への説明と見せしめのために「性的倒錯者」と書かれた看板がかかっていました。

ベティは、これで安心したと言いました。彼女の空想はかなり激しいものだったので、終わったことを私も喜びました。

しかしベティは、もう1つ彼女を動揺させている問題があり、そちらも記憶の書き換えを行いたいと言いました。それは、ロサンゼルスで行われたあるパーティで、彼女のルームメイトがフラタニティ・クラブ（男子学生の社交クラブ）の男性たちに集団暴行を受けたことに関する記憶でした。ベティは、実際の現場を見てはいませんでしたが、彼女のルームメイトがその経験を、詳細にわたり生々しく彼女に説明したのです。ベティは怒りを感じ、その後頻繁に事件の空想のせいで動揺し悩んでいると言いました。

私は、もう一度眼を閉じてリラックスし、心の中に思い描いたことを説明してください、と彼女に言いました。今回の空想は、酔ったフラタニティ・クラブの連中がルームメイトを寮の一室に連れ込み、笑ったりはやしたりしながら順番にレイプする、というものでした。この空想で、彼女はとても不安になり怒りを感じていました。私は、彼女の望みどおりに空想を置き換えることを提案しました。今回もまた、彼女は自分を大きくそして力強い女性として場面に登場させることを望みました。今回の彼女は、肉屋が使う大型の包丁を手にしていました。そして、想像の中の彼女は、ルームメイトをレイプしている男子学生を引き離すとその性器を切断し、ゆっくりと失血死していく様を見守ったのです。

この想像に、私は前よりも不安になりました。もしやこの治療が、ベティにとり有害な作用を及ぼしているのではないかと、私は心配になったのです。しかし私は、記憶の置き換え技法の開発に関与したミルウォーキーの臨床心理士マーヴ・スマッカー博士と、攻撃的空想について以前議論したことがありました。そのときスマッカー博士は、彼の患者さんの空想には、しばしば治療者が動揺してしまうような内容が見受けられると話していました。彼は、空想を批評したり、非難することには反対の意見でした。なぜなら、そうした空想を批判し非難することが、それらを禁じられたものと患者さんたちに思わせ、もっと攻撃的な空想をしたいという誘惑をさらにふくらませかねないからでした。対照的に、彼らの想像するがままに任せておけば、動揺を生じさせる空想は一般に色あせていき、その力を失うのです。

とはいえ、依然として私は多少の不安を感じていたので、動揺を生じさせる空想をベティの心の中から完全に追い払うことが最善ではあるものの、今その段階に移行すべきかどうか迷っていると彼女に伝えました。ベティは、「ちょっと待ってください。私はまだすべてをお話ししていませんわ。学生は他に7人残っているんですもの」と言いました。そして、残りの学生1人ひとりを去勢する様子を、血なまぐさい詳細を交えて語ったのです。面接が終わる頃私は完全に疲れ果て、強力で治癒力の高い介入を行っているのか、誤った精神科治療を行っているのか、自分でも分からなくなっていました。

私は、自分の患者さんすべてに、面接終了後必ず待合室で治療面接の評価をお願いしています。私が患者さんに対して、どれほど優しさと理解をもって接したか、面接はどれほど役に立ったかを評価してもらうのです。私は、ベティから最高の評価をもらったことに安心したものの、この介入が彼女の症状にどのような効果を与えたかについては分かりませんでした。

ベティはその翌週、私との面接がどれだけ助けになったか分からないと言いました。そして、こう付け加えたのです。「バーンズ先生は、不安の対象への直面や公共交通機関の利用を提案されましたよね。それに私がどれだけ抵抗してきたか覚えていますか？　多分これをご覧になったら興味をもたれるでしょうね」。

彼女はそう言って、チケットの束をとりだしました。最初私は、それがバスの回数券かと思いました。彼女に1ブロックだけでもバスに乗ってみてはどうかと提案していたからです。しかし、実際にはそれは航空券のつづりでした。「うわぁ、すごいですね。サンホセとサクラメント間のコミューター・フライトか何かに乗ってみるんですか？」と私は尋ねました。

ベティは、「コミューター・フライトではありません。もっとよく見てください」と言いました。それは、サンフランシスコからバンコクまでの往復航空券だったのです。私は、口がきけなくなるほど驚きました。

ベティは、彼女の母親が仕事のためバンコクに1週間の予定で出張する予定と言いました。彼女は母親と、公共交通機関への恐怖と直面する私の提案について相談し、自分も出張に同行することを決めたのです。そして、1週間バンコクに滞在する代わりに、間をおかず15時間かけたフライトで帰ってくると言いました。「バーンズ先生、不安との直面には十分な時間でしょ？」とベティは言いました。

「十分以上です！　すばらしい！」と私は叫びました。

私は彼女に、何か準備しておくべき不安はないかと尋ねました。ベティは、シンガポールでの乗り継ぎが心配と答えました。荷物室に引きずりこまれ、シンガポール・マフィアにレイプされかねない空想に動揺していると言うのです。そして、この不安を克服するために、記憶の書き換えをもう少し試したいと言いました。

記憶の書き換え技法は、実際には起こらなかったことに関する恐ろしい空想の変化に用いるのが目的ではあるものの、試してみる価値はあるでしょうと私は答えました。再び彼女は眼を閉じて、彼女を脅かす空想の描写を始めました。そして、彼女は大きくて強い女性となって空想に現れ、今回はシンガポール・マフィアを去勢したのです！

その2週間後に、私は再びベティに会いました。彼女は無事に旅行を終え、飛行中まったく不安を覚えなかったことに驚いていました。事実、彼女が飛行機の中で不安を引き起こそうとしても失敗に終わったのだそうです。帰国してから、彼女は何の問題もなく、日常的にバスや電車を利用するようになりました。

記憶の書き換え技法が、なぜこれほど効果的だったのでしょうか？　私は、それがベティの自信を増強したことが原因と考えています。なぜなら、かつて自分につきまとっていた動揺を引き起こす空想や記憶の無力な被害者という感情を、彼女はもはや持たなくなったからです。その結果彼女は、公共交通機関への恐怖と立ち向かう勇気を手に入れました。

記憶の書き換え技法は、他の技法が奏効しなかった場合に、創造性に富んだ強力で有効なツールになります。記憶の書き換え技法における、認知的フラッディングの部分とイメージの置き換えの部分のいずれが重要かについては、研究者の意見は分かれています。多くの場合、トラウマを伴う記憶を思い描き、苦痛を伴う感情に屈服するだけで十分でしょう。しかしベティの場合は、空想を書き換えることが彼女に力を与えたようでした。

記憶の書き換えにあなたが興味をもった場合、注意点がいくつかあります。まず、この技法は潜在的に強力なものです。そして、強力なものが常にそうであるように、潜在的に有用でもあり有害でもあります。暴力あるいは性的虐待の記憶があなたを動揺させるのであれば、必ず精神保健の専門家の指導のもとにこの技法を用いなければなりません。

2点目として、あなたには空想と現実を区別する能力が必要になります。仮に、あなたに自殺傾向があり、自分や他人を傷つける衝動がある場合、この技法は適切ではないでしょう。その代わりに、専門家の助力をただちに求めてください。問題を1人で解決しようとしてはいけません。あなたの命はとても貴重なものです。一般に、思いやりのある熟練したセラピストの手助けがあるのとないのとでは、とても大きな違いを生じます。

恐れている幻想の技法

恐れている幻想の技法を用いるとき、あなたは自分が最も恐れる恐怖が実現する悪夢の世界へ入ります。この世界には、めずらしいルールが2つあります。最初のルールは、自分が他人から批判されているのではないか、あるいは軽蔑されているのではないかと不安になるときは、実際にそれが真実である、というものです。他人があなたに対してもつ否定的思考は、実際にはあなたの想像以上に否定的なものということです。2つ目は、他人は常に考えたとおりをそのまま言葉にするというルールです。他人は礼儀知らずで、まったく包み隠さずに意見を述べます。

この悪夢のような世界で、想像上の批評家にあなたは出会います。この批評家は、考えられるもっともひどい言葉で、あなたの弱点や欠点を攻撃します。あなたは、それに自己弁護技法や受け入れの逆説技法を用いて答えます。自己弁護技法を用いる場合は、批評家の発言の中の間違いを指摘するよう心がけます。また受け入れの逆説技法を用いる場合は、その批判の中に真実を見つけることで、批評家を打ち負かすことを目的とします。真実を見つけることが、批評家の勢いを殺ぐのです。

恐れている幻想の技法の目的は、あらゆる曝露技法のそれと同じです。自分が最も恐れる恐怖の対象と直面し、そもそも最初から恐れるものなど何もなかったことを発見して、あなたは自由を獲得するのです。

恐れている幻想の技法は、主張訓練と根本的に異なる点に注意してください。敵対的批評家は、現実には存在しません。それは、自分が最も恐れる恐怖の投影に過ぎません。実際には、あなたは自分自身と闘うのです。あなたの心の中の批評家のように冷酷で批判的な人間は、現実には存在しません。

恐れている幻想の技法は、友人やセラピストの協力を得てロールプレイ形式で行っても、対話を記述する形式で自分で行っても構いません。ロールプレイを行う場合、対話に行き詰まったときは、必ず役割交替を行います。これは、敵対的批評家を打ち負かす、より効果的な方法を学習するためです。

私は、モニカと名乗る女性から、自己批判的思考に関する質問を含む以下のような電子メールを受けとりました。

親愛なるバーンズ先生

私は、うつ、社会恐怖、パニック障害によって過去20年悩まされ続けてきました。そして運転への恐怖もあります。私は、先生の著書に紹介されたすべての技法を用いていますが、やっと良い結果を得られるようになりました。

こうした技法について、もっと早くから学んで練習しておけば、人生がどんなにか変わったことだろうと考えています。私は、いつも過去の出来事を反芻して、「あれやこれやしておけば、今頃は違った状況になっているはずなのに」と考えてしまうのです。

過去20年間のうつと不安のせいで人生を浪費し、何も達成できずに終わることを考えると、ときどきうつ状態に陥ってしまいます。私は、普通の若い女性が直面するような、基本的な悩みと闘ってきました。職業の選択、教育を受けること、友人を見つけることなどです。しかし、40歳近くになり、加齢と経験の無さをあわせ考えると、私は圧倒され、くじけてしまうのです。

あらゆる加齢の徴候に私は怯え、まだ何も達成していない人生のことを考えると、私は当惑します。こうした思考に対抗できる何か良い考えはないでしょうか？　私が変化を求めて前向きで肯定的なことを実行しているときにも、こうした思考は顔を出すのです。

ご協力に感謝します。

モニカ

モニカは、以下のような否定的思考と闘っていると私は考えました。

● 20年間続いたうつと不安が原因で、私は人生を浪費し何も達成できなかった。

● こうした技法について何年も前から学習しておけば、私の人生は今ごろ大きく違っていただろう。

モニカは、私が著書に紹介した10の技法を試してみたと書いていましたが、私が彼女に、恐れている幻想の技法をすでに試したかどうかを尋ねたメールへの返信に、以下のような回答を寄せました。

私は、ロールプレイの相手がいなかったこともあって、恐れている幻想の技法を長い間見逃していました。しかし、先生の著書にあるケースはいつも興味をもって読んでいて、ときどき大声で笑っていたほどです。私は、両者の役割を紙に書いて、練習してみようと決心しました。その結果、この技法は、私が今までに試したどの技法よりも効果的だと思いました。私の気分が良くなってきはじめたからです。今、この改善が持続するかどうかを確認しているところです。何か他に先生からの提案があれば、喜んで取り入れたいと思います。先生のおかげでとても勇気がでました！

「私は人生を浪費し何も達成できなかった。いまさら何も変えられない」という思考への、モニカによる恐れている幻想の対話は、以下のようなものでした。

否定的人物「モニカ、君はなんて奇妙な人生を送ってきたんだろう。本当に驚きだよ。君はもっとも貴重な年月を無駄に過ごしてきた。人生の一番良い時期を何もすることなく失ってしまったんだ。どうしてそんなことになったんだ？」

モニカ「そうなの。若い頃に望んだとおりの業績を達成できなかったことは事実よ。ときどき自分でもそれを考えて憂うつになるのよ。私にはまだまだやらなければならないことがたくさんあるのに、過去のことを考えると、いまの自分がすばらしい実績をあげられるとは思えない。私はセラピーを受けることにしたのよ。これまでずっと続いてきた習慣を変えようと思う。時間はかかるだろうけど、自分と人生をなんとかして変えることについては、かなり楽観的になっているのよ」

否定的人物「モニカ、冷や水を浴びせるようで悪いんだけど、見込みはないと思うよ。君は39歳だ。この歳になって未だ何も達成できていないのだから、もうこの先も無理だ。これが運命なんだから、あきらめが肝心さ。君のような人生を送ってきた人で変化を実現できた例は、私の知る範囲ではいない。君はとても非現実的な人間だね。空想家だ」

モニカ「あなたが、私のような人間には会ったことがないというのは本当だと思う。私はかなりユニークだから。でも、あなたが私の人生に興味を持ってくれていることはありがたく思うわ。あなたは、どんなに努力しても誰も自分の人生を変えることはできない、と言っているように聞こえるけど、本当にそう思うの？」

否定的人物「そのとおりさ！　まあ、抱えている問題が1つか2つであれば、人生を変えることができる人がいるかもしれない。でも、君を見てごらん。めちゃくちゃじゃないか。キャリアなし、家族以外の付き合いなし、学歴なし、持ち家もない。不安をもたずに人に話しかけることもできない。おまけに運転恐怖があって、疲れやすい。君は、精神的にも肉体的にも弱い人間だ。外の世界は厳しいんだよ！　そこで成功することは、君には無理だ。夢を見ているだけだよ」

モニカ「私には、キャリアも、対人関係も、お金もないというのは正しいわ。だからこそ、そういう問題を解決したくて私は努力しているんじゃないの。私が傷つきやすいというのはそのとおりよ。そして、世の中が困難なことだらけというのも正しい。でも、あなたの言わんとするところが、私には正確に分からないのよ。あなたは、特定の問題だけが解決可能で、それ以外は解決が不可能ということを言いたいの？　それとも、問題の数が全体の変化を左右すると言うの？　どんな問題が解決可能で、問題の数がいくつなら変化が可能となるのか、その基準となる数を教えてよ。３つ？　それとも４つ？　あるいは５つ？」

否定的人物「君は、私の意見を誤解している。私は、数とか統計について話しているんじゃない。君についての話をしたんだよ。君は人生で何も達成していない。そしてこれからも何も達成できないだろう。それがすべてだ」

モニカ「ええ、その点はよく理解できたわ。けれども、なぜ私は人生を変えることができないとあなたが考えるのか、その理由が知りたいのよ。さっき、あなたは私の問題が１つか２つなら解決できるって言ったでしょう？　それがどんな問題なのか、もっと具体的に知りたいわ。そうすれば、その問題から先に取り組めばいいんだから」

否定的人物「オーケー、少し君のレベルに合わせて話をしよう。君の問題は、1つひとつが互いに影響を与え合っているんだ。仕事に就くことはできるだろう。しかし君は内気過ぎる。君は自分の家を持つことができるかもしれない。しかし君には金がない。君は内気を治すことができるかもしれない。しかしそのためには外出し、訓練しなくてはならない。そのためには、倦怠感や疲れを解決しなければならない。そして、例の運転恐怖症とパニック発作がある。問題のリストは、こうして続くんだ。君は、ちょうど岩と岩の間にはさまったように悪循環にはまっている。問題を正視しなきゃいけない。君はもう終わりだよ」

モニカ「あなたが貴重な時間をかけて相談にのってくれるのは本当にありがたく思っています。でもね、なぜこうした問題が解決できないのか、その理由が知りたいんです。あなたが今言ったような問題は、すべて認知行動療法を使うセラピストによって治療可能なのよ。多くの専門家が、こうした種類の問題解決法を記した本を出版している。そうした本のすべてが間違っているはずはないでしょう！」

否定的人物「君の場合は組み合わせなんだよ。問題の組み合わせが、非常に悪い。だから完全な解決不能になってしまうんだ」

モニカ「それはとてもおもしろい意見ね。解決不可能な組み合わせって言葉はどこで聞いたの？　その言葉は、精神医学の専門誌に載っていたの？　それとも心理学や統計の専門家から聞いたんですか？　あなたが発見した究極的根本原理か何かかしら？」

否定的人物「私は、ある精神科医から聞いた。彼に君の事を話したんだ。彼の医師としての40年の経験では、君のような例はみたことがないそうだ。君のように重い例では、薬による治療は欠かせないが、薬を使ったとしても、不可能とはいわないまでも治療はかなり難しいだろうと彼は言っていた」

モニカ「精神科医は、必ずしも認知療法技法に詳しいとは限らないのよ。あの人たちは薬物療法の教育を受けていて、薬の処方だけが治療と普通は考えるものなのよ。私は、薬でないと良くならないと言った2人の精神科医にかかった経験があるわ。でも薬をのんだら、のまないときよりも気分が悪くなったの。私は認知行動療法を試してどうなるかを見極めることに決めたのよ。でも否定的人物さん、私がなぜ治癒不能とあなたは考えるのか、その理由を知りたいの。なぜあなたは、私の問題が解決できないと強く信じているんですか？」

否定的人物「それはね、問題のことではなくて君のことなんだよ。君には解決に必要なものが揃っていないんだ。他の人には問題が解決できると思う。しかし君にはできない。もし可能だとしたら、もうすでに解決しているはずだよ」

モニカ「おもしろいことを言うわね。私と同じ問題を抱える他の人と私は何かが違うから、希望がもてない特別な症例だと言うの？　私に特有な理由を定義してくださらない？　正確に言えばどうなるわけ？」

否定的人物「私には定義できない。ただそれが存在することを知っているだけだ」

モニカ「定義不可能な性質ってわけね」

否定的人物「そのとおりだ」

モニカ「私に自分を変えることが決してできない理由は、説明も記述もできない何らかの定義不可能な性質のせいだということかしら？」

否定的人物「そういうこと」

モニカ「それじゃ話にならないわ。結局あなたは自分が何を言っているのか分かってないんだと思う！」

すばらしい！　モニカの恐れている幻想の技法の用い方に私は感心しました。私には彼女以上にうまく対処できなかったでしょう！　彼女が自分で考える最悪の批判を書き出したことが、効果を生んだのです。彼女は、包み隠さず自分を批判しました。そしてその批判を1つずつ精査して行き、結果としてそれらが嘘であることを発見したのです。

おそらくあなたは、恐れている幻想の技法が、第15章に紹介した声の外在化技法にとてもよく似ていることに気づいたでしょう。これらの技法は、いずれもロールプレイを用いていて、自己弁護技法と受け入れの逆説技法を組み合わせています。主な相違点は、声の外在化技法を用いるときには、あなたのパートナーは、日常気分記録表の中から取り上げた否定的思考をもって、「あなた／君」の二人称であなたを攻撃します。パートナーが代表するのは、実在の人物ではありません。それは、あなたの中の自己批判的思考に過ぎないのです。ですから、結局あなたは自分自身と闘います。

対照的に、恐れている幻想の技法を用いるとき、パートナーは他人を代表します。しかし、それはあなたが常に恐れている想像上の見知らぬ人で、他人なら自分についてこういう否定的な考えをもつだろうとあなたが考えるような否定的思考を、実際にもっている他人です。しかしもちろん、この批評家は、実在する人間よりもずっとひどい人間です。なぜなら、その人物は本当にひどい言葉をあなたに発するからです。しかし、これら2つの技法のもたらす結果は同じです。その批判の中にあなたが真実を発見したとき、あなたはその批評家のもつ力をすべて奪い去ります。そして、最初から恐れる理由など何もなかったことを理解するのです。

第十九章　対人関係曝露

～対人恐怖～

ほとんどの人が、ときには対人恐怖になったり、きまりの悪さを感じることがあります。多くの人にとって、こうした感情はあまり問題になることはありません。しかし、対人恐怖になると、自尊感情が奪われ、キャリアの発展が妨げられて、親密で愛情に溢れた対人関係の形成が妨害される可能性があります。

認知療法は、あなたがもつすべての否定的および肯定的な感情は、あなたの思考がつくりだす、という考えに基づいています。あなたが内気であれば、社会的状況におかれると、以下のような思考をもつかもしれません。

- 私には何もおもしろい話題がない。
- ここにいるのは、私とは違う種類の人たちだ。

● 彼らは私のことが気に入らないのだ。私のことを退屈な人物だと思っている。
● この中で自意識過剰な人間は、私ひとりだ。
● もし私の感じていることが周囲に知れたら、彼らは私を本当の敗者と思うだろう。
● 私がどれだけ緊張しているか、誰の目にも明らかだ。
● 私はこんなに緊張してはいけない。もっとリラックスするべきだ。
● 私はどうかしている。あたまがおかしくなったに違いない。

上記のような思考に思い当たる場合、あなたは他人と一緒の場では対人恐怖や自意識過剰を感じているかもしれません。動揺しているときには、こうした思考がまったく妥当に思えても、すでに本書に紹介した数多くの思考の歪みがそこに含まれているのです。ここで挙げた思考の中に、あなたはいくつ歪みを特定できるでしょうか？　特定できた歪みには、次の表に○をつけて示してください。よくわからない用語については、739～740頁にある思考の歪みの定義を参照します。

思考の歪み	(○)	思考の歪み	(○)
1. 全か無か思考		**6.** 過大解釈／過小評価	
2. 一般化のしすぎ		**7.** 感情的決めつけ	
3. 心のフィルター		**8.** 「すべき」思考	
4. マイナス化思考		**9.** レッテル貼り	
5. 結論への飛躍：①心の読みすぎ ②先読みの誤り		**10.** 非難：①個人化 ②責任の押しつけ	

答えの記入が済んだら、次に示す私の分析を読んでください。

答え

４９５頁に示したように、これらの思考は10項目すべての歪みを含んでいます。内気になる過程には精神的トリックが隠されています。対人恐怖を感じているとき、その人は自分に対して嘘をついているのです。しかし、そのことが自分では分かりません。なぜ、こんなことが起こるのでしょうか？　対人恐怖の人は、愚かではありません。では、なぜ誤ったメッセージを信じてしまうのでしょう？　それは、否定的思考が自己達成的予言の役割をはたし、真実ではないものを真実のようにみせかけてしまうからです。

例えばあなたが、自分は他人から好かれていない、あるいは興味をもたれていないと思い込んでいるとしましょう。そしてまた、自分は他人よりも劣ると感じ、他人が自分を批判したり、拒絶したりしているように思えることに怒っているとします。結果としてあなたは、社会的状況で他人と会話をするときに、居心地の悪さを感じ、自分で自分の感情や行動を常に観察しているように感じます。「間違いなく今自分は緊張しているように見えるはずだ。ぼくが内気で不安気なことは、彼女も気づいていることが分かる。何事もないかのように振る舞ったほうがいい。ぼくは何かバカなことを言っただろうか？　早いところ何かおもしろいことでも言わないと、彼女は退屈してぼくから離れていってしまう。でも何を言えばいいんだ？　おもしろいことなんて何も考えられない。家で飼育している魚のことでも話そう。彼女が魚は好きかどうかを聞いてみよう」とあなたは心の中でつぶやくでしょう。

思考の歪み	（◯）	説　明
1. 全か無か思考	◯	あなたは、世の中には「内気な人」と「外向的な人」の2種類があると考えています。しかし実際には、ほとんどの人がときには内気になり、ときには不安になったりするのです。
2. 一般化のしすぎ	◯	あなたは自分の対人恐怖を自己に一般化しています。内気を解決すべき問題と考える代わりに、「自分にどこか悪いところがあるに違いない」と考えるのです。一般化のしすぎは、あなたに自分が欠陥人間と思い込ませてしまいます。
3. 心のフィルター	◯	あなたは、自分の対人恐怖と欠点にのみ注意を集中し、他の人の意見に耳を貸そうとしません。これでは、実際に他人との興味深い会話を生み出すことは不可能となります。
4. マイナス化思考	◯	あなたは自分の優れた性質を無視して、自分には何も特別なことやおもしろい点がないと思っています。
5. 結論への飛躍：①心の読みすぎ ②先読みの誤り	◯	不安になる人など他にはいない、そして他人は自分の言うことに一切興味を示さない、とあなたは仮定しています（心の読みすぎ）。あなたは、いかに自分がぎこちなく感じているかを誰もが見ぬいていると思い込み、社会的状況を、屈辱を与える恐ろしい経験と先読みしています（先読みの誤り）。もちろんこの思い込みは、自己達成的予言の役割をはたし、自分の否定的

		思考が完全に妥当であるとあなたに思い込ませてしまいます。
6. 過大解釈／過小評価	○	あなたは、自分の欠点を実際よりもずっと過大評価し、対人恐怖は恥ずかしく異常なことだと自分に言います（過大解釈）。また、自分の長所の大切さ、そして自分のユニークさを過小評価しています（過小評価）。
7. 感情的決めつけ	○	あなたは自分が変人だと感じているために、自分は本当に変人に違いないと思っています。あなたは他人が自分を見下していると感じているために、実際に彼らが見下していると結論づけているのです。
8. 「すべき」思考	○	あなたは自分を責め、引っ込み思案や自意識過剰になるべきではないと強く主張します。これによって恥辱を感じるようになります。
9. レッテル貼り	○	あなたは自分に「敗者」あるいは「変人」というレッテルを貼ります。これらのレッテルは、自分は異常で、他人に劣る、隔絶された人間という感情をあなたにもたらします。
10. 非難：①個人化 ②責任の押しつけ	○	あなたは自分の対人恐怖のせいで、自分を責め、つらく当たっています。そしてあなたは、密かに他人をも責めているかもしれません。なぜなら、他人は非常に批判的そして排他的で、あなたを好きになることや、受け入れることは決してないと想像しているからです。

（続き）

心の中でこのような対話を行っていると、あなたは注意散漫になり、自然で生き生きとした他人との自発的相互作用が難しくなります。自分自身にとらわれて不安になるあまり、他人との会話に集中できず、また他人への本当の興味を表現しないようになります。結果としてあなたは、奇妙で、自己の考えに没頭した、退屈な人間のように他人には見えてしまいます。また、緊張して不幸せな人間という印象も与えます。なぜなら、話している相手と感情的につながっていないからです。じきに話し相手は、居心地悪く感じて、パーティ会場にいる他の誰かと話しがしたいからと言い、あなたから離れていくことでしょう。

もちろんこれは、あなたの予想したとおりの結果ですから、やはり自分は正しかったとあなたは考えることになります。自分は本当に退屈な人間で、他の人から興味をもたれることなどないと結論づけてしまうのです。自らを被害者と思い込み、一連の出来事が自分の歪んだ思考が原因で起こったとは決して考えません。

同じことは、スピーチ不安についても言えます。あなたが、できの悪いスピーチになると想像し、聴衆が退屈したり、反感をもったりすると考えて不安になると、実際にそのとおりのことが起きるのです。もちろん、この等式で、肯定的答えが得られる場合もあります。他人との温かみのある力強い付き合い方を学び、自分が考える以上のとても強い力をあなたが持つことも、この等式から学ぶことができるのです。

本章では、社会生活を無一文から大金持ちに変換する5つの対人曝露技法を学びます。すなわち、スマイル・アンド・ハローの練習、口説きの練習、拒絶の練習、自己開示、そしてデビッド・レターマン技法です。第14章で学んだ恥への挑戦も、対人曝露技法の1つです。

スマイル・アンド・ハローの練習

子供の頃、父は私を「宇宙戦争（The War of the Worlds）」という映画に連れて行ってくれました。映画が終わり、映画館から駐車場まで歩く道で、父が行き交う人ほとんどすべてにハローと声をかけているのに私は気づきました。そして彼らも、ほとんどがハローと挨拶を返していたのです。

私は驚いて、どうしてそんなにたくさんの人と知り合いになれるのかと父に聞きました。彼は、誰とも知り合いではない、知らない人にハローと言っても構わないのだよ、と説明してくれました。彼は、私にも同じようにすることを勧めたので、私もすれ違う人々に微笑みながらハローと言いました。私は父を信頼し、そうすることが自然と考えたのです。

もちろん、ほとんどの人が微笑みを返し、ハローと返事をしてくれました。結局のところ、私は父と手をつないで歩く小さな子供に過ぎなかったからでしょう。おまけに私は斜視で、度の強い眼鏡をかけていました。つまり、ちょっとおもしろい外見の子供だったのです。声をかけられた人たちは愉快になって、私を可愛い子だと思ったのかもしれません。いずれにせよ、それは内気を治す良い訓練になりました。

あなたが対人恐怖に悩んでいるのであれば、同じようにそれを治すことができます。毎日10人の他人に微笑みかけ、挨拶ができるよう努力するのです。考えている以上に人々が親切であることを、あなたは発見するでしょう。

もしこの課題への挑戦に不安を感じるのであれば、もっと簡単なことから始めることも可能です。すなわち、植物やランプなど、意思を持たない対象に微笑みかけ挨拶するのです。その次に、散歩で外出したときに出会う猫や犬に微笑み、挨拶をします。動物への微笑みと挨拶に慣れたら、今度は人間への実行に移ります。

最初は、威嚇的ではない他人を選んで行います。例えば、バスの停留所で待つ年寄りの男性を選び挨拶します。彼はあなたに感謝して、その日一日を幸せに過ごすかもしれません。嘘のない微笑と快活な挨拶を通じて伝わるあなたの活力が相手を明るくして、相手も前向きで肯定的な活力をあなたに返してくれるでしょう。すぐに、あなたは誰とでも挨拶できる自分に気づくはずです。

しかし、対人恐怖で引っ込み思案に悩むあなたは、この技法を当初とても恐ろしく感じるかもしれません。かつて私は、ロジャーという、人好きのするとても内気な若者を治療したことがありました。インド生まれのロジャーは、フィラデルフィアのバイオテクノロジー関連企業に勤めていました。彼はとても自意識が強く、自分がどれほど対人恐怖でぎこちなく感じているかを周囲の誰もが知っていると思い込んでいました。食料品店での買い物は、彼にとってひどく惨めな気分を味わう経験でした。精算の列に並んでいる間、彼は自分をとてもぎこちなく場違いと感じてしまい、うつむきながら床をみつめて、気配を殺す努力をしていました。

ロジャーは、テレビで深夜に放送されるトークショーをよく見ていました。彼は、ほとんどのアメリカ人が、トークショーのホスト役をつとめるデビッド・レターマンやジェイ・レノのように外向的で社交的と考えていました。食料品店のレジに並ぶ他人同士さえも、常に言葉を交わしてウィットに富んだ冗談を言い交わしているものとすら思い込んでいました。彼には、それを裏づける証拠はありませんでした。なぜなら、いつも下を向いてばかりいたからです。しかし、彼はそれが真実であると確信していました。もちろんロジャーは、順番を待つ間気のきいたセリフを一言も思いつきませんでした。自分の番になってレジの精算が済むと、周囲の人々が彼の対人恐怖とぎこちなさを批判しているように感じながら、何も言わずにできるだけ早く支払いをすませ、その場を立ち去っていたのです。

また、通りを歩いているときにも、ロジャーは不安を感じていました。浅黒い皮膚と長い髪のせいで、周囲の人々から見下されていると思い込んでいたからです。ときどき、すべてがあまりに不公平に思えて、誰彼の別なく怒りを表に出し、「捕まえたぞ、おまえは俺を見下していたな！」とばかりに周囲をにらみつけるのでした。もちろん、その怒り顔は相手を驚かし、脅威を与えます。相手のこの驚きの表情を、実際に自分を軽蔑していた証拠と捉え、彼はその現場を押さえたと思い込んでいたのです。

私は、否定的思考を検証する実験を彼に提案しました。それは、食料品店のレジに並んでいるときに、うつむいて下ばかり見ず、顔をあげて実際に周囲の人々が何をしているかを観察するのです。実際に何人が見ず知らずの他人と活気あふれる会話を楽しんでいるか、何人が我関せずの態度で順番を待っているか、などの数を数えるのです。彼は、次回の食料品店での買い物でこの実験を行うことにしぶしぶ同意しました。

その翌週、彼は床から視線を上げることがとても難しかったと私に報告しました。なぜなら、ひどく自意識を感じ、誰の注意も引きたくなかったからでした。しかし、強いて周囲を見回したところ、おしゃべりをしたり、ウィットに富んだ冗談を言っている人は1人もいないことに彼は驚きました。列に並んでいる人たちの多くは、宙を見つめたり、マガジンラックから取り出したナショナル・エンクワイアラー誌を立ち読みしたりしていたのです。彼らはレジ係に気のきいた言葉をかけることもなく、「いくらですか？」あるいは「ありがとう」などの言葉をかけるだけで、店を後にしていました。

ロジャーと私は、幸先《さいさき》のよいスタートを切りました。しかし、彼は依然として他人とうまく付き合うことができず、目標の達成にはまだ時間がかかることが予想されました。そこで私は、スマイル・アンド・ハローの練習を勧めました。ロジャーがその翌週に出会うであろう少なくとも20人の他人に、微笑みかけ「ハロー」と挨拶するのです。診療所からの帰り道に行き交う人々、町を歩いていてすれ違う人々、ショッピングモールで出会う人々などから、20人を選べばよいのです。そして、何人がどのような態度をとったかについて、その内訳を記録しておくように促しました。人々が彼を批判し軽蔑しているとの思い込みを検証するために、彼らの反応が、否定的か、中間的か、あるいは肯定的かを集計して用いるためです。

この宿題には、彼はまったく乗り気を示しませんでした。そして、なぜそんなことはできないのか、またすべきではないのか、あらゆる口実を挙げて強く抵抗したのです。その行動は彼自身に大きな不安を誘発し、人々は彼を変人と思うに違いない、と言いました。面接の終わりには、気乗りしない様子で「努力する」と約束しましたが、彼がその約束を守るつもりのないことは明らかでした。

その翌週、ロジャーはスマイル・アンド・ハローの練習を実行しなかったと面接で告白しました。彼は、緊張があまりにひど過ぎて、とても見知らぬ人に笑いかけたり、挨拶をすることはできなかったと説明しました。それで世界が終わるわけではないので安心してください、と私は彼をなだめ、こんどは「笑う命令」と呼ぶゲームを提案しました。このゲームでは、ロジャーと私が交互に「笑って！」と叫びます。この命令を聞いたら、たとえそのとき不安を感じていてその気はなくとも、必ず笑みを浮かべ「ハロー」と言わなければなりません。

この練習は、私にとってもとても簡単ではありませんでした。なぜなら、子供の頃、私は歪んだ笑顔をよく笑いものにされたからです。ですから、命令されて笑うことには、私も常に心理的な抑制を感じていました。しかし、このゲームはとても楽しいものでした。私が「笑って！」と叫ぶたびに、ロジャーはひと目で嘘とわかるこっけいな笑い顔で、「ハロー」と言うのです。その様子があまりにバカバカしいので、私は笑い出すのをこらえられませんでした。それを見たロジャーも笑うのですが、その笑顔は本物でした。この練習を、友人や家族と試してみてください。きっと、楽しい気分になると思います。

このゲームで成功したにもかかわらず、その後も数週間「スマイル・アンド・ハローの練習」に彼は抵抗を示しました。そして、なぜそれができなかったか、あるいはすべきではなかったかの言い訳を、依然としてあれこれ並べ立てていました。彼の緊張を少しでも和らげることができ、他人との交流が可能になれば、彼の殻を破ることが可能なことは私には分かっていました。彼は実際に魅力があり、人から好かれるタイプだったのに、自分でその機会をつぶしていたのです。

この当時私の妻は、彼女の臨床心理学研修の一環として、私の診療所で働いていました。彼女も別の面接でロジャーの治療を担当していたので、私たちはチームを組み一緒に面接を行って、命令口調で彼に要求することに決めました。私たちは彼に、この宿題は治療なのだから実行しなければならないと命令したのです。私たちの意思は固く、できないという返事は受け付けないことにしました。おそらくそれは、親から子への「愛のむち」のようなものだったかもしれません。ロジャーは、それが間違いなく屈辱的で不安を誘発することが分かっていても、しぶしぶ宿題に同意しました。

その次の週に面接に訪れた彼は、明るい表情でとても気分が高揚しているようでした。彼は、多くの人々に微笑みかけ、ハローと挨拶したと言いました。しかし、彼の予想に反して、怒ったような顔を返す人は1人もいませんでした。それどころか、ほとんどの人が親しげに彼に笑顔を返したのです。そして、そのうち数名の人たちと快活な会話すら楽しむことができた、と彼は言いました。このことが彼を驚かせ、ウキウキした気分にさせたのです。もはや彼は自分が内気と感じることはなくなり、一日中いろいろな人と話していたいと言いました。ロジャーはとても気分が良くなったので、その後数週間して治療の終了を決めました。

私は、この結果が持続するものか、それとも一時的な改善なのか、疑問に思っていました。

その数年後、ロジャーから電話があり、面接を受けたいとの連絡がありました。仕事上の決断に関して心配ごとがあり、どの道を選ぶかについて助言が必要と彼は言いました。

再会をとても楽しみにした私は、その後どのように彼が過ごしてきたかを尋ねました。彼は、自分の対人恐怖はもうすでに過去の話で、現在はどこでも誰とでも一日中会話をすることができると言いました。もはや社交家となった彼は、踊りにでかけることすらあり、多くの素敵な女性とデートを重ねた末に、現在大好きな女性と堅実な付き合いをしているとのことでした。

専門家を対象としたワークショップでロジャーの例を紹介すると、セラピストから、「もしロジャーが不愉快で不器用な男性だったとしら、それでも先生はスマイル・アンド・ハローの練習を提案しましたか？」としばしば質問されます。治療は、常に個別の状況にあわせ修正すべきものと私は信じています。ロジャーは魅力ある若者でした。そのために、スマイル・アンド・ハローの練習から肯定的な体験が得られたのかもしれません。他の患者さんとの治療では、他の技法を試したかもしれません。いかなる場合も、私は意図して患者さんに屈辱や失敗を強いることはありません。

スマイル・アンド・ハローの練習は、それを行う地域によっても違った効果を生じるでしょう。カリフォルニア州では、私は頻繁に見ず知らずの人にハローと挨拶します。そして、通常は肯定的な反応が得られます。しかし、ニューヨーク市のロックフェラー・プラザ近辺では、事情が異なります。以前、私と同僚は、ロックフェラー・プラザの周辺を散歩しながら、15分間で40人の見知らぬ人にハローと声をかけました。しかし、誰ひとりとしてそれに応えてはくれませんでした！　この制約を承知しておけば、スマイル・アンド・ハローの練習は普通とても楽しいものとなるでしょう。

口説きの練習

私が治療に携わった対人恐怖で孤独な患者さんのほとんどが、どのようにして相手を口説くか、その方法を学習したことはありません。彼らが、自分にとって興味ある相手と付き合おうとすると、通常過度に真剣になってしまうように思われます。一方では、相手を安心させ、快活な優しい口調で話しかける方法を心得ている人たちがいます。生まれつき彼らがそのような才能を持っているのか、成長の過程でそれを習得したのか、研究者にはまだ分かっていません。同じように、対人恐怖の人がその傾向をもって生まれてくるのか、それとも成長の過程における苦痛を伴う経験が内気な性格をもたらすのか、その点についても解明されていません。

動物モデルは、その両方の可能性を支持しています。ポインター犬の中には、生まれたときからすでに人間に対して恐怖を感じる「対人恐怖」の遺伝子があると思われることを、研究者らは発見しました。対人恐怖の遺伝子をもつ子犬が初めて人間を目にすると、恐怖のあまり逃げ出したり、隠れたり、震えたりします。対人恐怖の遺伝子をもたない子犬は、人懐こく、外向的な性格をもち、初めて人間を見る場合でも、興奮して尻尾を振りながら、撫でてもらおうとして人間に近寄るのです。もし、ヒトにも同じような関連性が存在すれば、対人恐怖は遺伝性、と主張することが可能になるでしょう。

一方、自然の中で生まれ、人間との接触がないまま育った野生の猫にまつわる問題については、あなたも聞いたことがあると思います。子猫のうちから人に飼われていないと、猫は人間に対して強い不信感をもつようになるのです。成猫になってから飼われても、愛情のある人間の家庭に生まれ育った猫のようには優しい性格にならず、人に懐きません。このことは、私の経験からも言えます。私は家で、野生の猫1匹と生後6週目で引き取った2匹の猫を飼っていますが、彼らの違いはとても大きなものです。ですから、対人恐怖は後天性と主張することも可能なのです。

ヒトにおける対人恐怖の原因が何であれ、対人関係を構築するための優れた技能は学習可能と私は信じています。あなたが対人恐怖に悩んでいるのであれば、それを克服し、順調な社会生活を送るための解決法はたくさんあります。

効果的な口説き方法とは、どのようなものでしょうか？　これを正確に定義づけることは、簡単ではありません。しかし、その概略は以下のようなものです。

● 相手に、その人は特別な存在であり、あこがれの対象であると感じさせます。相手がどんな仕事を成し遂げたかではなく、どんなにすばらしい人間かという点から、あくまでも自然で快活な調子で賞讃するのです。あなた自身に焦点を当てようとするのではなく、彼ら自身について語らせるよう仕向けます。結果として、あなたは自分についてほとんど何も話していないにもかかわらず、相手からは特別で大切な人とみなされるのです。

● 友人に対するときのように、相手をからかいます。ちょうどそれは、あなたの妹や弟が誇りに思っていることを、兄や姉としてからかうのに似ています。これによって、想像的で愉快な気分がかもし出され、相手はあなたに好奇心と興味を覚えます。

● 快活な話し方で語りながら、愛情を込めて相手の手に触れたり、眼をみつめたりするなどの、前向きで肯定的なボディランゲージを用います。

もちろんこうした技法は、巧みに、そして思慮深く用いなければなりません。状況によって、相手に触れることは適当ではないかもしれません。どんな状況でも、ぎこちなく攻撃的方法で相手に触れることは、押しつけがましいと受けとられる場合があります。

私がかつて治療した患者さんに、アンマリーという名の小学校教師がいました。彼女は、私たちの集中治療プログラムを受けるため、フィラデルフィアに数週間滞在していました。アンマリーは、慢性的に感じる不幸と孤独感に悩まされていました。自分にはほとんど友人がなく、自由な時間のすべては授業の準備に使っている、と彼女は言いました。とても献身的な教師でしたが、彼女の人生には刺激もなく報酬もなかったのです。彼女は愉快で魅力的な女性でしたが、少し堅苦しい感じがしました。

私はアンマリーに、治療を行う上での目標を尋ねました。もし、ここに魔法の杖があったら、そのひとふりで彼女は人生をどのように変えたいと考えるのでしょうか？　彼女は、人生をもっと楽しく過ごしたい、と答えました。

彼女が具体的にどんなことを考えているのか知りたいと思い、私はこう聞きました。「いつから楽しく過ごしたいと思いますか？」。

彼女は、「今日から、というのはどうでしょう？」と答えました。

「いいでしょう」と私は言い、「楽しく過ごすのは、今日のいつ頃にしますか？　面接中からにしますか、それとも面接の後からにしますか？」と尋ねました。

「面接の後からにしましょう」という答えを聞いて、私はホッとしました。

私は、面接が終わってからどんな予定を組んでいますか、と尋ねました。それは、金曜日の午後でした。彼女は、メトロライナーでフィラデルフィアからニューヨークまで行き、週末を友人と過ごす予定と答えました。

私は、「ニューヨークへの旅行で、どんなことが起これば楽しくなると思いますか？　あなたが思い描く空想はどのようなものでしょうか？」と彼女に聞きました。

彼女は、もし空想が現実になるとしたら、電車の中ですてきな男性数名から声をかけられるでしょうね、と恥ずかしそうな、ぎこちない様子で説明しました。対人恐怖で孤独な彼女は、もう何年もデートをしたことがない、と言いました。

私の経験上、ニューヨーク行きのメトロライナーは、通勤するヤッピーで混雑するはずでした。アンマリーは、チャーミングで魅力のある女性でした。ですから、彼女に自分の殻を破るよう説得できれば、私の仕事はたいして困難ではなかったのです。私は、「おそらく電車にはハンサムな男性が大勢乗っていることでしょう。孤独な女性に男性を捕まえる術を教えることは、私の専門の1つです。しかし、これには条件があります」と言いました。

「どんな条件ですか、バーンズ先生？」と彼女は尋ねました。

「私の指示どおりに行動することです。その行動が、最初のうちはあなたをとても不安にするかもしれません。もし少しでも疑念があるのなら、別の技法を使うことを考えましょう」と私は言いました。

アンマリーは、まじめで退屈な人生にはうんざりしているから、非合法で不道徳な手段以外、どんなことでもすると言いました。それは、私が期待していた答えでした。

相手を口説くときの第1の秘訣は、それがただのゲームであることを忘れないことです、と私は彼女に言いました。それは、楽しむためのものなのですから、あまりにそれを真剣にとらえると、魔力は失われ、失敗に終わりかねません。多くの人が退屈な人生を送っていて、愉快な気晴らしを望んでいるのです。愛情のこもった態度で、切羽詰まった真剣さなしにあなたからからかわれていると相手が感じれば、あなたのことが余計好きになるでしょう。しかし、あなたから愛情を求められ、追い求められていると感じれば、相手はあなたを拒絶するかもしれません。その理由は、バーンズの法則に明らかです。すなわち、「人は手に入らないもののみを欲し、手に入るものは決して欲しがらない」からです。

口説く方法の1つに、「相手を褒める」があります。褒め言葉というものは、過度に真剣にならず、陽気で優しく、愛情に満ちた態度で言えば、まず間違いなく良い効果が得られるものです。実は、褒め言葉がほんの少し不誠実だと、より効果を発揮することがあるのです。このアドバイスが社会通念に反していることは分かっていますが、しばらく我慢して付き合ってください。

私はアンマリーに、ほんの少し真面目すぎるので、もっと茶目っ気のある陽気な態度を身につける必要がある、と伝えました。私は以下のように彼女に説明しました。

電車内で、あなたは隣に座るハンサムな男性と会話を始めたと仮定しましょう。しかし、徐々にあなたには、彼の頭が空っぽであることが分かってきました。彼はいつも自分がいかにハンサムかという褒め言葉ばかり聞いているため、そんなメッセージはもう聞き飽きていたのです。ですからその代わりに、彼がとても興味深い知性の持ち主であること、彼の物の見方が大好き、と伝えます。少しばかりこれを誇張するのであれば、「おそらくいつも他人からそう言われているでしょうけど」という言葉を追加しても良いでしょう。

さて、実はそのようなメッセージをいつも彼が聞いてはいないことを、私たちは知っています。あるいは、以前そんなことを言われたことなどないかもしれません。彼は好奇心をくすぐられ、じきにあなたに興味を抱くことでしょう。しかし、すぐに彼と腕を組んではいけません。あなたが追いかけてはいないことを、彼に知らせる必要があります。そこで、あたかも蝶のごとく、他の人とおしゃべりを始めます。「人は手に入らないもののみを欲し、手に入るものは決して欲しがらない」という、バーンスの法則を思い出してください。

一方、あなたの向かい側に座る人は、まったくのインテリ・タイプだと仮定しましょう。ずんぐりした外見の彼は、ニューヨーク科学アカデミーに最新の研究結果を報告に行く途中だとします。あなたは、彼の外見上の特徴を褒めて、会話のきっかけをつくることができるでしょう。例えば、誠実さと尊敬の念を強く込めた声で、「あなたの目には、何か強く訴えるものがありますね。でも、きっといつも女性からそう言われているでしょう？」と言うのです。

さて、あなたも私も、彼が他の女性からいつもそんなことを言われてはいないことを知っています。実際には、彼の母親すらそうは言わないかもしれません。彼はおそらく顔を赤らめ興奮し、あなたの印象を長く記憶に留めるはずです。

一方、頭空っぽ男性のほうは、「僕の青い瞳はどうなったんだろう？　あんなオタクのどこがいいのかな。もう一度彼女の注意を僕に向けさせよう」と考えることでしょう。

記憶すべきもっとも重要なことは、基本的に私たち大人は、子供が大きくなって真面目になっただけで、奥底ではまだ遊びと楽しさを求めているということなのです。私たちは、皆人生に少しばかりの空想を求めています。口説くことは、あなたにとってゲームにすぎません。真面目ではあるけれども、同時に真面目ではないのです。

口説きの練習のため、アンマリーと私は、診察室でロールプレイを何度か行いました。彼女は、生まれつきの口説き上手でした。彼女に必要だったのは、異性の気を引き、社交的になってもよいことの許可でした。彼女は、米国の南部人特有の魅力にあふれていて、この技法で成功することは目に見えていました。

彼女はその日の午後、電車の中で3人の男性を口説く提案に同意しました。そして、心配げにこう尋ねました。「もし誰かが男性とふざけている姿を見て、私を軽蔑したらどうしましょう？　あるいは、口説きに失敗したり、男性から恥知らずのふしだらな女性と思われたらどうします？」。

彼女の恐怖を克服するために、私は「恐れている幻想の技法」を試すことを勧めました。前章に紹介した、認知曝露技法の1つです。この技法では、最も恐れている恐怖が現実のものとなる不思議の国のアリス的な悪夢の世界に入って行きます。この悪夢の世界で出会うメトロライナーの乗客たちは、ハンサムな男性を恥じらうことなく口説く彼女を、実際に軽蔑します。その上この乗客たちは、自分への非難は受け付けず一方的にずけずけと意見を言うのです。

最初は、私がアンマリーの役を演じ、彼女が敵対的乗客を演じることにしました。彼女には、敵対的乗客として考えるであろうことを声に出して言うこと、そして思い切り冷酷になること、普通は他人に対して決して言わないようなひどいことでもかまわずに言うことなどを指示しました。そして、敵対的乗客は、実際には彼女が最も恐れている恐怖を代表し、堅苦しい規則を象徴していることなどを説明しました。私たちの対話は以下のように進みました。

(アンマリー演じる) 敵対的乗客「ちょっと、あなた。さっきから見ていると乗客を3人も口説いていたわね。あなた、やけになってるの？　それともふしだらなだけ？」

(デビッド演じる) アンマリー「実のところ、その両方ね。私はずっと1人で寂しかったし、仕事に没頭してきたから、殻を破って心をより広く開くことにしたの。それに、フィラデルフィアの精神科医から、ふしだらな女になる訓練を受けているのよ。あなたに気づいてもらってよかったわ。きっと訓練の効果が出始めたのね！」

敵対的乗客「私があなただったらそんなことしないわよ。周囲から完全な恥知らずと思われているし、笑いものになってるじゃないの」

アンマリー「あなたの言うとおりよ。時間が経つにつれてどんどん恥知らずになって行くわ。でも、それがとても楽しいの」

敵対的乗客「何をやろうとあなたの勝手だけど、周囲の人たちが、その低い道徳心と破廉恥な振る舞いを軽蔑していることを忘れないでよ」

アンマリー「そんなことかまやしないわ。なぜって、私の興味はあのハンサムな男たちだから。彼らは私にまったく批判的じゃないし、そのうちの1人とデートできるかもしれないじゃないの」

敵対的乗客「あんなにみっともないやり方してたら、誰ともデートなんかできるわけないわよ。

あなたの口説き方はひどいもんよ」

アンマリー「まだ、口説き方を学び始めたところだから、改善の余地があるのはわかっているの。あなたならどんなアプローチをするか、教えてくださらない？　あなたの場合どんな方法が効果的だったの？　あなたの口説き方を学んで実際に試してみたいわ」

アンマリーは、私を怒らせることが無理なことを理解しました。そして、おそらく乗客は、彼女が男性と馴れ馴れしくしていても気にかけないことを理解したのです。しかし、たとえ彼らが彼女に批判的であったとしても、彼女はそれに耐えられるであろうことも理解しました。

翌週の月曜日、再び面接に現れたアンマリーの表情は光り輝いていました。ニューヨーク行きのメトロライナーは、ハンサムな男性客でとても混雑していたと彼女は言いました。当初彼女は、緊張してぎこちなさを感じていましたが、隣に立つとくに魅力的ではない男性に、努力して声をかけてみたそうです。すると、彼の職業は保険数理士ということがわかりました。耐えられないほど退屈そうに見えるその男性に、とても重要でエキサイティングなお仕事のようですね、と彼女は嘘をつきました。そのような仕事ができるということはインテリに違いない、と言ったのだそうです。

彼は興奮して、いろいろと彼女に打ち明け話をしました。その数分後、彼女は俳優をしているというハンサムな若者に声をかけました。すぐに彼も、彼女のとりこになってしまいました。彼は彼女の電話番号を知りたがり、自分が端役で出演するオフブロードウェイ演劇のオープニングに招待したいと言いました。そして、彼女がニューヨークにいる間、一度会いたいと申し出たのです。アンマリーはびっくりして、まるで自分に新しい秘密兵器が見つかったように感じたと言いました。

口説きの練習を始めるときには、あまり威嚇的な人は相手に選ばないようにします。実は、スマイル・アンド・ハローの練習と同じく、動物を相手にこの練習を始めることも可能なのです。私はよく動物相手に話をしますが、それは魔法のような効果を発揮します。例えば、歩道を歩いていて犬を見つけたとします。私は、その犬を撫でながら、とても考えられないようなことを言います。「キミはなんてハンサムなんだろう！　キミのような知的で愛想の良い顔をした犬を今まで見たことがないよ」。犬は、人間に注目されることを好みます。そして、彼らが批判的になることはほとんどありません。一般に、飼い主もそうされることを喜びます。もちろん、歯をむき出しているロートワイラーなどは避けたほうが良いでしょう！

次に、恋愛感情の対象とはならない相手を口説く練習を行います。ほとんどの人は、その日一日が明るくなるようなわずかな陽の光を探しています。練習の相手には、ほぼ確実に肯定的な反応を示す人々、例えばホテルのベルボーイ、通りを歩く警察官、旅客機のフライトアテンダント、ショッピングモールで洋服を探す男性、ジムで運動している人などを選び、賞讃します。ぎこちなさを感じなくなってきたら、徐々に興味のある対象に声をかけ始めます。しかしこの技法の目標は、デートの相手をみつけることではなく、人々と友だちのような軽い気持ちで接し、彼らの気分を良くすることにあります。この心の持ち方は、あなたが感じているプレッシャーをかなり取り除いてくれるはずです。そして、目標が別のところにあっても、逆説的にあなたにはデートの相手が見つかる可能性が生まれるのです。

拒絶の練習

あなたが拒絶されることを恐れているのであれば、拒絶されたところで世界が終わりを迎えるわけではないことを学ぶために、できるだけ数多くの拒絶経験を積み重ねたほうがよいかもしれません。例えば、ニューヨークの著名な心理学者であるアルバート・エリス博士は、若い頃に2週間で200人の女性にデートを申し込んだ経験の持ち主です。そのうち1名を除いて、全員がデートの誘いを断りました。そして、ただひとりOKした女性もデートには現れませんでした。

デートの相手は得られなかったものの、彼は拒絶の恐怖を克服し、最終的に健全な社会生活を築き上げました。結局彼は、恋愛とデートの専門知識で有名になり、人気のメンズマガジンで、セックスアドバイス欄を長年担当することになったのです。

私は医学生当時、エリス博士の名前を聞いたことはまったくありませんでしたが、友人のスパイダーとともに、彼と同じ技法を偶然発見するに至りました。スパイダーは、私が友人と借りていた家の裏のガレージに住んでいたハンサムなドラマーで、一緒に演奏できるバンドを探していました。彼もまた私同様、とても対人恐怖でした。

私たちは、恐怖を克服するために、若く魅力的な女性に交替で声をかけつつ、しばしばパロアルトやサンフランシスコの町中を何時間もぶらつきました。スパイダーが声をかける役のときは、私はすてきな女性を探し出す役を務めました。そして彼は、私が発見した女性に近づいてデートを申し入れ、口説くのです。私が声かけ役のときは、彼が女性の発見役にまわって、私はその女性を口説きました。

私たちの経験は、エリス博士の経験と同じようなものでした。私たちは、声をかけるたびにふられました。思うに、我々はあまりにも真剣かつ誠実で、世慣れたところがなく、絶望的な印象を与えてしまったのではないでしょうか。しかし、拒絶への恐怖を私たちは確実に克服し、心躍るような社会生活へ向けた第一歩を踏み出したのです。

自己開示

あなたは、社会的状況下で対人恐怖や神経過敏になってしまうことを、恥ずかしがって隠したりせず、それを公然と開示することができます。この技法では、有効な自尊感情をもっていることが条件になります。

フィラデルフィアで診療所を始めて間もない頃に、私と妻は、グラドウィン近郊に家を購入しました。グラドウィンの町にある家のほとんどは、規模が大きく高価でした。私たち夫婦の資金はわずかだったので、その地域では一番安い家を買いました。

私たちの娘のシーニュは、近所に住むペネロペという少女とよく遊んでいました。ある日、私は妻からペネロペの家へシーニュを迎えに行ってほしいと頼まれました。私は、みすぼらしいTシャツと汚れたジーンズのまま、錆だらけの車に乗り込み、ペネロペの家へと向かいました。彼女の家の門から母屋までの車道はとても長く、外部からは母屋を見ることはできませんでした。車道を走りながら、私はペネロペが大邸宅の住人であることを悟りました。車を降りて、私は多少ビクビクしながら大きな玄関扉へと向かいました。

私はベルを鳴らし、応答を待ちました。突然玄関の扉が開いて、美しい女性が現れました。彼女は、ヴォーグの表紙モデルのようにやせて陽に焼けた美人で、すてきな服と装身具を身につけていました。ペネロペの母です、と彼女は自己紹介をしました。私は不安と緊張を感じながら、「娘のシーニュを迎えに来ました」と言いました。

「そうですか。どうぞお入りください」と彼女は言いました。彼女が招きいれた玄関の広間は、私の家の居間ほどの広さがありました。天井は高く、壁にはルーブル美術館で見るような、金色の額縁に収められた大きな絵画がいくつか飾られていました。彼女は私の不安げな様子を見て、「何か具合の悪いことでもありまして？」と聞きました。

「実を言うと、こんな豪邸に入った経験がないもので、ちょっと怖気づいているのです」と私は答えました。

彼女は、「ちょっと病的な装飾と思いません？　先生は精神科医なんですって？」と聞きました。

「ええ、そうです」と私は答えました。「私はとても病的なんですよ！　私のことをよく知るようになったら、それが氷山の一角ということが分かります」。

彼女はその言葉に笑い、私の緊張はすぐに解けました。私たち夫婦は、じきに彼女ととても親しくなりました。彼女は欲しいものをすべて手に入れた人生を送っているように見えましたが、実際には、私たちが直面するような対立や問題に悩んでいて、外から見るほど華やかなものではないことを後で知りました。

このとき私は、自己開示技法を用いました。自分の内気を隠して「正常」を装う代わりに、内気であることを人前にさらしたのです。こうして不安を率直に認めることは、逆説的に不安を消失させます。逆に、内気を隠そうとする試みは、不安を悪化させるのです。

しかし、自己開示は、思ったよりも難しい場合があるかもしれません。私がかつて治療したジョゼフは、14歳でハーバード大学への入学が許された学力優秀な若者でした。彼は優秀な成績を修め4年後に大学を卒業しましたが、痛々しいほど対人恐怖で、同年代の若者のような社会的技能を発達させる機会に恵まれていませんでした。魅力的な女性の前ではとくに引っ込み思案になってしまい、自分がどれだけ内気な人間かを知られてしまったら、どんな女性からも拒絶されると確信していました。

ジョゼフは魅力あるハンサムな若者でしたから、ひどく孤立したまま女性とのデートを恐れているのはもったいない、と私は考えていました。そこで私は、女性に話しかけるとき、自分が対人恐怖であることを必死に隠す代わりに、それを認めてしまうよう提案しました。しかし、彼はそれを聞き入れませんでした。「先生はおかしい。そんなことをすれば、完全にひ弱な男と思われ拒絶されてしまう」と彼は主張しました。

ジョゼフの自己開示に対する抵抗は、古典的な反応でした。最も恐れている怪物と直面するとき、多くの人はパニックを起こし、できるだけ速く反対方向へ走って逃げようとします。ジョゼフが彼の対人恐怖を隠そうとし続ける限り、ぎこちない感情はますます強くなることが私には分かっていました。しかし、彼は抵抗し、私がまるでわかっていないと主張し続けたのです。

数週間の抵抗の後、ジョゼフはとうとう私の提案する実験を行うことに同意しました。彼は、フィラデルフィアの保険会社でコンサルティングの仕事をしていました。そして、そこに勤めるブロンド美人の秘書が、彼にしきりに色目をつかっているのに気づいていました。しかし緊張のあまり、彼は彼女に声をかけられずにいたのです。

彼は、彼女をデートに誘うことには同意しましたが、デートの経験がまったくなく、承諾してくれるかどうか、そしてもし承諾したらどうすればよいのか、不安を感じていました。私は、彼女がOKしたらチャイナタウンにあるリバーサイドというレストランに誘うことを提案しました。そのレストランは、私が家族を連れてほとんど毎週通う、とてもおいしい料理を提供する店です。その後、彼はデートの相手を連れて映画へ行くけれども、デートしている間に自分の対人恐怖的な性格を彼女に開示しなければならない、と私は言いました。そうすることで、彼の恐怖が理にかなったものかどうかを知ることができるからです。ジョゼフは、それはとても難しいことだろうけれども、先生の間違いを証明するために、今回に限り無理にでも実行してみると言いました。

彼女は、食事と映画の誘いを熱意をもって承諾したようでした。食事をしながら自意識過剰となったジョゼフは、自分の居心地の悪さを隠し「正常」を装い続けていましたが、話題を考えつくことがまったくできませんでした。気まずい沈黙が何度も訪れました。彼女はどこか具合でも悪いのかと彼に尋ねました。

緊張に耐えられなくなった彼は、彼女に告白したいことがあると言いました。彼女は警戒した様子で、どうしたのと尋ねました。自分は美人の前ではときどき引っ込み思案になって舌が回らなくなることがある、今がまさにそんな状況なので申し訳なく思う、と彼は言いました。彼は、その場で彼女から確実に拒絶されるものと思っていました。しかし、彼女は、「あら、私は長いことあなたのように繊細な男性を探していたのよ！　いつも言い寄ってくるマッチョな男たちには飽き飽きしていたの」と言いました。

ジョゼフは自分の耳を疑いました！

食事の後彼女は、映画はやめにして、彼女のアパートで「ワインを飲んでただお話しするだけ」ではどうかと誘いました。結局、その晩を彼らは一緒に過ごしたのです。その次の面接に現れたとき、ジョゼフは、「私は先生の信者です！　本当に信じます！」と叫びました。

自己開示の技法は、本当の敵は対人恐怖ではなく羞恥心である、という考えに基づいています。恥ずかしさを伴わない対人恐怖は、実際には利点になります。あなたをより脆弱で、魅力的な人物に見せる場合があるからです。しかし、対人恐怖のあなたは、それを信じられないのです。なぜなら、対人恐怖と羞恥心はあなたの心の中で密接にからみあっているからです。

もちろん、開示には多少の技術が必要です。目立たないように自分の対人恐怖を開示したのでは、裏目に出る可能性があります。なぜなら、それが相手に不快感を与えるからです。相手はあなたに同情し、慰めなければならないと感じるでしょう。例えば、「私はとっても対人恐怖で、大勢の人の中にいるのが耐えられないの。正直なところ、私は人生で1人も友人のいない、社会的おちこぼれなの。もちろん、私の犬は別よ。でも犬にしたって餌をあげてるから私を我慢しているだけなのよね。1人ぼっちにはもうこれ以上耐えられないわ。あなた、私の友だちになってくれる？」などとあなたは言わないでしょう。

明らかにこの言い方は、冗談半分に聞こえます。そして、愛情に飢えているように聞こえ、わずかな敵意も感じられます。このように言われた相手は、しらけてしまうでしょう。自己開示は強力な技法です。それによって、あなたのぎこちない感情を隠す必要はもはやなくなるからです。しかし、最大の効果を期待するには、よりリラックスした自己受容的な態度で自己表現を行う必要があります。

デビッド・レターマン技法

あなたが対人恐怖に悩んでいるのであれば、その原因は「スポットライトの誤り」にあるかもしれません。社会的状況にいると、あたかも明るいスポットライトを浴びながら舞台の上で演技をし、人々に好感を与えなければならないと感じている可能性があります。それがあなたに、何か興味深いことを言わなければならないという大きなプレッシャーを与えるのです。懸命に努力すればするほど、さらにぎこちのない、自然さを欠いた態度をあなたはとるようになります。

ほとんどの人は、自分について話すことに強い興味をもっています。しかし、相手を印象づける最も良い方法は、逆説的に彼らにスポットライトを浴びてもらうことなのです。彼らに自分のことを語らせて、あなたは尊敬の念をもってそれに聞き入ります。そうすることであなたは、演者ではなく聴衆の1人となり、ずっと楽な役割でいられるのです。

私はこれをデビッド・レターマン技法と呼んでいます。その理由は、成功したトークショーのホストたちがゲストのインタビューに用いるのと同じ方法を利用するからです。彼らは、常に他の人たちにスポットライトを当て、自分のことはめったに喋りません。これによって、ゲストの良さを最大限に引き出し、活発で自由な会話を生むことができるのです。

どのようにすれば、それが可能になるのでしょうか？　その答えは、何か興味深いことを話したり、自分のことを喋って相手を印象づけようとする代わりに、「効果的コミュニケーションのための5つの秘訣」を用いることにあります。当初私は、対人関係における対立への対処法としてこれらの技法を考案したのですが、社会的状況で人をひきつける会話にも役立てることができます。「効果的コミュニケーションのための5つの秘訣」は以下のようなものです。

① **武装解除技法**[注1]**（DT）**：相手の言うことが完全に馬鹿げていてバカバカしいと思っても、その発言の中に真実を見つけます。同感されたり、賛成されることで、人々はあなたに好感をもちます。

② **思考の共感**[注2]**（TE）と感情の共感**[注3]**（FE）**：この技法では、相手の目を通して世界を見るように心がけます。思考の共感（TE）を用いるときには、相手の発言を他の言葉で言い換え、あなたが相手の言葉に耳を傾け、伝達内容を汲み取っていることを示します。例えば、「そうですか、今あなたが言ったことは、X、Y、それにZ、ということですよね？それについてもう少し詳しく教えてくれますか？」などと言います。相手は刺激を受け、その話題についてさらに詳しく話すでしょう。なぜなら、あなたは理解力のある聞き手だからです。

（注1）Disarming Technique：DT／（注2）Thought Empathy：TE
（注3）Feeling Empathy：FE

感情の共感（FE）を用いるときには、相手が使う言葉から、彼または彼女の感情を推し量りコメントします。例えば、もし相手が、会社の新たな方針について、それがいかに不公平であるかを強い言葉で批判するようなときは、「そうだ、君はとても良い点をついているよ。君がどれだけ頭にきているかが僕には想像がつく」というように答えます。この返答は、武装解除技法でもあります。なぜなら、彼の発言に利点があることにあなたは同意しているからです。通常、思考の共感と感情の共感は、武装解除技法と組み合わせることによって、より大きな効果が期待されます。

③ **質問技法**（注4）**（IN）**：相手の考えをさらに知るため、簡単な質問を問いかけます。例えば、「あなたの意見にとても興味があります。もう少し詳しく教えてくれますか？」などです。

④ **「私は～と感じる」という言い方**（注5）**（IF）**：あなた自身の考えと感情を表現します。ほとんどの人が自分の意見を言うことに熱心なことから、この技法は必要ないかもしれません。

⑤ **相手を尊重する技法**（注6）**（ST）**：あなたは、相手を褒めます。尊敬や賞讃の意を伝えるのです。その人がもつ本当に前向きで肯定的な面を探すようにします。

以上に挙げた技法は、EARという頭字語を用いてより簡単に記憶できるでしょう。531～532頁に記載した、効果的コミュニケーションのための5つの秘訣（EAR）表にあるように、EARとは、共感（Empathy）、自己主張（Assertiveness）、尊敬（Respect）の頭文字から成り立っています。これらの技法を巧みに用いれば、普通は相手がほとんどの発言を行うことになります。あなたが相手への興味を表現することが、逆説的に相手のあなたへの印象を深めることになります。

私が医学部の学生だった頃、医学部長の秘書を務めていたクラリスという女性を、私たち医学生は皆恐れていました。多少皮肉屋の彼女は、大きな権勢を振るっていました。彼女の機嫌を悪くさせようものなら、我々は惨めな毎日を送ることになりかねませんでした。ある日、私は臨床実習の輪番のことで彼女に質問する必要がありました。彼女は機嫌が悪そうな様子だったので、私は次のような言葉をかけました。「クラリス、あなたがこの学部を切り回す仕事ぶりを、僕はいつも尊敬して見ているんですよ。あなたは、とても緻密で手際が良い。皆にはいつもあなたのことを褒めています。僕にもあなたのような力量があればいいのになあ」。その言葉にバターのように溶けてしまった彼女は、以後いつも私のことを王子様のように扱ってくれました。おそらく彼女は、人生に不満やイライラを感じていて、私のかけたような言葉は長い間聞いたことがなかったのでしょう。私は、上記の「相手を尊重する」技法を用いた

（注４）Inquiry：ＩＮ／（注５）"I Feel" Statements：ＩＦ
（注６）Stroking：ＳＴ

だけですが、そのことが私とクラリスの関係を完全にひっくり返したのでした。

効果的コミュニケーションのための5つの秘訣を実際に適用するには、おそらく練習が必要となるでしょう。それについて読むだけでは不十分です。筆記の練習だけでなく、ロールプレイによる練習も必要になります。

ここで、あなたが引っ込み思案なってしまって、話している相手に何を言ってよいか分からなくなったと仮定してください。どう答えてよいか分からなくなるような相手の言葉を、1つ書き出します。次に、効果的コミュニケーションのための5つの秘訣から、2つあるいは3つの技法を用いて答えを書きます。例えば、あなたがパーティ会場にいるとします。そして、ジャービスという名の信じられないほど退屈な男性に出会います。あなたは、何か言わなければならないと心の中で格闘し、緊張してしまいます。ジャービスに、どんな仕事をしているのですか、とあなたが質問すると、「塵やほこりの研究を生業にしています」と彼は答えました。

あなたなら、ジャービスにどんな言葉で答えますか？　あなたの答えをここに書いてください。それぞれの文の終わりには、カッコの中に使った技法のイニシャルを記入してください。例えば、武装解除技法を用いたのであれば、（DT）と文末に記します。あなたの答えをここに書くまでは、先を読み進まないでください。

効果的コミュニケーションのための5つの秘訣（EAR）

共感＝E

1．武装解除技法（DT）：相手の言うことが完全に馬鹿げていてバカバカしいと思っても、その発言の中に真実を見つけます。

2．共感：この技法では、相手の身になって彼らの目を通して世界を見るようにします。

① 思考の共感（TE）：相手の言葉を言い換えて復唱します。

② 感情の共感（FE）：相手の言葉から、彼らがどのように感じているかを類推し認めます。

3．質問技法（IN）：相手が何を考え何を感じているかを知るため、穏やかにそして正面から質問します。

自己主張＝A
4．**「私は～と感じる」という言い方（I F）**：あなた自身の考え方と感じ方を、直接的かつ巧妙に表現します。例えば、「あなたは間違っている」または「君は私を怒らせている」などの二人称を用いる代わりに、「私は～と感じる」を用いて「私は怒りを感じる」などと言います。
尊敬＝R
5．**相手を尊重する技法（ST）**：あなたがたとえ相手に立腹し怒っていても、相手に対する尊敬の念を伝えます。議論の最中でも、純粋に相手の肯定的な面を探します。

答え

ジャービスに対する答えには、いくつか候補が考えられます。その1例を以下に示します。

塵やほこりを研究なさってるの（TE、IN）？　それ、とっても興味あるわ（ST）。今まで塵やほこりの研究者に会ったことはないけれど、きっとおもしろいお仕事でしょうね（ST）。そういえば最近、ディスカバリー・チャンネルで放映していた科学番組の中で、宇宙の一角にダイアモンドでできた宇宙塵がふりそそぐ場所があることを紹介していたわ（I－F）。あなたが研究なさっているのは、どんな種類の塵（I－N）？

ご覧のように、私は上記の回答案の中で、効果的コミュニケーションのための5つの秘訣のうち4つの技法を用いました。用いた技法にはそれぞれの頭文字を文末に付記してあります。相手が何を言っても、これらの技法を用いて相手にスポットライトを当てるようにすれば、あなたは常に会話を興味深いものにすることができます。

ではここで、もう一度設問に挑戦してもらいます。あなたが、あるカクテル・パーティに出席し、他の出席者と会話をしていながら内気になってしまったと仮定します。相手があなたにどんなことを言えば、あなたは内気になってしまうかを考え、その発言を何か1つ考えて書き出してください。あなたが通常、答えに窮してしまうような内容を書くようにしてください。

さて、次にあなたは何を言うかを考えて以下に記入してください。効果的コミュニケーションのための5つの秘訣から技法を用います。その技法を使った箇所の文末には、カッコ内に技法の頭文字を記入します。

この筆記練習を数回行うと、いつでも、どこでも、誰とでも、相手に安心感を与え活発な会話のきっかけを作ることの容易さを理解できるようになります。その次の段階は、友人または家族とのロールプレイによる練習です。ロールプレイの相手役には、あなたが話しかけている人の役を演じてもらい、あなたは自分自身を演じます。相手役に何か一言発言してもらい、あなたは5つの技法を用いてそれに答えます。その後、相手役にあなたの答えをA～Dで評価してもらいます。あなたの答えの中で、何が気に入り、何が気に入らなかったかを指摘してもらってください。

あなたが「A」の成績をもらえなかった場合、役割を交替し、あなたが言われた内容と同じ言葉を相手に言います。相手がそれに答えた後、あなたはその答えを採点します。役割の交替を数回行うと、すぐれた答えを見出すことができるでしょう。

ロールプレイを行う場合、注意点がいくつかあります。通常、1回のロールプレイにつき言葉のやりとりは一度に限ったほうがうまく行きます。言い換えれば、相手役に何か一言コメントしてもらい、それにあなたが答えるように取り決めます。その後、相手役にあなたの出来映えを批判してもらいます。この評価によって、あなたの答えの良いところと悪いところを相手役が明確にすることができます。その後、今度は役割を交替し、相手役があなたの行ったロールプレイよりも効果的な答えを出せるかどうかを確認します。効果的な答えが見つかるまで、役割交替を続けてください。

ロールプレイを行う際の参照用に、531～532頁に記載した、効果的コミュニケーションのための5つの秘訣を2部コピーしておいてください。それを手元において参照することで回答は容易になり、お互いに有益で具体的なフィードバックが可能になります。5つの秘訣の技法を数回練習した後に、実地に適用する準備段階に移ります。まずは子供など、威嚇的でない相手を選んで行うことが大切です。その後、より困難な状況での実践に挑戦していきます。

スポットライトを相手に照らす方法のコツをつかめば、他人との付き合いがとても容易になることを発見して、あなたは驚くと思います。

効果的コミュニケーションのための5つの秘訣は、人前でのスピーチをはじめ、さまざまな種類の不安を誘発する状況でとても役立ちます。スピーチ不安に悩む多くの人は、聴衆の中の誰かが自分にスポットライトを当て、敵意のこもった回答困難な質問をするのではないかと恐れています。効果的コミュニケーションのための5つの秘訣は、あなたへ向けられた敵意ある批判を、瞬時にあなたに有利に変えてしまうことができます。あなたは、自分に向けられた相手からのいかなる対立的な質問も恐れる必要はなくなるでしょう。

あるとき私は、脳内のセロトニンに関する講演をヒューストンのベイラー医科大学で行いました。約500名の精神科医が聴衆として参加しました。講演の受けはとても良かったのですが、質疑応答の時間になると、講堂の後に座っていた聴衆の1人が私を非難し始めました。彼は自分の画期的な研究がある種のビタミンによるうつ病の治癒を証明したと声高に宣言し、私のことを彼の研究成果を隠蔽する製薬会社の陰謀の一味と非難したのです。我慢ならない、と彼は怒りをこめて叫びました。

私は、窮地に立たされました！　聴衆の間には瞬時に緊張が走り、500人の瞳が私を見つめました。私は自己弁護の衝動に抵抗しつつ、彼がとてもよい点を指摘してくれたこと、彼の専門家としての批判はまったく妥当と思うと答えました。私は、多くの研究者が自分の分野の保護に腐心し、主流的意見とは異なる新たな考えに門戸を閉ざしていることを強調しました。医学の歴史を通じ、重要な発見や進歩は、ちょうど彼の所属するような小規模の研究所の創造的一匹狼が、独自の考えを追求し、最終的に勝利を得ることで達成されてきたことを指摘したのです。私は、彼の研究の詳細を知りたいので、講演が終わってからぜひ個人的に話をしたい、と告げました。

彼はとても満足した様子で、すぐに静かになり、質疑応答の時間は円滑に進みました。聴衆は、野次を飛ばしたこの人物への私の寛大な対応を高く評価したようでした。実のところ挙手があまりにも多すぎて、すべての質問には答えきれずに質疑応答を終えたのです。私の講演に対する評価は、圧倒的に肯定的なものでした。

講演のあと、熱心な聴衆が質問やコメントのために大勢演壇につめかけました。私は例の野次を飛ばした研究者が、人々を押し分けて私の方に向かってくるのを見て、引き続き予想される攻撃に備えました。しかし、彼は私のそばまで来ると、私の手をとって興奮気味に握手し、講演の成功を祝福してくれたのです。彼は大きな声で、私の講演が今まで聴いた脳内の化学的性質に関する講演の中でもっとも優れたものであり、是非とも今回のスライドを彼の講義に使いたい、ついてはその許可を得たいと言ったのです！

私の対応は、なぜこれほど効果的だったのでしょうか？　私はただ、効果的コミュニケーションのための5つの秘訣から、武装解除技法と相手を尊重する技法を用いただけでした。研究は、ときに科学的というよりも政治的なものであり、既定方針に賛成しない人は不公平にも締め出されてしまうと発言したことが、野次を飛ばした妨害者を武装解除したのです。私が彼を創造的で勇気のある一匹狼と評したとき、彼は自分が認証されたことを感じ、態度を軟化させ、私を敵ではなく味方として捉えました。

効果的コミュニケーションのための5つの秘訣は、スピーチ不安に2つの面から役立ちます。まず、演説やプレゼンテーション中どんなことを言われても対処できるすばらしい技法を身につけているという自信から、あなたの不安は減少することが挙げられます。2つ目は、誰かが意地の悪い、難しい質問をあなたに投げかけても、武装解除技法と相手を尊敬する技法を巧みに用いることで、聴衆に肯定的反応が生まれることです。なぜなら、そのことで彼らは自分が質問しても安全なことを知り、安心するからです。それにより、グループ全体の士気は高揚します。

第四部

隠された感情モデル

第二十章　隠された感情技法
～問題をカーペットの下に隠す～

かつて私が治療した若い女性のアリシアは、職場で起きる反復性パニック発作に悩まされていました。アリシアは高校を卒業後すぐに結婚し、清涼飲料水の卸売業をおこした男性の下で働いていました。

アリシアは、彼女の上司が机のそばを通るたびに必ずパニック発作を起こしました。悪心に襲われ、吐き気を催してしまうのです。ときには、休憩室でしばらく横になって休まなければならないこともありました。また、気分があまりにも悪くなったときには、早退して家に帰ることもありました。アリシアは、何人かの医師の診察を受け、どこが悪いのか調べましたが、どの病院でも異常はみつかりませんでした。彼女の症状は、内科的な原因では説明がつかないと思われました。

アリシアは、家にいるときにもパニック発作を起こしていました。とくに、彼女の夫が出張で家を留守にするとき頻繁に起こったので、パニック状態の彼女は、恐怖にひどくおびえて彼に電話をかけました。ときには、彼女の様子があまりにひどいので、夫は出張をとりやめて帰宅せざるを得ないこともあったほどでした。アリシアは夫をとても愛していたので、幾度も彼に迷惑をかけることに罪責感を持っていました。

パニック発作をのぞけば、アリシアは幸せで精神的に安定した生活を送っているように見えました。パニック発作以外には人生に不満はない、と彼女は言いました。彼女は仕事が大好きで、上司を尊敬していました。上司もまた彼女を賞賛し、会社にとっては大きな財産であることを彼女に伝えていました。アリシアのパニック発作は、脈絡なく突然に現れるように思われ、その原因が私には分かりませんでした。私は、アリシアの治療でさまざまな認知行動療法の技法を試みましたが、これらの技法が助けになったものの、部分的な軽減しかもたらしませんでした。アリシアの不安は改善されたとはいえ、完全に消えることはなかったのです。

7度目の面接でアリシアは、全か無か思考のような思考の歪みは、家族問題にもあてはまるのだろうか、と私に尋ねました。それはどういう意味ですか、と私は質問しました。成長期の彼女は、両親から「よい娘」というレッテルを貼られていたのだそうです。彼女は、いつも両親や教師を喜ばせるために一生懸命勉強し、全科目「A」の成績をとりました。また、抜きん出た運動選手で、誰とでも仲が良く、大学3年生と4年生のときには学級委員長にも選ばれました。彼女は、独立心が強く責任感があり、仕事を確実にやり遂げなければならないときに頼りになるような女性でした。

彼女の妹のジョウニーは、対照的に両親から「わるい娘」のレッテルを貼られていました。ジョウニーは、野性的、反抗的で、しばしば遅くなるまで家に帰らず、頻繁に問題を起こしていました。アリシアは、思い返せばこうしたレッテルはあまり現実に即していない、と言いました。彼女に言わせると、ジョウニーは必ずしも「わるい娘」ではありませんでした。彼女もまた、成績が良く友人をたくさんもっていたし、現在は幸せな結婚生活を送る2児の母となっていたからです。

おまけにアリシアは、皆が考えるほど自分のことを「よい娘」だとは思っていなかったことを認めました。ときには彼女も、反抗したい気持ちに駆られ、ジョウニーのように野性的になりたいと思ったことがありました。しかし、彼女は反抗的になってはいけないと思っていました。実際にはよい娘の役割を演じ続けなければならなかったからです。自分は妹と似ているところが多いので、こうしたレッテル貼りはとても誤解を招きやすいと彼女は言いました。

私はアリシアに、よい娘とわるい娘のレッテル貼りについての洞察が、パニック発作に関連すると思うかどうかを質問しました。彼女はしばらく考えて、実は今の仕事が好きではないこと、しかし、周囲の皆から「よい娘」としての責任ある態度を期待されているため、仕事を嫌うことは許されないと思うことなどを告白しました。そして、清涼飲料水の卸売りで一生を終わるつもりはないので、本当は仕事を辞めたいのだが、夫、上司、そして両親を失望させることが怖い、と言いました。

私は、「アリシア、もしここに魔法の杖があり、その一振りでどんな夢でもかなうとしたら、あなたは何をのぞみますか？」と尋ねました。彼女は、子供の頃から女ものの服飾デザイナーになることを夢見ていた、しかしその夢を追い続ける勇気はなかった、現実的かどうかは分からないがその夢を追い続けたい気持ちは強くある、と答えました。

また、自分は目的なくぶらついたり、遊んだりしたことがない、とも言いました。高校生の頃も、夏休みにはいつも勉強ばかりで、人生を楽しもうとはしなかったのです。なぜなら彼女は、そうしてはいけないと感じていたからでした。

アリシアは、夫と上司に自分の感情を打ち明けることにしました。その結果、彼らが腹を立てることなどはまったくなく、反対にとても協力的でした。彼女は仕事を辞め、数カ月リラックスして過ごした後、長い間抱いていた夢を実現する道を探り始めました。

アリシアのパニック発作はすぐに消え去り、治療も終了しました。その6カ月後、彼女が私にくれた手紙には、私の支援への感謝と、治療を終えて以降一度もパニック発作を起こしていないことなどが書かれていました。彼女は、人生で初めて本当の意味での休暇を取り、リラックスした時間を大いに満喫したのです。その後、大きな期待をもって仕事にとりかかり、知人を介して女性用スポーツウエアのデザイナーに弟子入りすることができました。彼女は、長い間の念願だった生涯の夢が実現できて、新たな人生を余すところなく楽しんでいると手紙を結んでいました。

上記の例では、パニックがアリシアの自己主張を代替する役割を果たしていた点に注目してください。彼女のパニックは、「私の人生はどこか間違っている。これは一生の仕事ではない」を言い換えていました。しかし彼女は、自分の本当の感情を認めることを恐れていたために、病人という役割を演じることで自分の欲求を間接的に満たしていたのです。パニック発作と悪心の症状は、仕事の中止と帰宅を可能にしていました。しかし、彼女は本当に具合が悪く見えたため、誰も彼女に腹を立てることはできなかったのです。

当初私は、アリシアの劇的な回復は彼女に限った特別な症例と考えていましたが、私の他の患者さんたちに同様のパターンが次第に多く見られるようになってきました。それは、パニック発作の患者さんに限らず、慢性不安、病的恐怖、強迫性障害、心気症、業績不安などを含むあらゆる種類の不安に、広く見られました。最終的に、不安障害の患者さんの約75％が、何らかの感情や問題をカーペットの下に隠していることに私は気づきました。そして、ちょうどアリシアの例のように、隠された問題を表面に持ち出し治療に取り組むと、不安はほとんど常に消失したのです。

私は、この技法を「隠された感情技法」と呼ぶことにしました。この技法が基づく考えは、不安を抱える人は、他人を動揺させたり感情を傷つけたくないために、何らかの問題や感情を避けている、というものです。例えば、あなたが友人に対して怒っている場合、望んではならないものを望んでいる場合などです。じきにあなたは不安を感じるようになり、そもそも不安を誘発した問題の存在に気づかなくなります。あなたが無視し続ける問題は、現在もあなたを悩ませ続けている信じられないほど明白な問題であることが普通です。それはまるで、象のすぐそばに立っていながらその象に気づかないような、巧妙な明白さなのです。

隠された感情技法は、一見して簡単な印象を与えますが、印象とは裏腹に、実際にはそれほど簡単ではありません。その理由は、不安を感じたときのあなたは、自分が悩んでいる問題に気づいていないからです。私が治療した不安障害の患者さんのほとんどは、いまいましい不安以外には何の問題もない、と当初主張していました。

なぜ、不安を抱えやすい人は、自らの問題を否定したり「忘れた」りするのでしょうか？その理由は、不安に悩む人はやさし過ぎることが多いからです。私は、やさしさが、ほとんどすべての不安の原因にあると確信しています。あなたは、ほぼ間違いなくとてもやさしい人でしょう。あなたのその「やさしさ」は、以下のような自虐的信念から生まれます。

● **他人を喜ばせる**：あなたは、自分に必要なものや自分の感情を犠牲にしてまで、すべての人を喜ばせなければならないと感じています。

● **怒りへの恐怖**：あなたは、怒ってはいけないと感じているか、怒りは危険であり何があっても回避しなければならないと考えています。誰かに苛立っていたり、腹を立てているときにも、やさしさを装い、感情をカーペットの下に隠し、こんな感情を持つべきではないと自分で信じこんでいるのです。

● **対立への恐怖**：あなたは、対立を回避します。なぜなら、いつでも、誰とでもうまく付き合わなければならないと感じているからです。

● **感情の完全主義**：あなたは、常に幸せを感じ、ほがらかで、人生、仕事そして他人に対して楽観的な態度で臨まなければならないと考えています。

● **エモトフォビア（否定的感情の恐怖）**：これは、感情の完全主義と表裏一体をなすものです。エモトフォビアという言葉は私の造語で、「否定的感情への恐怖」を意味します。あなたは、自分の感情をつねにコントロールし、不安、脆弱、孤独、嫉妬、怒り、不適格などの感情を決して抱いてはならないと思い込んでいます。

上記に挙げた自虐的信念は、すべて同じ意味のことを僅かずつ違う方法で述べています。すなわち、あなたには過剰にやさしくなる傾向があるため、本当の感情とあなた自身が必ずしも一体となってはいないのです。動揺を感じると、あなたは自動的に問題を心の中から排除します。そして、不安によってひどく消耗し、じきに本来悩まされていた問題のことなどすべて忘れてしまうのです。

なぜ不安にかられると問題を無視しがちなのか、研究ではその理由が解明できていません。それは、ただ単に心理学的な経験不足が原因ではありません。私自身は、心理学的に経験豊富ですが、ときに私を悩ます対立や問題を見逃すことがあります。不安になりがちな人は、一般に自己主張しない傾向にあります。しかし、これが問題となることは通常ありません。そして、自己主張訓練が問題を解決することもありません。要は、不安傾向にある人が、自分は今どのように感じているかを知らないことが問題なのです。

不安を抱えた人に、何か悩みごとがありますかと尋ねても、通常は「いいえ」と答えます。彼らは、伴侶を愛し、友達や同僚との付き合いはすべてうまく行っているし、仕事も楽しくやっているから大丈夫、と答えるのです。そして、慢性不安やパニック発作のみ治療が必要と考えています。彼らは、いい加減で不誠実なのではありません。何が問題なのかを理解していないだけです。そして、その原因を探し出すことができずにいるのです。

何週間も経って問題が表面化したとき、「ああ、それが問題なんですか！　もちろん、それにはずっと悩まされていましたよ」と彼らは言うのです。

原因が、脳の神経伝達に起因している可能性もあります。脳内に問題の本質を正確に理解している部分はあるものの、脳の意図的自覚の部分がその情報にアクセスできないのではないかと思われます。

あなたが不安を感じているのであれば、隠された感情技法を試す価値は確実にあります。この技法は、以下の2つのステップから構成されます。

①**探偵作業**：これは、もっとも困難な作業です。あなたを本当に悩ませているのは誰なのか、何なのかを、注意深く考えなければなりません。一般に、問題を意図的に自覚することは、とても困難なことです。不安そのもの以外には問題などない、とあなたは自分で信じこんでいるかもしれないからです。しかし、遅かれ早かれ問題は表面化します。その問題は、過去に埋もれていた何かではなく、「今この場で」あなたを悩ませている何かであることが一般的です。それは、嫌で仕方がない仕事、友人から受けた動揺、今とは違う生き方の欲求など、かなり明白なものである場合が多く、エディプス・コンプレックスのような、複雑で深い心理学的問題であることは稀です。

②**解決**：あなたを悩ませている問題を特定した後は、自分の感情を表現し、問題を解決しま

す。通常問題を解決したら、不安は減少または消失するでしょう。

習熟すれば、自分を本当の感情に同調させることが上手にできるようになります。とは言え動揺すると感情をカーペットの下に隠そうとする傾向は続くでしょう。しかし、本当の原因は何なのかをひとたび理解すれば、あなたの不安は欠点から利点へと変わります。それは、「ちょっと待って！　あなたは何かに動揺していますよ。調べたほうが良いですよ」と、身体からあなた自身に発する警告のようなものなのです。

さてここで、あなたに精神科医になってもらい、不安に悩まされてきた3人の患者さんを隠された感情技法を用いて治療してもらいます。例に挙げる患者さんたちがあなたとはかなり違うとしても、恐怖を克服するこの強力な技法の習熟に、この練習は役立つと思います。

隠された感情技法は、以下の2つのステップによって構成されていることに留意してください。

①　あなたを悩ませている問題あるいは感情を特定する。
②　あなたの感情を表出して、問題解決のステップへ進む。

死んでしまうと思い込んだ女性

最初は、読者がすでに知っている女性から始めましょう。私の診察室でパニック発作を起こし、ジャンピング・ジャックを行って、長年続いた容赦ないパニック発作とうつから回復したテリを覚えているでしょうか。彼女は完全に回復しましたが、私はそもそもなぜ彼女がこの障害を発症したかについて興味がありました。そこで、彼女が10年前にパニック発作を最初に発症したときの状況について彼女に尋ねたのです。そのとき、何が起こったのでしょうか？

そのときテリは、夫とともに長い間待ち望んでいた休暇をとり、ジャマイカに着いたところでした。彼らは、旅行費用を貯金するためにほとんど1年を費やし、旅行の実現をとても楽しみにしていました。テリの両親は、彼ら夫婦が水入らずでリラックスした旅行を楽しめるよう、留守中の子供たちの面倒をみてくれていました。

休暇の期待に興奮したテリと夫は、もう一組のカップルにも旅行への参加を呼びかけました。そのカップルと一緒にジャマイカに到着したテリ夫婦は、すぐにタクシーに飛び乗りホテルへと向かいました。途中テリは、同行の女性と旅の予定について話をしました。すると相手の女性は、自分たちの航空券代、食費、ホテル代、タクシー代、チップなどまでテリ夫婦が負担してくれることにとても感謝している、と言いました。その言葉は、テリ夫婦に大きなショックを与えました。彼らは裕福ではないし、そのカップルの費用を負担することなど提案したこともなかったからです。

もちろんテリは、とても「やさしい」人でしたから、相手を動揺させることは望まず、彼女に何も言いませんでした。その代わりに、彼女には過呼吸の症状が現れました。じきに、めまいが始まり、呼吸は浅くなり、胸痛が激しくなりました。パニック状態になった彼女は、「私、死ぬかもしれない！」と叫んだのです。

タクシーの運転手は、急いで彼らを救急病院へ運び、医師らは彼女に酸素吸入の処置を行いました。もちろん、これは最悪の処置でした。なぜならテリは、過呼吸によってすでに過剰な酸素を血流中に取り入れていたからです。彼女の症状は悪化し、医師はできるだけ早い便での帰国と、大病院での治療を勧めました。

タクシーの運転手は、ただちに彼らを空港に運び、米国行きの一番早い便に乗って彼らは全員米国に帰りました。救急治療室にたどり着いた頃、テリのパニック発作はすでに消え去っていましたが、バカンスは台無しになってしまいました。それ以来彼女は、ほぼ毎週パニック発作を起こすようになり、治療のために医師を渡り歩くようになりました。恐ろしい発作の発症は次第に頻度を増し、有効な治療が見つからない状況に落胆した彼女は、やがてうつ状態に陥りました。

さて、精神科医であるあなたは、隠された感情技法を使って、テリが最初にパニック発作を発症したタクシー車内で、何が起こっていたかを考えてください。彼女の症状は、どのようなメッセージを相手の女性に発していたのでしょうか？　テリがどのように感じていたとあなたは思いますか？　何も思いつかなくても、あてずっぽうで、ここに答えを書いてください。あなたの回答が済んだら、私の考えを紹介しましょう。

答え

テリは、もう一組のカップルが旅行の全費用を負担してもらえると考えていたことを知り、極度に動揺しました。しかし、彼女はその感情を言葉に表そうとはせず、また、過剰な「やさしさ」のせいで自分がどれだけ腹を立てているかすら理解していませんでした。彼女の症状が、彼女に代わって言葉を発していたのです。テリは、「私は払わないわよ！」と間接的に言っていました。彼女はまた、「あなたたちには、むかつく」、そして「あなたたちが私のバカンスを台無しにしたのだから、私も仕返ししてやる！」とも言っていました。しかし、病人という役割を演じることで無実を装い、何はともあれ死の寸前にある彼女に誰も怒ることができないようにしたのです。

私たちの抱く不安がいかに賢いか、理解できたでしょうか？　テリの症状は、彼女を動揺させた相手に対して、強力で即効的な作用を及ぼしたのです。それは、彼女の受動攻撃性や他人を操る行為を意味しているのでしょうか？　いいえ、そうではありません。不安傾向の強い人は、自分が今どのように感じているかを理解しないことが多いため、無視しようとした感情は不安の衣をまとって間接的に表出されるのです。動揺したり腹を立てたりすると、不安になったり病的恐怖を抱く人がいます。また、テリのようにパニック発作を起こす人もいます。あるいは、強迫性症状を発症する人もいるのです。なぜ人によって脳が異なる形態の不安を選択するのか、研究者はまだ解明していません。ひとたび不安になると、人は自分が感じている奇妙で恐ろしい症状にとらわれてしまうあまり、そもそも何が原因で悩んでいたのかを完全に見失ってしまうのです。

テリは、この解釈が彼女の場合完全に当てはまる、と言いました。あとから考えてみると、それ以前の10年間に起きたほとんどすべてのパニック発作は、彼女の否定的思考が原因で引き起こされたことがわかったと彼女は言いました。一般に彼女の発作は、自分の子供や他人との対立または言い争いの直後に起きていたようでした。彼女は、子供たちをとても強く愛していましたが、彼らはときどき行儀の悪いことをしたり、問題を起こしたりしていたのです。通常テリは、彼らを命令口調でしからずに、彼らが納得するまで言い聞かせるよう努力していました。しかし、彼らの行儀の悪さは相変わらずでした。そのため、テリは過呼吸を起こして、それがパニック発作を引き起こしていたのです。そうすることによって、彼女は子供たちへメッセージを送っていました。すなわちそれは、「あなたたちの行儀の悪さが、お母さんを殺してしまうのよ。今すぐにやめなさい！」というメッセージでした。

そのときは突然不安が襲ったように感じたとしても、突然不安があなたを襲うことはめったにありません。あなたは、自動的に自分の否定的感情を意図的自覚から排除してしまうため、通常自分でも気づかないうちに何らかの問題や対立を避けているのです。

心配することをやめられない女性

マーシは、71歳になるフロリダ在住の女性でした。彼女は50年以上もの間、慢性不安に悩まされていました。それまで彼女が受けてきた治療は、何ひとつ改善の助けになりませんでした。彼女は、私の診療所が提供する数週間の強化セラピーを受けるために、夫を伴ってフィラデルフィアに滞在していました。

マーシの心配の対象はときどき変化したものの、強迫的心配のパターンは常に変わることはありませんでした。ひとたび何かを心配し始めると、彼女はそれを止めることができなかったのです。当時の彼女は、ティムとフレディという2人の息子のことを心配していました。揃って離婚歴のある彼らは、再婚してカリフォルニアに住んでいました。彼らはハイキングが趣味でした。そのためマーシは、カリフォルニアで地震や土石流が起きたニュースを聞くたびに、彼らのことを心配し始めるのでした。ときには、山野をハイキングすることが好きな彼らが、悲惨な事故や地震災害に巻き込まれたのではないかと彼女は心配しました。彼女は、大きな石に脚をはさまれた彼らが苦痛に泣き叫びながら、ゆっくりと失血死していく様を心の中で思い描いていたのです。

また、マーシは78歳になる夫のラルフについても心配していました。彼は、毎日テニスを楽しんでいて、医師からは最近どこも悪いところはないと太鼓判を押されていたにもかかわらず、マーシは自分でも理由がわからずに、常に彼のことを心配していました。例えばある日の夕方、夕食の支度をしながら、ラルフが突然重い心臓発作で倒れるところを彼女は想像しました。この恐ろしい空想の中で彼女は、緊急電話で助けを求めた後、意識を失った夫のそばに跪き心臓マッサージを行っていました。しかし、努力の甲斐なく彼は意識を失い死んでしまったのです。この空想は、まったく前ぶれなく彼女の心の中に浮かんできたのでした。

なぜこんなことになったのでしょうか？　隠された感情技法を用いるときには、まずカーペットの下に隠していた何らかの感情または対立の特定を試みます。あなたは、マーシの心配に何らかの因果関係を見つけたでしょうか？　なぜ彼女は、常に夫や息子たちが死んでしまうことを想像していたのでしょう？　彼女にこうした恐怖をもたらした原因は何でしょうか？　その舞台裏では何が起きていたのでしょうか？

不安障害は、通常「やさしい」人に起こるということを思い出してください。マーシに現れた症状は、心の中に隠されたどのような感情を表しているのでしょうか？　探偵になったつもりで、解決の糸口を探してください。ヒントは以下のとおりです。

● 隠された問題や感情は、今現在に関係しています。過去に起きた対立や葛藤ではありません。

● 隠された問題は、信じられないほど明白なものです。それはまるで、象のそばに立っていながらその象に気づかないような、巧妙でとらえにくいものです。

●その問題は、エディプス・コンプレックスや人生の意味を探る実存的葛藤のように、神秘的なものではありません。私たち皆に共通した問題で、誰もが確認できるようなものです。
●不安は、通常あなたを悩ましている対立や問題を象徴しています。それは、心の中で抑圧された感情の存在を知らせる、間接的方法なのです。

不安は白日夢のようなものです。画家や詩人と同じように、不安な人は、印象や比喩を用いて感情を間接的に伝えます。上司が自分の机のそばを通ると吐き気がして、パニック状態になるアリシアを覚えているでしょうか？　彼女の症状は、「こんなところにはこれ以上いたくない」ということを言っているに過ぎません。しかし、自分が会社を辞めたいという気持ちを認めるには、彼女はあまりにも「やさしい」人で、上司を傷つけることを望みませんでした。彼女は、そうした症状を通して自分の感情を上司に「示して」いたのです。

マーシの恐怖は、私たちに何を伝えようとしているのでしょう？　何が彼女を悩ませているのでしょうか？　あなたの考えをここに書き出してください。何も思いつかなくても、あてずっぽうで結構です。少なくとも1つの答えを書くまでは、この先へ読み進まないでください。

答え

マーシが1人ぼっちになること、あるいは見捨てられてしまうことを恐れている、とあなたは推測したかもしれません。なぜなら、彼女の空想の中で夫や息子は全員最後に死んでしまっているからです。すぐれた推測ですが、すこし的が外れています。隠された感情技法を用いるときには、当初間違った推測を何度か繰り返すかもしれません。しかし、それで良いのです。私が患者さんとこの技法を用いて面接するときには、「答えはこれですか？　それともこちらですか？」と推測して尋ねます。通常、私の推測は的外れが多いのですが、遅かれ早かれ、自分を悩ませてきた原因を患者さんが突然「思い出して」くれます。そうすると、私たちはまったく異なる角度から、不安を理解するようになります。あなたが、何が自分の不安を引き起こしたのかについて考えるとき、その原因を一発で的中することはおそらく不可能でしょう。しかし、心を開いて偏見なく考えれば、隠された問題や感情にやがて気づくと思います。

あなたが、マーシの悩みの原因についてまだ推測がつかないのであれば、以下のヒントを参考にして考えてください。

● マーシの空想の中では、夫や息子たちに何が起きましたか？
● この空想を考えたのは、誰ですか？
● この空想は、マーシのどのような感情を示唆しているでしょうか？　どのような感情が、こうした種類の空想を引き起こすと考えられますか？

マーシの空想の中で、息子たちがゆっくりとした悲惨な死に方をしているのに注意してください。ある意味では、マーシは彼らを何度も殺しているのです。どんな感情がこの裏に隠されているのでしょうか？　もしあなたが、息子たちへの何らかの表出されない怒りがあることを推測できたのなら、ジークムント・フロイト賞ものです！

私が最初にマーシに会ったのは、彼女と夫がフィラデルフィアに到着した日の午後でした。

夫と息子たちへの心配の説明を聴いて、私は彼女にまだ表出したことのない彼らへの否定的感情があるのではないかと質問しました。彼女が空想の中で毎日彼らを殺している点を踏まえて、私は彼女が彼らに腹を立てていたり、怒っているのではないだろうかと考えたからです。

マーシは、息子たちのことをとても愛しているものの、彼らが最近結婚した相手の女性たちは気に入らないと告白しました。しかし、意地の悪い魔女あるいは邪悪な姑のような印象を与えたくないために、彼女は、感情を押し殺し、すべてがうまく行っていると装っていたのです。しかし心の中では、こうした感情が彼女を悩ませていたのでした。

私は、彼女の夫に対する怒りの感情の有無も尋ねました。彼女の空想の中では、夫もまた殺されていたからです。最近、何かをめぐって口論になったり喧嘩をしたことはなかったでしょうか？　マーシは、夫とは今まで口論や喧嘩になったことはない、と言いました。実のところ、50年間の夫婦生活で、一度たりとも夫と腹立ち紛れの言葉はかわしたことはないとのことでした。

それを聴いて、私は耳を疑いました。「あなたは、今までに一度も夫に対して腹をたてたり、怒ったりしたことはないというのですか？」。

「先生、そうは言ってません。私たちは今までに一度も口論や腹立ちまぎれの言葉を交わしたことはない、と答えたまでです。私が夫に腹を立てたことがないだなんて言ってません！」

と彼女は答えました。彼女の説明によると、成長する過程で彼女は両親の仲たがいを見たことが一度もなく、両親からは、本当に愛し合っている者同士は喧嘩や口論をすべきではない、と教わったのだそうです。マーシはしばしば夫に対して腹を立てたことはあっても、そうした感情を表に出すべきではないと考え、それを押さえ込んでいたのです。

しかし、怒りという感情は、どのような形をとるにせよ常に表出されるものです。怒りの感情を無視しようとすることは可能ですが、そうすれば怒りは間接的に表に出てくるだけです。マーシの怒りは、息子たちと夫が死んでしまうことへの慢性不安を装って表出されていました。しかし、空想の中では、彼らの死は常に彼女がコントロールできない、地震や心臓発作などの状況の下で起こっていたのです。そうすることで、彼らを殺しても無実の愛情あふれる妻そして母としての役割を演ずることができ、その空想を作り出し殺人を犯しているのがマーシ自身であることを、彼女は気づかずに済んだのです。

不安の隠された原因を正確に特定することは、とても重要なことですが、通常、洞察だけでは解決をもたらしません。気分を改善させるためには、あなたの感情を表に出すか、悩みの原因となる問題を解決するしかありません。私たちは、マーシが愛情あふれる巧みな方法で感情を表現でき、その結果息子や夫に敵対的または批判的にならず、また彼らを遠ざけたりすることもなく、よりオープンで正直な態度で接することができるようにするにはどうしたらよいかについて話し合いました。そのためのスキルを彼女が身につけられるよう、私たちはロールプレイを用いて練習しました。彼女は、とても上手にその練習を行いました。

面接の後、ホテルの部屋に戻った彼女は、2人の息子に電話をかけ、彼女の気持ちを伝えました。そのときの会話は、彼女が2人と交わした生涯最高の会話だったそうです。そして、彼女の息子たちへの心配は消え去りました。

その翌朝、マーシは夫を伴って診察室に現れ、夫が面接に参加しても良いだろうか、と尋ねました。夫婦でのコミュニケーション・トレーニングのメリットを享受できないかと彼女は考えたのです。私は、「1分間訓練」と呼ばれる夫婦療法の一手法を用いることにしました。これは、カップルが愛情あふれる方法で互いの意見に耳を傾け、自己防衛過剰にならずに否定的感情を表出する訓練です。マーシと彼女の夫は、この訓練がとても気に入ったようでした。まもなく彼らは、それまでに分かち合ったことのない親密な感情を共有するようになりました。彼らは互いに抱き合い、涙を流して、かつてなかったほどお互いを身近に感じると言いました。マーシは面接の終わりに、心配がすべて消え去って、50年間で初めて不安からの完全な自由を感じると言いました。

私は彼女に、慢性不安が完治したことは良いニュースだけれども、さらに良いニュースは、おそらく心配はこの後もたびたび繰り返されることです、と言いました。なぜ、それがさらに良いニュースなのでしょうか？　マーシが不安になることには、どのような意味があるのでしょうか？　この先を読み進む前に、あなたの考えをここに書いてください。

答え

多くの人が、不安は良くないことであり、悪いことと考えています。しかし、私は反対の観点に立ちます。私たちは、皆それぞれに時には悲しいことを経験したり、がっかりしたりします。遅かれ早かれ、マーシは再び動揺を感じることでしょう。そしておそらく、感情をカーペットの下に隠し、再び彼女は心配し始めると思います。彼女が、怒りのような否定的感情を認識し表出することが今までよりも上手にできるようになったとはいえ、首尾一貫して瞬時にそれを行うまでにはならないでしょう。人によっては、否定的感情をカーペットの下に隠す傾向は自動的なもので、自分が何をしているのか気づく前に、それはすでに行われてしまうのです。

しかし、マーシはもはや心配する必要はありません。なぜでしょうか？　なぜなら、彼女が心配し始めたとしても、それは誰かに動揺させられたり、腹を立てたりしたことの身体的表現に過ぎないからです。ひとたび彼女が問題を正確に特定し、彼女の感情を表に出せば、心配は消え去ります。この観点に立てば、マーシの心配は、実際には長所となります。というのも、不安は彼女にとって対処が必要な問題の存在を知らせるシグナルだからです。

隠された感情技法は、簡単なものに見えるかもしれませんが、ときにはとても困難な技法になります。自分を悩ます問題や感情に波長を合わせ特定することが、いつも容易とは限らないからです。通常、あなたの隠し続けてきた問題が意図的自覚に浮かび上がってくるまでには、かなりの辛抱強さが必要です。その間、この技法は自分には適さないと考えることがあるかもしれません。あなたは、心を広くもち、知人や自分が関係する活動などのことを考えてください。そして、「私を悩ます問題でいままで無視してきたことはないだろうか？　誰かに腹を立ててはいないだろうか？　何かに動揺させられてはいないだろうか？」などと自問します。

遅かれ早かれ、隠された感情や問題が表面に現れることでしょう。それが表面化したとき、あなたは自分の不安を根本的に異なる角度から理解し、問題を解決する強力な手段を手に入れるのです。

死体を恐れる病理医

ここまで私たちは、隠された感情技法の例題をいくつか練習しました。今度は、もう少し難しい課題に挑戦してもらいましょう。私の患者さんに、子供の頃から頻繁に強迫性障害に悩まされ続けてきたコーリーという病理研修医がいました。当時の彼の症状は、仕事の継続を脅かすほどに激しさを増していました。コーリーの説明によると、その数週間前に、解剖を行っている遺体の脊柱の一部が折れ、その小さな破片が彼の眼に飛び込んできたそうです。彼はすぐにそれを取り除き、眼にも傷ついた様子はありませんでした。しかし彼は、クロイツフェルト・ヤコブ病に感染したのではないかと心配し始めました。この病気は、ヒトが罹る狂牛病で、激しい認知症を伴い、感染すれば6カ月以内で死に至る伝染病です。

彼は、解剖している遺体の死因は心臓発作であり、クロイツフェルト・ヤコブ病に感染していないことを理性的には理解していました。しかし、不安は圧倒的でした。そして、彼は強迫性緩慢を伴う汚染恐怖症を発症したのです。そのため、解剖ごとにガウンとグローブを二組装着し、自分の皮膚が露出しないよう慎重に確認するようになりました。さらに、NASA（米航空宇宙局）が使っているこの宇宙服のヘルメットをかぶり顔面を保護したのです！　解剖ごとの身づくろいには、1時間以上もかかるようになりました。

コーリーはまた、「正確さを確保する」ために、解剖により多くの時間をかけるようにもなりました。やがて、彼の解剖スピードはきわめて緩慢になり、かなり努力しても一体も解剖できなくなりました。安置所には部分的に解剖された遺体がいくつも安置されるようになり、他の病理研修医からは、場所がないので自分たちの解剖ができないと不平が出るようになりました。

私が、あなたの悩みは何ですか、とコーリーに尋ねると、彼は何の問題もないと答えました。彼は、結婚生活も幸せだし、同じ研修プログラムの同僚医師たちとも非常にうまく行っている、と説明しました。加えて彼は、少年の頃から病理医になるのが夢だったと言いました。強迫性障害の症状を除けば人生はすべて順調だけれども、もし状態が改善しなければ、研修プログラムから外れなければならないことが心配、と彼は言いました。

コーリーの例は奇妙に見えるかもしれませんが、強迫性障害の典型的症例です。さて、ここであなたに探偵になってもらいましょう。コーリーには、私たちに隠している悩みがあるのでしょうか？　自分の人生には何も問題がないと彼が言うとき、あなたはその言葉を信じますか？　それとも、彼は私たちに何かを伝えようとしているのでしょうか？　コーリーが格闘している隠された感情や問題には、どのようなものが考えられるでしょうか？　あなたの推測をここに書いてください。

答え

もちろん、本当に何が起こっているのかを伝えることができるのは、コーリーだけです。私たちにできることは、情報に基づく推測に過ぎません。しかし、まったく見当がつかない場合は、以下の疑問点を自問してみてください。

- コーリーは、仕事を楽しんでいるように見えるだろうか？

●コーリーは、プログラムで一緒に研修する同僚の研修医たちに対して本当に肯定的な感情を抱いているだろうか？　強迫性障害が同僚たちに与える影響としてどのようなものが考えられるか？

コーリーと私は、さまざまな認知行動療法の技法を試しましたが、部分的成功しか得られませんでした。私たちは面接を5～6回重ね、彼の不安は50％程度の改善を示しましたが、依然として彼は不安に悩まされていました。私は面接のたびに、まだ私の知らない問題があるのではないかと彼に尋ねました。何か問題はありませんか、と私が質問しても、いつもその答えは強迫性障害以外何もない、というものでした。

8回目の面接の始まりに、予期せぬ事が起こりました。コーリーは、地元の医療業界紙の広告を持参し私に見せたのです。それは、近所の大学付属病院が数カ月後に開設予定の救急治療室に研修医を募集する広告でした。コーリーの興奮した様子に私はこうたずねました。「コーリー、なぜあなたは興奮しているのですか？　あなたは、いつも私に病理医になるのが夢だったと言ってたじゃないですか」。

彼は、「いいえ、私の父がずっと私を病理医にしたがっていたのです。本当のことを言えば、私は病理学は大嫌いなんです。私の夢は、救急医になることでした」と答えました。

そして彼は、もう1つ別のことを告白しました。彼は、ユダヤ教徒でありながら、キリスト教のプロテスタント保守派が運営する病院に勤務していたのです。彼は、病院スタッフの中に微妙なユダヤ人排斥主義を感じていました。例えば、医師の待機スケジュールやローテーションなどで、いつも不利な順番が割り当てられていたのです。しかし彼は不平家というレッテルを貼られることを恐れ、同僚やスーパーバイザーが腹を立てないよう、いつも礼儀正しく振る舞っていました。

突然に、コーリーの症状は意味を持ち始めました。彼の汚染恐怖症と強迫性緩慢は、「私は死体を切り刻むことに耐えられない。人生をこんなことに費やしたくないんだ！」というメッセージを伝えていたのです。それと同時に、彼は同じプログラムの他の研修医たちに惨めな思いをさせ、強迫性障害の無実の犠牲者として振る舞うことで、間接的な仕返しをしていたのです。

もちろんコーリーは、隠し続けてきた感情を表出し、彼を悩ましている問題を解決しなければなりません。面接を終えた後、彼は広告主の病院へ行き、応募するための書類を提出しました。彼の資格は十分に優れたものであり、病院の担当者はその場で彼の採用を決めました。その後彼は、現在勤務している病院へもどり、研修担当部長と話をしました。コーリーは、病理学は彼の進む道ではないと決めたので、6月末で退職したい旨部長に説明しました。そして、彼が経験した宗教的偏見についても意見を述べました。2人は率直な話し合いを行うことができ、コーリーは安心しました。

その翌週コーリーに会いましたが、彼はとても喜んでいて、汚染恐怖が消え去り、滞っていた解剖をすべて処理したと説明してくれました。実際のところ、同じ研修プログラムのどの研修医よりも速く解剖を行うことができたとのことでした。彼は、新しい仕事と将来の計画に大きな期待を抱き、セラピーを終了する準備が整ったと感じたのです。

私が隠された感情技法を大変好んでいる理由は、それが強力な治療ツールであるだけでなく、不安を理解可能なものとしてくれるからです。その結果、不安はもはや不思議なものでなくなり、奇妙でも神秘的でもなくなります。不安は、何の脈絡もなく、いきなり襲ってくるものではありません。それは、人間的な文脈の中に生じるものです。ほとんどの不安の裏に潜む本当の恐怖は、あなたの真正な感情に伴う恐怖です。この技法を上手に用いれば、あなたは不安を克服するのみならず、自分自身について、そして人間の存在意義についてより深い理解を獲得することでしょう。

第五部

効果的技法の選択

第二十一章　回復のサークル

～できるだけ早く失敗すること～

　ここまで私たちは数多くの種類の認知技法、曝露技法、そして隠された感情技法について学んできました。これらの技法は不安やうつを引き起こす否定的思考の誤りを証明するためのものです。５７７頁の「あなたの恐怖を打ち負かす40の方法」に列挙された技法を見てください。これだけ数多くの武器を自分のものにしていることで、あなたは安心感が得られるはずです。しかし同時に、圧倒されて紛らわしいと感じるかもしれません。どの技法が自分に有効かを知るには、どうすればよいのでしょうか？

　この疑問の答えは必ずしも簡単なものではありません。ある技法は慢性不安に有効で、他の技法は劣等感、病的恐怖、気おくれ（シャイネス）、パニック発作、強迫性障害などに有効とあなたは考えるかもしれません。しかし、その考えが多少あてはまるにしても、実際にはそれほど簡単ではないのです。有効な技法との出会いは、ほとんどいつも予期しないときに起こるものです。

例えば第11章では、ジューンという女性が過去53年間悩まされてきたパニック発作と広場恐怖を実験技法で克服した例を紹介しました。どんなに頑張っても発狂することはできないことを彼女が知ったときパニック感情はやっと消え去りましたが、それまでに10以上の技法を私は彼女の治療に試していたのです。しかし、いずれも効果はありませんでした。

あなたの恐怖を打ち負かす 40 の方法

認知モデル

覆いをとる技法
1．矢印技法
2．そうしたらどうなるか技法

思いやりに基づく技法
3．二重の基準技法

真実に基づく技法
4．証拠を探す技法
5．実験技法
6．調査技法
7．責任再分配技法

意味論的技法
8．意味論的技法
9．言葉を定義する技法
10．具体的に考える技法

論理に基づく技法
11．灰色の部分があると考える技法
12．過程 vs. 結果技法

定量的技法
13．セルフ・モニタリング技法
14．心配する時間を作る技法

ユーモアに基づく技法
15．恥への挑戦[a]
16．逆説的拡大視技法
17．ユーモラスな空想技法

ロールプレイ技法[b]
18．声の外在化技法

スピリチュアルな技法
19．受け入れの逆説技法

動機づけの技法
20．メリット・デメリット分析
21．逆説的メリット・デメリット分析
22．悪魔の代弁者技法

反先延ばし技法
23．満足度予想表
24．大きな仕事のための小さなステップ
25．反先延ばし表
26．問題解決技法

曝露モデル

古典的曝露
27．段階的曝露
28．フラッディング
29．曝露反応妨害法
30．ディストラクション

認知的曝露
31．認知的フラッディング
32．イメージの置き換え
33．記憶の置き換え
34．恐れている幻想の技法

対人関係曝露
35．スマイル・アンド・ハローの練習
36．口説きの練習
37．拒絶の練習
38．自己開示
39．デビッド・レターマン技法

隠された感情モデル
40．隠された感情技法

a：この技法は対人関係曝露技法の１つとして分類することもできます。
b：ロールプレイを活用できる他の技法には、二重の基準技法、受け入れの逆説技法、悪魔の代弁者技法、恐れている幻想の技法、口説きの練習、デビッド・レターマン技法などがあります。

もし実験技法がジューンにこれほど効果的であることを知っていたら、私は最初にそれを試したことでしょう。しかし、そうした予測を立てることは非常に困難です。なぜなら、同じ種類の不安を抱える人が2人いたとすれば、それぞれに有効な技法はまったく異なることが多いからです。本章では、あなたに有効な技法をどのようにして選ぶか、その方法を示します。どんな場合も、まず日常気分記録表の記入から始めます。記入する際に考慮する5つのステップをあなたは憶えているでしょうか？　答えを参照する前に、5つのステップをあなたが記憶しているかどうか、ここに書き出してください。

ステップ①
ステップ②
ステップ③
ステップ④
ステップ⑤

答え

５つのステップは、以下のとおりです。

ステップ① あなたを動揺させている出来事を記述します。不安や動揺を感じたときのことをいつでもよいので選びます。

ステップ② そのときどのように感じたかを表す言葉を選び、○で囲みます。そしてその感情を０％（最小）から１００％（最大）の範囲で評価します。

ステップ③ 否定的思考を記入します。そして自分がどのくらいそれぞれの否定的思考を信じているか、０％から１００％の範囲で評価します。

ステップ④ それぞれの否定的思考の中の歪みを特定します。

ステップ⑤ よりポジティブで現実的な合理的思考を、否定的思考と置き換えます。そしてそれぞれの合理的思考をどの程度信じるか、０％から１００％の範囲で評価し、最後に否定的思考の確信度をもう一度評価します。

ステップ⑤が、もっとも重要なステップです。なぜなら、この段階であなたは自分の恐怖を克服するからです。しかし、このステップはもっとも難しいものでもあります。その理由は、通常あなたは否定的思考が絶対に妥当なものと確信しているからです。他人の否定的思考の中の嘘を証明するのは簡単ですが、自らに対してつく嘘を見抜くことはそれよりも困難です。

ステップ①から④までを完成させたら、最初に取り組みたい否定的思考を1つ選んでください。そして、それを588頁に記載した回復のサークル中央に記入します。このサークルは、ちょうどあなたが捕まっている罠のようなものです。中央のサークルにある思考を信じている限り、あなたは不安とうつに襲われます。このサークルからは、端部にボックスのついた16本の矢印が伸びています。それぞれの矢印は、あなたを動揺させる思考の嘘を証明して罠から脱出するためのさまざまな方法を意味します。

「あなたの恐怖を打ち負かす40の方法」のリストから技法を選び出し、回復のサークルの周りを囲むそれぞれのボックスに1つずつ記入します。どの技法が有効となるかは不明なため、最低でも15個を選んで記入するよう努力してください。選ぶ技法の数が多いほど、サークルにある否定的思考の誤りを証明する武器の威力は強くなります。

どの技法がボックスへの記入に適切かはどのように判断するのでしょうか？　それは簡単です。615頁から始まる「あなたの恐怖を打ち負かす40の方法」の詳細リストを参照してください。このリストには、各技法の概略と作用の簡単な説明が書かれています。効果が期待できると思われる技法の名をボックスに書き込んでください。この点については本章でより詳しく後述します。

どの技法を選択すべきか、また各技法がどのように作用するかなどについて、今の段階であまり心配する必要はありません。ただ、できるだけ数多く技法を選択することだけは確実に行ってください。回復のサークルに記入した否定的思考が不安の原因となっているのであれば、必ず認知モデル、曝露モデル、隠された感情モデルの3つの分類すべてから技法を選ぶようにしてください。バランスの良い選択は、認知モデルから最低12〜15の技法、曝露モデルから2つから3つ、そして隠された感情技法です。

回復のサークルに少なくとも15の技法を選択したら、効果的な技法が見つかるまで、1つずつ実際に試してみます。1つの技法が無効な場合、その次の技法を試します。できるだけ早く有効な技法にたどり着くために、できるだけ早く失敗することが目標です。

これほど数多くの技法を試す理由はどこにあるのでしょうか？　それは、試行する技法のほとんどがあなたにとって効果はないからです。しかし心配は無用です。というのも、利用できる技法は数多くあるからです。否定的思考と取り組む前にこのことを理解しておけば、技法の効果が見られない場合でも、あなたが苛立ちや動揺を感じることはないでしょう。ある否定的思考の誤りが証明できる有効な技法にたどり着くまでには、平均して10から15の技法を試す必要があると思います。回復のサークルが重要な理由は、この点にあります。うつ、不安、怒りなどを含む実質的にすべての否定的感情を克服するには、あなたは必要なツールをすべて手に入れる必要があるからです。

誰にとってもどんな否定的思考にも有効な、夢のような技法を私があなたに紹介できればよいのですが、それは不可能です。もしそれが可能であれば、人生はずっと楽になるでしょう。私たちを悩ます問題をすべて解決する万能で簡単な方法やアイデアを推奨する人は、いつの時代も存在します。ある年にはジョギングなどの有酸素運動が推奨され、その次の年にはストレスへの究極の対抗手段にマインドフルネス・メディテーションが推奨されました。過去数十年間には精神分析がその答えでした。またある時はオトギリソウが有効とされたこともありました。しかし万能薬は現在1つも存在しません。将来も存在しないことでしょう。回復のサークルは、これらとは根本的に異なる手法です。あなたは自分固有の問題に個別化した、強力な治療計画を創造するのです。

ここで、回復のサークルがどのように作用するか、実際に練習してみましょう。あなたは、スーパーマーケットで順番待ちをしながら美人のレジ係のことを考えて内気になってしまったジェイスンを覚えているでしょうか？　レジ係が彼に微笑んでいるのに、彼は不安のあまり微笑みを返すことも、また彼女の顔を見ることすらできませんでした。彼の否定的思考の1つに、「私には人間的魅力がない」がありました。

ジェイスンは、この思考のせいで強い不安と自信のなさを感じました。スタート前に、すでにレースに負けたのも同然なのです。もし本当に「人間的魅力がない」と信じているのであれば、彼女に話しかけようとしても、ぎこちなさ、愛情の渇望、自信のなさなどを彼は感じてしまうでしょう。そのことが彼女の気持ちを冷やし、結果として彼は本当に自分には人間的魅力がないと結論づけてしまうのです。

ジェイスンの否定的思考は、現実に即したものでもありません。実際彼は魅力があり、賢明で精力的な創造性あふれる青年です。彼には、とてもすぐれたユーモアのセンスもあります。「私には人間的魅力がない」という彼の否定的思考には、どのような認知の歪みが潜んでいるでしょうか？　該当する歪みを次頁の表から見つけ、その下に○印をつけてください。歪みの定義については、必要に応じ739頁からの思考の歪みチェックリストを参照してください。

思考の歪み	（○）	思考の歪み	（○）
1. 全か無か思考		6. 過大解釈／過小評価	
2. 一般化のしすぎ		7. 感情的決めつけ	
3. 心のフィルター		8. 「すべき」思考	
4. マイナス化思考		9. レッテル貼り	
5. 結論への飛躍：①心の読みすぎ　②先読みの誤り		10. 非難：①個人化　②責任の押しつけ	

答え

ジェイスンと私は、「私には人間的魅力がない」という彼の否定的思考の中に、10項目すべての歪みを見つけました。

思考の歪み	（○）	説明
1. 全か無か思考（全か無）	○	ジェイスンは、自分にはすばらしい人間的魅力があるか、さもなければまったく魅力がないか、そのいずれかと考えています。この考えは、あまり現実的ではありません。一面的でいずれか一方のみという人間は存在しないからです。私たちは、ときにはリラックスし、ときには愛想よくなります。また、緊張したりぎこちなさを感じたりもします。そしてほとんどの場合、中間的気分にあるのです。
2. 一般化のしすぎ（一般化）	○	ジェイスンは、ある状況を自己の全体に過剰に一般化しています。そのため、スーパーマーケットのレジに並ぶときに、ぎこちなく感じたり自意識が過剰になったりして、自分には人間的魅力がまったくないと結論づけるのです。
3. 心のフィルター（フィルタ）	○	ジェイスンは、社会的状況で不安になり自意識過剰となっている自分にのみ注意を集中し、リラックスして愛想のよい時の自分を度外視しています。

4. マイナス化思考（マイナス）	○	ジェイスンは自分の優れた資質をすべて低く評価しています。彼にはそこそこの魅力と知性があり、心惹かれた人を口説くことはバカバカしいと思ったり、確実に振られてしまうだろうと考える理由は見当たりません。
5. 結論への飛躍：①心の読みすぎ（読心）②先読みの誤り（先読）	○	ジェイスンは、自分に人間的魅力がないとレジ係が考えると仮定していますが、そう考える根拠はありません（心の読み過ぎ、先読みの誤り）。
6. 過大解釈／過小評価（過大／過小）	○	ジェイスンは、自分がリラックスしているときには、かなり魅力があるという事実を過小評価しています。
7. 感情的決めつけ（感情）	○	彼は、自分に人間的魅力がないと感じているだけで、本当に自分は退屈で不器用な男と結論づけています。
8. 「すべき」思考（すべき）	○	ジェイスンは、快活で外交的な性格をもつべきと考えています。理想の姿や他人と自分とを常に比較し、こうあらねばならないと考えています。
9. レッテル貼り（レッテル）	○	自分は内気でぎこちなさを感じている、と考えることはまったく普通なことなのに、彼はその代わりに、自分には人間的魅力がない、と考えているのです。彼は自分自身に破滅的なレッテルを貼っています。

10. 非難：①個人化（自責）②責任の押しつけ（他責）	○	ジェイスンは、内気と不安を感じているために自己を卑下しています。

（続き）

私はジェイスンに、自分へ向けて肯定的で前向きな現実的メッセージはありませんかとたずねました。彼は、「私にはすばらしい人間的魅力がある」と考えたいと答えました。私は、それを日常気分記録表の合理的思考の欄に記入し、どの程度その考えを確信しているか評価するよう伝えました。下記に示すように、合理的思考の確信度合いはわずかに20%でした。彼は女性に対して自信がなく、会話の経験もほとんどないからです。彼の合理的思考は、それが100%真実ではないため、感情的変化をもたらすための必要条件を満たしていません。「事後評価（%）」が示すように、否定的思考の再評価でも未だに100%その思考を信じています。

否定的思考	事前評価(%)	事後評価(%)	歪み	合理的思考	確信(%)
7. 私には人間的魅力がない。	100%	100%	全か無、一般化、フィルタ、マイナス、読心、先読、過小、感情、すべき、レッテル、自責	**7.** 私にはすばらしい人間的魅力がある	20%

そこで、「回復のサークル」が登場します。ジェイスンが独力で否定的思考の誤りを証明できなかったので、私たちはいくつかの技法を試さなければならないでしょう。ここであなたに、588頁にある回復のサークルの中央に彼の否定的思考を書き入れてもらいます。そして、彼の否定的思考の誤りを証明する上で有効と思われる技法を、少なくとも15挙げることができるかどうか試してください。記入にあたっては、577頁の「あなたの恐怖を打ち負かす40の方法」、または、615〜625頁に記載した各技法の要約リストを参照します。サークルにある各ボックス内に、技法の名前を1つずつ記入します。記入が済んだら、592〜596頁の、私とジェイスンが選んだ技法の説明を読んでください。

答え

私とジェイスンが完成させた回復のサークルは592頁にあります。あなたが記入した回復のサークルの技法リストがそれと違ったものであっても、心配は要りません。最低15の技法が記入してあればそれで良いのです。

「証拠を探す」が私とジェイスンが試した最初の技法でした。私はジェイスンに、自分に人間的魅力があることの証拠を探すよう求めました。彼は、「家で家族とくつろいでいるときには、おもしろいことを言ったり、リラックスしたりできる」と言いました。私は彼に、それを

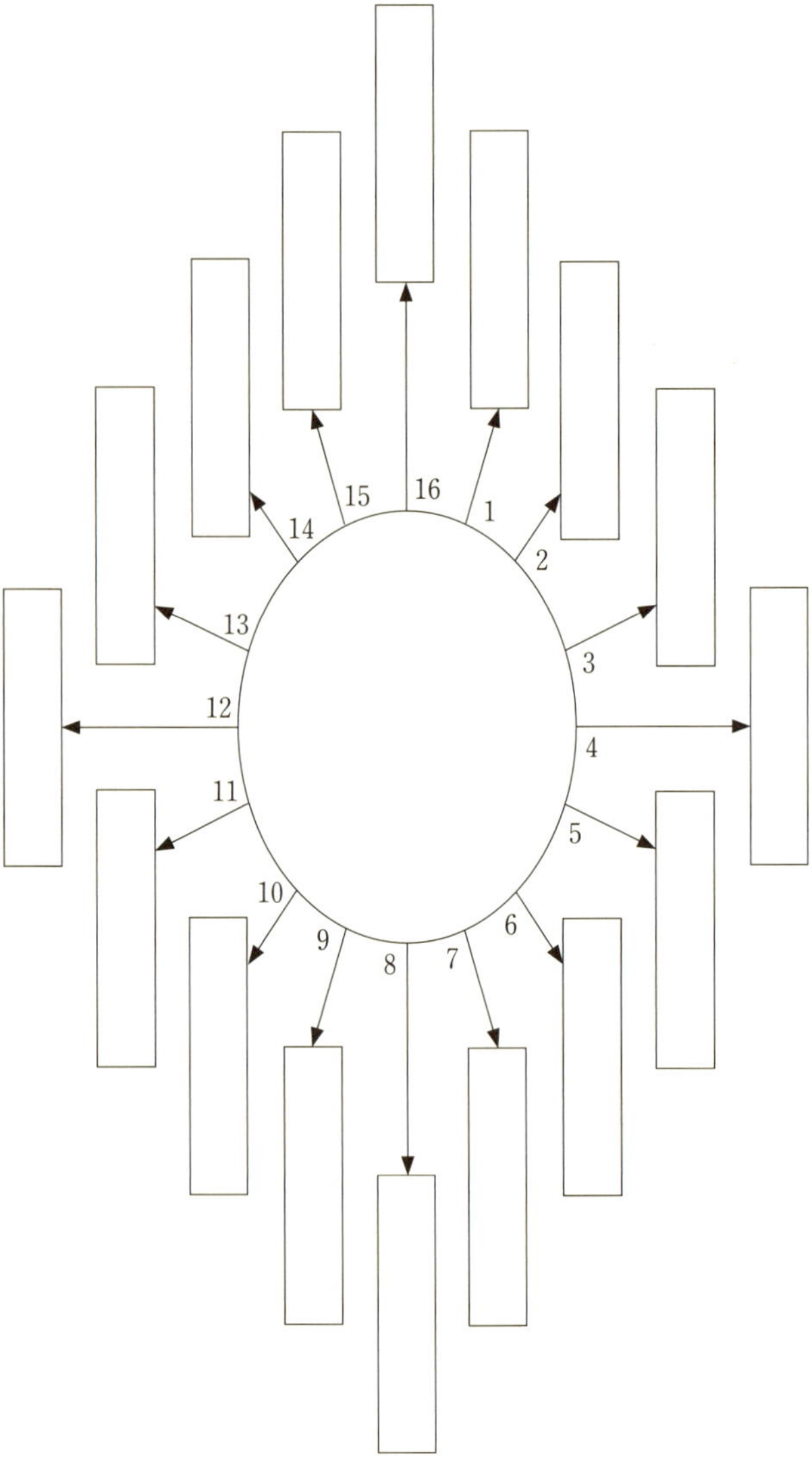

回復のサークル

日常気分記録表の合理的思考の欄に記入するよう伝えました。下記に示すように、彼は「確信(％)」の欄にその合理的思考を１００％信じると記入しました。

否定的思考	事前評価(%)	事後評価(%)	歪み	合理的思考	確信(%)
7. 私には人間的魅力がない。	100％	100％	全か無、一般化、フィルタ、マイナス、読心、先読、過小、感情、すべき、レッテル、自責	**7.** 私にはすばらしい人間的魅力がある	20％
		95％		家で家族とくつろいでいるときには、おもしろいことを言ったり、リラックスしたりできる	100％

この合理的思考は、変化の必要条件を満たしていません。なぜなら、ジェイスンはこの合理的思考を20％しか確信していないからです。

この合理的思考は変化の十分条件を満たしていません。それが１００％真実であっても否定的思考の誤りを証明していないからです。

しかし、「事後評価（%）」の欄を見ると、ジェイスンの否定的思考に対する評価は、わずか95%までにしか減少していません。つまり、このことは、依然として彼がその否定的思考を信じていることを示しています。なぜなら、この合理的思考が実際には家族の前ではおもしろいことが言えるけれどもその他の場面ではやはり人間的魅力がないと非難する形をとっているからです。ジェイスンは、同年代の女性と一緒にいるときにぎこちなさと緊張を感じてしまうことが問題であって、彼の母親や弟との経験は重要ではない、と説明しているのです。この場合、その合理的思考は１００%真実ですから、感情的変化の必要条件を満たしています。しかし、それは十分条件をみたすものではありません。なぜなら、ジェイスンの否定的思考の確信度をほとんど減少させていないからです。

ここで私たちは、問題にぶつかりました。ジェイスンに否定的思考への挑戦を促した結果、彼は効果的ではない合理的思考を考えたのです。そこで私たちは、証拠を探す技法を試しました。しかし、依然として彼はその否定的思考の誤りを証明できませんでした。彼は未だに自分には人間的魅力がないと確信しています。私たちは次に何をすべきでしょうか？　この先へ読み進む前に、あなたの考えをここに記してください。

ジェイスンの回復のサークル

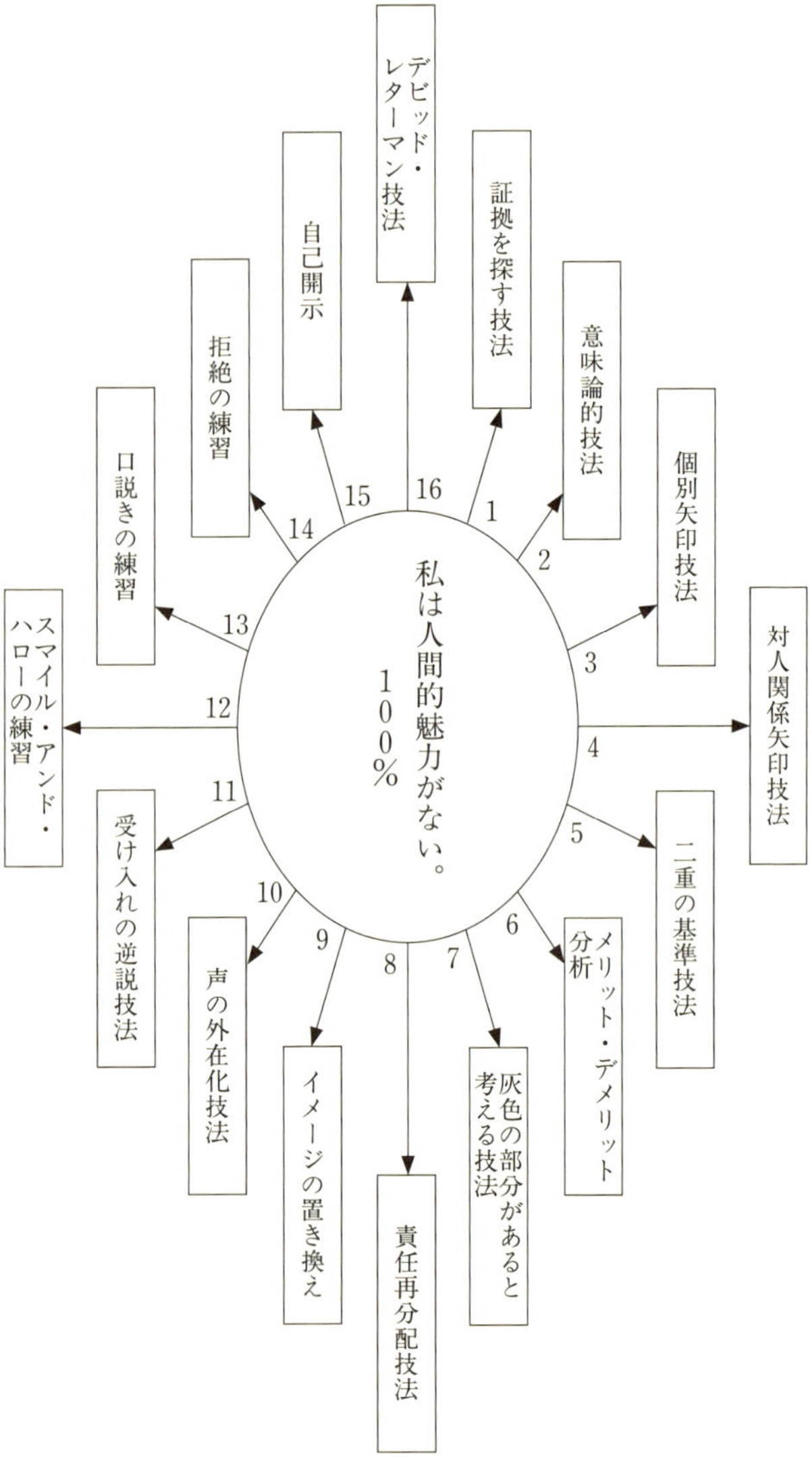
私は人間的魅力がない。100％
1 証拠を探す技法
2 意味論的技法
3 個別矢印技法
4 対人関係矢印技法
5 二重の基準技法
6 メリット・デメリット分析
7 灰色の部分があると考える技法
8 責任再分配技法
9 イメージの置き換え
10 声の外在化技法
11 受け入れの逆説技法
12 スマイル・アンド・ハローの練習
13 口説きの練習
14 拒絶の練習
15 自己開示
16 デビッド・レターマン技法

答え

ある技法が無効な場合は、順を追って回復のサークルに示した技法を試します。否定的思考の誤りが簡単に証明できるくらいなら、誰も最初からうつや不安に悩んだりしないでしょう。幸い私たちはたくさんの技法を試すことができます。

どの技法を試すべきかを往々にして教えてくれるのは、あなたの思考に潜む認知の歪みです。その理由は、特定の種類の歪みには特定の技法が特に有効な場合があるからです。ジェイスンの、「私には人間的魅力がない」という考えには、「すべき」思考が隠されています。快活で外交的な性格をもつべきであり、レジ係に気の利いた言葉をかけるべきと彼は思い込んでいるからです。これは彼に大きなプレッシャーを与えます。また、この考えは現実に即したものでもありません。なぜなら私たちのほとんどが、デートし始めの頃は緊張してぎこちなさを少しは感じるものだからです。私は確かにそうでした！　初めから、ユーモアがあり、自然に振る舞える人はいません。何が起こるかわからないからです。このことがすなわちあなたには欠点があるとか、人間的魅力がないということを意味するものではないのです。それは、あなたが経験不足であることを意味しているに過ぎません。

回復のサークルに挙がっているその次の技法は、意味論的技法です。この技法は、一般に「すべき」思考に有効です。私はジェイスンに、彼が緊張を感じたときに自分の心の中でつぶやくことができるやさしいメッセージはありませんかと尋ねました。ぎこちないという感情を、もっとやさしく穏やかに表現する方法はないでしょうか？　ジェイスンは、「リラックスしているときには、私はかなり人間的な魅力がある。私の本当の問題は対人恐怖にあり、人間的魅力のなさにあるのではない」という合理的思考にたどり着きました。

私は、この思考を日常気分記録表の合理的思考の欄に書き込み、それをどの程度強く信じているか評価するようジェイスンに言いました。「確信（%）」の欄にあるように、彼はその思考を１００%信じています。さらにこの合理的思考は、「事後評価（%）」の欄に示されているように、否定的思考の確信度を25%にまで減少させました。このことは、その合理的思考が、感情的変化の必要条件と十分条件の双方を満足させていることを示しています。

否定的思考の確信度はどの程度まで減少させるべきでしょうか？　その答えは、あなたの否定的思考の種類によります。場合によっては、否定的思考を信じる度合いを0%にまで減少させることも可能です。ジェイスンの場合、25%への減少で私は十分と考えました。その理由は、社会的状況でぎこちなさを彼が感じていたことは確かだからです。そのため、否定的思考には幾分かの真実が含まれています。将来は、それも変化することでしょう。しかし、すでに彼は十分に大きな前進を遂げたのです。

ひとたびジェイスンがこの否定的思考の誤りを証明すると、彼の気分は向上し、すべての否

否定的思考	事前評価(%)	事後評価(%)	歪み	合理的思考	確信(%)
7．私には人間的魅力がない。	100%	100%	全か無、一般化、フィルタ、マイナス、読心、先読、過小、感情、すべき、レッテル、自責	7．私にはすばらしい人間的魅力がある	20%
		95%		家で家族とくつろいでいるときには、おもしろいことを言ったり、リラックスしたりできる	100%
		25%		リラックスしているときには、私はかなり人間的な魅力がある。私の本当の問題は対人恐怖にあり、人間的魅力のなさにあるのではない	

ジェイスンが最初に考えた合理的思考はそれを実際に彼が信じていないために有効ではありませんでした。

ジェイスンが証拠を探す技法を使って考えた合理的思考です。彼はこの思考を１００％信じていましたが、有効ではありませんでした。なぜなら、それによって彼の否定的思考の確信度は減少しなかったからです。

ジェイスンは、意味論的技法を用いてこの合理的思考を導きだしました。この思考を彼は１００％信じ、しかもそれによって否定的思考の確信度が25％に減少したため、この合理的思考は有効なものとなりました。

定的思考の誤りが証明できるようになりました。５９９～６０３頁にある彼の日常気分記録表を見てください。すべての否定的感情の強さが20％以下に下がっています。唯一の例外が不安で、50％までしか下がりませんでした。

ジェイスンの不安はなぜたった50％までしか減少しなかったのでしょうか？　不安の50％減少は、実際にはとても良い結果です。しかし私たちはさらにすぐれた結果を目標にしています。ジェイスンの内気と不安の感情を０％にまで下げたいのです。何か別の方法で対処しない限りこれは不可能です。次に、どのようなステップが考えられますか？　この先へ読み進む前に、あなたの考えをここに書いてください。

答え

行動を伴わない不安克服の練習はここまでです。ジェイスンが次のレベルに進むには、回復のサークルにあるように対人関係曝露技法を用いなければなりません。対人関係曝露技法には、スマイル・アンド・ハローの練習、口説きの練習、拒絶の練習、自己開示、デビッド・レターマン技法などがあります。彼はこれらの技法を試す過程で、他の人たちと同様、拒絶されたり、成功したりするでしょう。けれどもひとたび自分の恐怖と直面すれば、彼の痛々しい内気は過去のものとなることでしょう。

さて、今度はあなたが試す番です。まず604〜605頁にあるブランクの日常気分記録表の記入から始めてください。その動揺した出来事の欄に、あなたが動揺を感じた出来事を簡単に説明します。次に、あなたの感情を表す言葉として該当するものにすべて◯をつけて、その感情の強さを0％（最小）から100％（最大）の範囲で評価点をつけます。それが済んだら否定的思考をリストアップし、それぞれをどの程度強く信じているか、0％（最小）から100％（最大）の範囲で評価点をつけます。606頁の思考の歪みチェックリストを参照しつつ否定的思考の中に潜む認知の歪みを特定したら、回復のサークルの開始準備完了です。

最初に、これから取り組む否定的思考を1つ選び、611頁に記載した回復のサークル用紙中央の◯の中にそれを記入してください。この思考の誤りを証明するための技法を、最低15選びます。選択にあたっては、５７７頁にある「あなたの恐怖を打ち負かす40の方法」のリスト、あるいは６１５頁から始まる詳細リストを参照します。そして、回復のサークルの周囲にあるボックスの中に選択した技法を書き入れます。もし16以上の技法を選んだのであれば、６１２頁にある2頁目の回復のサークル用紙を使ってください。

ジェイスンの日常気分記録表

動揺した出来事　スーパーマーケットでレジの列に並ぶこと。

感情	事前評価(%)	事後評価(%)	感情	事前評価(%)	事後評価(%)
悲しい：気がふさぐ、憂うつ、弱りきった、不幸せな	80%	0%	**きまりの悪い**：当惑した、屈辱的だ、人目を気にする	100%	20%
不安な：心配した、パニック状態の、神経過敏な、おびえた	100%	50%	**希望がもてない**：落胆した、悲観的な、絶望している	90%	10%
罪の意識がある：深く後悔している、悪い、恥じている	95%	0%	**失望した**：行き詰まった、邪魔された、打ち負かされた	90%	15%
劣っている：価値がない、不適格だ、欠点だらけだ、能力がない	95%	15%	**怒った**：激怒した、腹を立てた、苛立った、逆上した、怒り狂った	90%	15%
孤独で寂しい：愛されてない、望まれていない、拒絶された、1人ぼっち、見捨てられた	75%	20%	**その他**（記述してください）		

ジェイスンの日常気分記録表（続き）

否定的思考	事前評価(%)	事後評価(%)	歪み	合理的思考	確信(%)
1. 私は何もおもしろいことが言えない。	100%	25%	全か無、一般化、フィルタ、マイナス、読心、過小、感情、すべき、自責	**1.** 何かとても気がきいたおもしろいことを言う必要はないだろう。まず、微笑みを浮かべて、挨拶をする。それだけでもすばらしい第一歩だ。	100%
2. 私は本物の美人を口説いて成功した経験が一度もない。	100%	35%	全か無、一般化、感情、すべき	**2.** それは、私に試す度胸がなかったからだ！	100%
3. 彼女と気がきいた会話ができたとしても、今の私には恋愛にかける時間的余裕がない。	100%	0%	マイナス、すべき	**3.** これはバカバカしい考えだ。私は本当に好きな女性と関係をもちたいと望んでいる！	100%
4. 私は何も言わずにいたほうがいい。さもないと何かバカなことを言って彼女を怒らせたりするかもしれない。	100%	20%	読心、感情、すべき	**4.** このことを裏付ける証拠はない。しかし私はこれからの人生でバカなことをたくさん言うだろう。そうだとしても、世界に終わりが来るわけではない。	100%

5. 周囲の人は、彼女を口説こうとしている私を見て、自己中心的な間抜けと思うだろう。	100%	25%	全か無、読心、先読、過大、感情、すべき、レッテル、自責	**5.** それは起こりそうにない。店内のほとんどの人は私の行動にそれほどの興味はもっていない。そしてもし彼らが私の口説き行為に不同意だとしても、彼らに一体何ができるというのだろう？　私に石を投げつけるのだろうか？　私をせせら笑うのか？　それとも逮捕させるのか？	100%
6. 私は、騒々しく不愉快に振る舞うべきではない。つつしみ深く静かにしていれば、私はもっと好かれるだろう。	100%	10%	読心、先読、感情、すべき、レッテル、自責	**6.** 騒々しくない方法で、周囲に不快な思いをさせずに口説くこともできる。しかし、もし私が振られたり、笑いものになったとしたらそれで世界に終わりが来るのだろうか？	100%
7. 私には人間的魅力がない。	100%	25%	全か無、一般化、フィルタ、マイナス、読心、先読、過小、感情、すべき、レッテル、自責	**7.** リラックスしているときには、私はかなり人間的な魅力がある。問題は対人恐怖にあり、私の本当の問題は人間的魅力のなさにあるのではない。	100%

ジェイスンの日常気分記録表（続き）

否定的思考	事前評価(%)	事後評価(%)	歪み	合理的思考	確信(%)
8. 成功や外見などの表面的なことをこんなに気にするなんて、私はひどい人間に違いない。	100%	10%	全か無、一般化、すべき、レッテル、自責	8. ほとんどの若い男性は、セクシーな美人にあこがれるものだ。私は仏教の僧侶になろうとしているのではない！	100%
9. 彼女を口説こうとしても失敗するだろう。	100%	25%	マイナス、読心、先読、感情、すべき、自責	9. 親愛の情をこめて穏やかに微笑み挨拶すれば、私はおそらく振られることはないだろう。しかし、たとえ振られたとしても私はそれに耐えられる。実際には、何度か振られたほうが私にとっては良い経験になる。なぜなら自分の恐怖と直面することができるからだ。いつまでも振られ続けるということはない。遅かれ早かれデートの相手はみつかる。	100%

10. そうなれば私は負け犬であることを皆の前でさらすことになる。	100%	0%	全か無、一般化、フィルタ、マイナス、すべき、過小、感情、レッテル、自責	**10.** 口説こうとする私が拒絶される理由はたくさんあるだろう。私の経験不足、彼女にはすでにボーイフレンドがいる、私は彼女の趣味じゃない、などだ。こうした理由のいずれも、私を負け犬にするものではない。	100%

日常気分記録表

動揺した出来事

感情	事前評価(%)	事後評価(%)	感情	事前評価(%)	事後評価(%)
悲しい：気がふさぐ、憂うつ、弱りきった、不幸せな			**きまりの悪い**：当惑した、屈辱的だ、人目を気にする		
不安な：心配した、パニック状態の、神経過敏な、おびえた			**希望がもてない**：落胆した、悲観的な、絶望している		
罪の意識がある：深く後悔している、悪い、恥じている			**失望した**：行き詰まった、邪魔された、打ち負かされた		
劣っている：価値がない、不適格だ、欠点だらけだ、能力がない			**怒った**：激怒した、腹を立てた、逆上した、怒り狂った		
孤独で寂しい：愛されてない、望まれていない、拒絶された、1人ぼっち、見捨てられた			**その他**（記述してください）		

否定的思考	事前評価(%)	事後評価(%)	歪み	合理的思考	確信(%)
1.				1.	
2.				2.	
3.				3.	
4.				4.	
5.				5.	
6.				6.	
7.				7.	
8.				8.	

思考の歪みチェックリスト

1．全か無か思考：ものごとを黒か白かという絶対的な二分法で見ています。	6．過大解釈／過小評価：度を越えて物事を誇張したり、重要性を過少に評価したりします。
2．一般化のしすぎ：たった1つの否定的な出来事を、全体の失敗として捉えます。「いつもこんなふうになる」とつぶやきます。	7．感情的決めつけ：「自分が失敗者のように感じるから、きっと本当に失敗者だ」などのように、自分の感じ方から推論します。
3．心のフィルター：マイナスのことばかりくよくよと考えて、プラスのことを無視します。	8．「すべき」思考：「すべき」「すべきではない」「しなければならない」という言葉を使います。
4．マイナス化思考：自分のプラスの資質が、大したことはないと頑なに主張します。	9．レッテル貼り：「私は間違ってしまった」とつぶやくかわりに、「私は失敗者だ」または「私はまぬけだ」というレッテルを貼ってしまいます。
5．結論への飛躍：事実に裏づけられていない結論に飛躍します。①心の読みすぎ：他人が自分に対して否定的に反応していると思い込みます。②先読みの誤り：何か悪いことが起きると予言します。	10．非難：問題を解決する代わりに、あなたは欠点を見つけます。①個人化：自分ひとりがすべての責任を負っているわけではないのに自分を容赦なく非難します。②責任の押しつけ：問題にかかわった自分の責任を否定して、あなたは他の人々を非難します。

技法を選択する際に参考になるガイドラインや公式はないのでしょうか？　私はこれまで、この考えからできるだけあなたを遠ざけてきました。公式というものは、非常に誤解を招きやすいものであり、誰にそしてどのような問題にどの技法がもっとも効果的かを予測することは常に難しいことだからです。しかし、６１３〜６１４頁に記載した表は、なんらかの手がかりとなるでしょう。これらの表は、以下を基準にもっとも効果的な技法を選ぶためのヒントの提供を目的としています。

● **否定的思考に潜む思考の歪み**（６１３頁）：異なる歪みは、異なる種類の技法に反応します。例えば、ある技法は全か無か思考を含む否定的思考に効果的であり、他の技法は先読みの誤り、心の読み過ぎ、「すべき」思考、個人化などを含む否定的思考により効果的です。

● **解決に取り組む問題の種類**（６１４頁）：対人恐怖、パニック発作、外傷後ストレス障害（ＰＴＳＤ）、強迫性障害（ＯＣＤ）などの異なる種類の不安も、異なる種類の技法に反応します。さらに、不安に有効な技法は、うつ、対人関係上の問題、または依存症などに有効な技法とは異なる場合があります。

表中のチェックマークは、コラム右側の技法が対処に適していることを示しています。灰色に塗られたセルは、その種類の技法が優れて効果的と考えられることを示します。例えば、613頁の表では、意味論的技法が通常「すべき」思考にとても有効であることが示されています。614頁の表は、あなたが気おくれ（シャイネス）に悩んでいる場合、対人関係曝露技法が重要なことを示しますが、「そうしたらどうなるか」技法あるいは対人関係矢印技法などの覆いを取る技法、メリット・デメリット分析などの動機づけの技法、受け入れの逆説などのスピリチュアルな技法、そして恐れている幻想の技法などの認知的曝露技法も有効である可能性を示しています。

しかし、技法を選択する際には、過度にガイドラインの指示どおりに考えないでください。なぜなら人それぞれの効果は予測できないからです。これはまた、このアプローチが魅力的で柔軟かつ強力なことの理由でもあります。

1つだけ免責条項があります。回復のサークルの中央に、「対人恐怖」や「憂うつ」などの感情を記述するだけでは効果はまったくないであろう、ということです。対人恐怖、パニック、うつなどの感情を攻撃できる技法はありません。そうではなく、あなたが動揺を感じた具体的瞬間に注意を向け、そのときの感情を日常気分記録表にある感情の種類を記した表に記録するのです。さらに、否定的思考を記録してからそのうちの1つを選び、回復のサークル中央に記入します。

多くの人が、回復のサークルと日常気分記録表の関連性を理解していません。実際には、回復のサークルは日常気分記録表を動かすエンジンに相当します。回復のサークルに記入した技法は、合理的思考を生み出すためのものです。感情の変化の必要条件と十分条件を満足させる合理的思考を手に入れるまでは、気分が改善しないことを忘れないでください。

● 必要条件：合理的思考は100％真実でなくてはなりません。
● 十分条件：合理的思考は否定的思考の嘘を証明できなければなりません。

変化は一般に2つの基本的パターンのいずれかの形態をとって現れます。最初のパターンは、いろいろな技法を試した結果すべてが少しずつ役立つものの、いずれか1つの技法が否定的思考や感情に大きな変化を引き起こすことはないというものです。個々の技法が確実にわずかずつ効果を発揮し、否定的思考の思い込みを少しずつ改善するのです。

2つ目の回復パターンはこうです。あなたは次から次へと技法を試すものの、どれもまったく効果を発揮しません。以前同様あなたは否定的思考を強く信じ、不安と心配が続き、突然パニック状態に陥ったり、うつ状態になったりします。ところがある技法を試したところ、それが突然強力な効果を生じてあなたの否定的思考の確信度は0％にまで減少し、直ちに回復を経験します。このパターンの回復を示した患者さんを私は数多く知っています。発狂寸前にあると思い込んだジューンが実験技法で彼女の思考と取り組んだときにも、これは起こりました。彼女がどんなに努力しても発狂できないと知ったとき、長年の苦痛を瞬時に断ち切る魔法のような変化を経験したのです。

回復のサークルに記入したすべての技法を試しても、依然として気分が変わらない場合にはどうすればよいでしょうか？　これはよくあることで、もしそうだとしてもそれはあなたのケースが絶望的ということを意味するものでは絶対にありません。回復のサークル用紙をもう1枚用意して、さらに他の技法を選択してください。その後は、自分に有効な技法が見つかるまで、1つずつ技法を用いて否定的思考と取り組みます。忍耐と粘り強さが重要な鍵となります。なぜなら私たちは、皆異なる道をたどって目標に到達するからです。

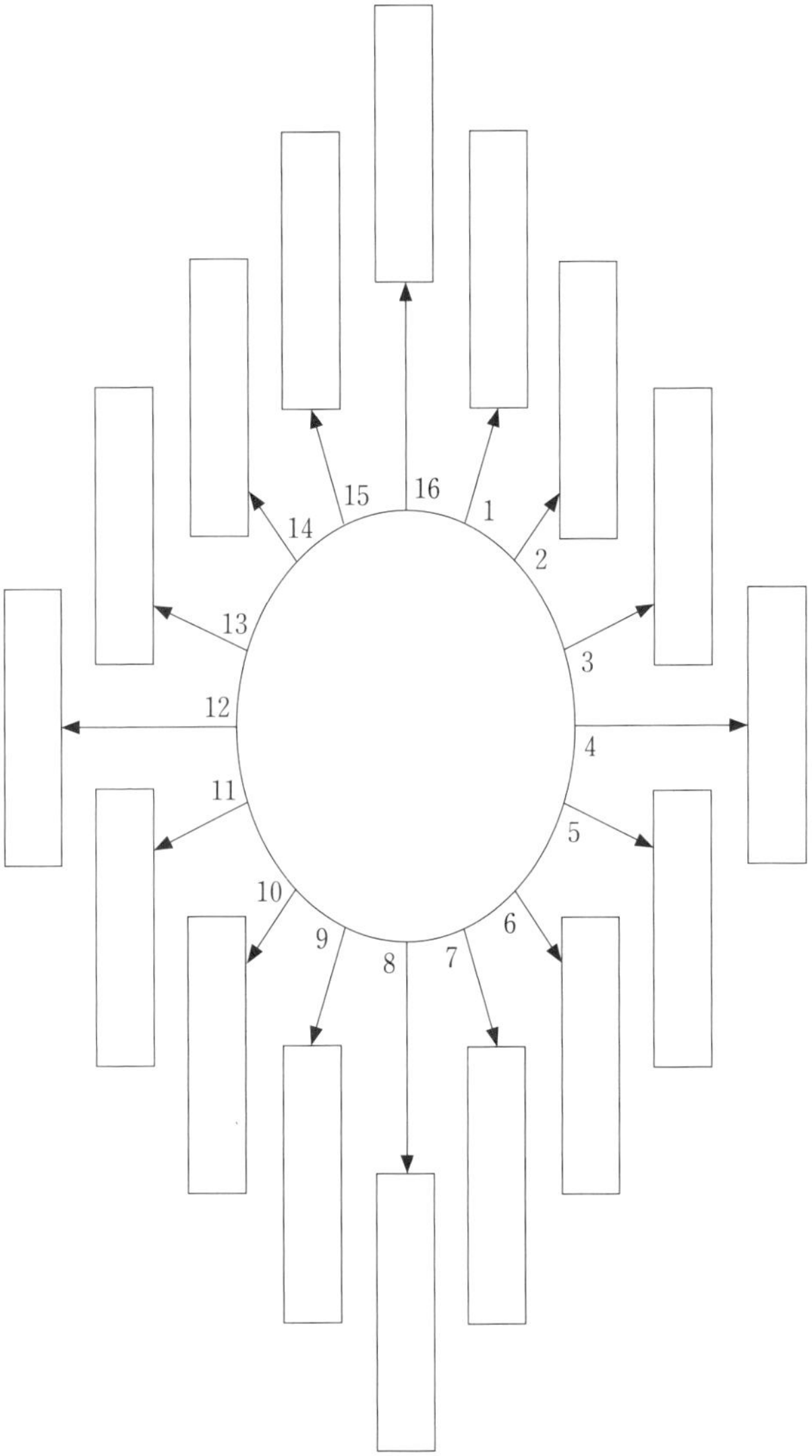

回復のサークル

回復のサークル（2頁目）

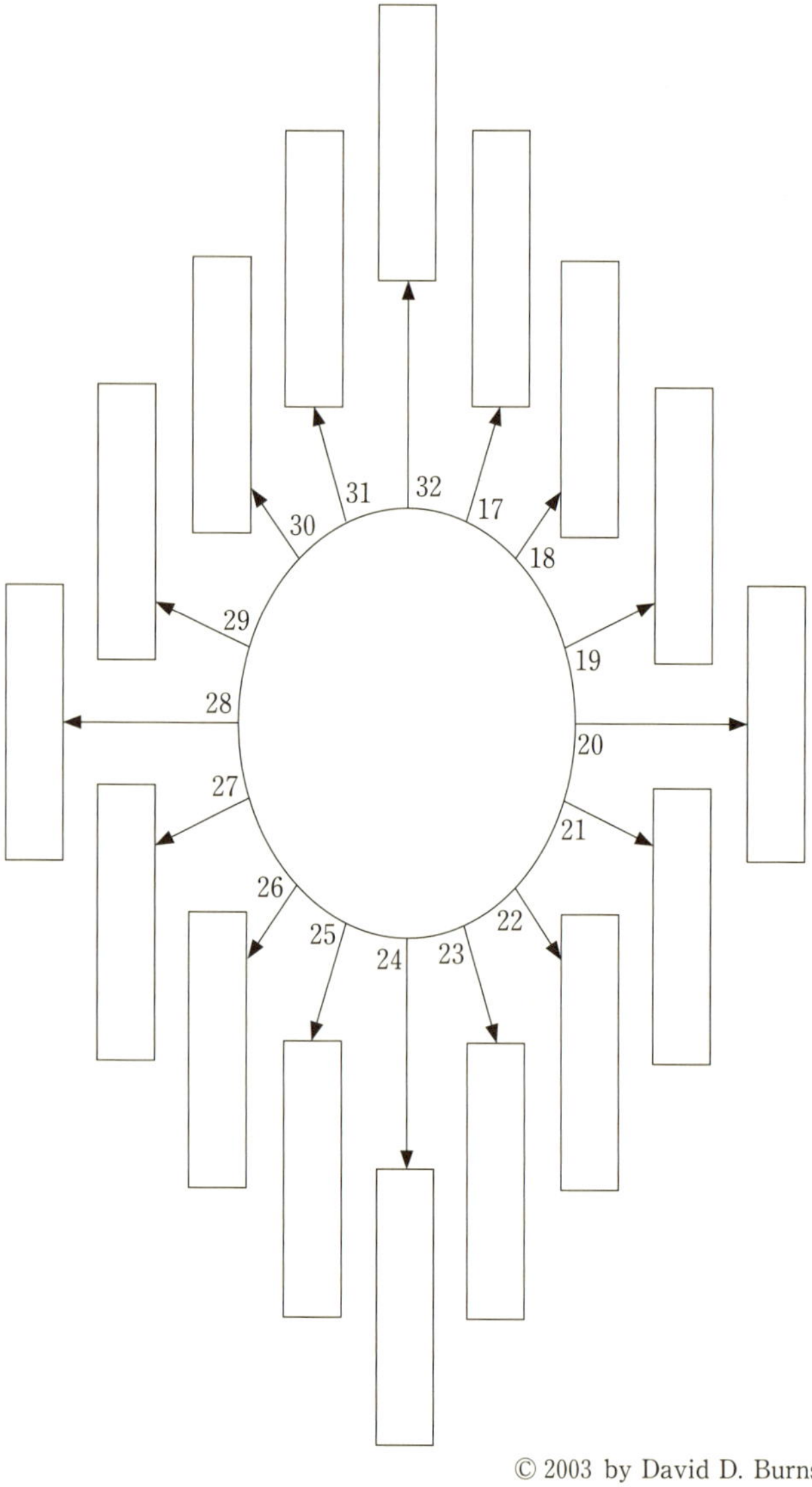

否定的思考に潜む思考の歪みに基づく技法の選択

		思考の歪み											
		1. 全か無か思考	2. 一般化のしすぎ	3. 心のフィルター	4. マイナス化思考	5. 結論への飛躍 ①心の読みすぎ	5. 結論への飛躍 ②先読みの誤り	6. 過大解釈／過小評価	7. 感情的決めつけ	8. 「すべき」思考	9. レッテル貼り	10. 非難 ①個人化	10. 非難 ②責任のおしつけ
認知技法	覆いをとる技法	✓	✓	✓	✓	✓	✓	✓	✓	✓	✓	✓	✓
	思いやりに基づく技法	✓	✓	✓	✓	✓	✓	✓	✓	✓	✓	✓	
	真実に基づく技法	✓	✓	✓	✓	✓	✓	✓	✓	✓	✓	✓	✓
	意味論的技法	✓	✓	✓	✓	✓	✓	✓	✓	✓	✓	✓	
	論理に基づく技法	✓		✓	✓			✓		✓	✓	✓	
	定量的技法			✓	✓	✓	✓	✓			✓	✓	
	ユーモアに基づく技法					✓	✓	✓	✓	✓	✓	✓	✓
	ロールプレイ技法	✓	✓	✓	✓	✓	✓	✓	✓	✓	✓	✓	✓
	スピリチュアルな技法	✓	✓	✓	✓	✓	✓	✓	✓	✓	✓	✓	✓
	動機づけの技法	✓	✓	✓	✓	✓	✓	✓	✓	✓	✓	✓	✓
	反先延ばし技法					✓	✓	✓	✓				
曝露技法	古典的曝露					✓	✓	✓	✓				
	認知的曝露					✓	✓	✓					
	対人関係曝露					✓	✓						
隠された感情技法	隠された感情技法					✓	✓						

解決に取り組む問題の種類に基づく技法の選択

習慣と依存	うつと恥辱	身体醜形障害（BDD）	心気症	心的外傷後ストレス障害（PTSD）	強迫性障害（OCD）	パフォーマンス不安とスピーチ不安	気おくれ（シャイネス）	恐れと病的恐怖	広場恐怖	パニック発作	慢性不安	技法	
												あなたが抱える問題	
✓	✓	✓	✓	✓	✓	✓	✓	✓	✓	✓	✓	覆いをとる技法	認知技法
	✓	✓	✓	✓	✓	✓	✓	✓	✓	✓	✓	思いやりに基づく技法	認知技法
	✓	✓	✓		✓		✓	✓	✓	✓	✓	真実に基づく技法	認知技法
✓	✓	✓				✓	✓					意味論的技法	認知技法
	✓	✓				✓	✓					論理に基づく技法	認知技法
	✓	✓			✓	✓					✓	定量的技法	認知技法
	✓	✓				✓	✓					ユーモアに基づく技法	認知技法
✓	✓	✓	✓	✓	✓	✓	✓	✓	✓	✓	✓	ロールプレイ技法	認知技法
	✓	✓		✓		✓	✓	✓		✓		スピリチュアルな技法	認知技法
✓	✓	✓	✓	✓	✓	✓	✓	✓	✓	✓	✓	動機づけの技法	認知技法
✓	✓											反先延ばし技法	認知技法
		✓	✓		✓	✓	✓	✓	✓	✓	✓	古典的曝露	曝露技法
	✓	✓	✓	✓	✓	✓	✓	✓	✓	✓	✓	認知的曝露	曝露技法
							✓					対人関係曝露	曝露技法
		✓	✓	✓	✓	✓	✓	✓	✓	✓	✓	隠された感情技法	隠された感情技法

あなたの恐怖を打ち負かす40の方法

認知技法

覆いをとる技法	
1．矢印技法（１４５頁）	矢印技法は、あなたをうつや不安に対して脆弱にさせる自虐的信念を特定するための技法です。矢印を否定的思考の左に描き、「もしこの思考が本当なら私にとってなぜそれが動揺を引き起こすのだろう？　それはどのような意味をもつのだろう？」と自問します。新たな否定的思考が心に浮かんだら、それを矢印の左に書きとめ、その左にさらに矢印を描き足します。この過程を数回繰り返します。次に、30頁および31頁の「よくある自虐的信念のリスト」を参照しながら書き出した否定的思考全体を吟味し、悩みの根底にひそむ信念の特定を行います。
2．そうしたらどうなるか技法（１８５頁）	これはあなたの恐怖の根源にある幻想を特定するための技法です。ある否定的思考の左に矢印を描き、「もしこれが本当だとしたらどうなるのか？　起こり得る最悪の事態はどのようなものか？」と自問します。あらたな否定的思考または幻想が心に浮かんだら、それを書き留めます。この過程を数回繰り返した後、「この事態が本当に起こる可能性はどの程度か？　もしそうなっても自分はそれを我慢できるだろうか？」と自問してください。
思いやりに基づく技法	
3．二重の基準技法（１９７頁）	自己卑下する代わりに、動揺する親友に語りかけるような思いやりのある方法で自分に語りかけます。「同じような問題をもつ友人に対して、私はこれほど手厳しいことを言うだろうか？　友人にはどんなことを言うだろう？」と自問してください。
真実に基づく技法	
4．証拠を探す技法（２２２頁）	ある否定的思考が真実と仮定する代わりに、「この思考の証拠は何だろう？」と自問します。

5. 実験技法（２２６頁）	「この思考が妥当かどうかを知るためには、どのような実験方法があるだろう？」と自問します。例えば、もしあなたが発狂寸前にあると考えることからパニック発作を起こすような場合、意味を成さない言葉を叫んだり、床の上を転げまわったり、狂人を演じたりして、意図的に発狂を試みます。そうすることで、あなたの心配が現実的なものかどうかを知ることができます。
6. 調査技法（２５９頁）	否定的思考を試すために調査を行います。例えば、自分の内気が奇妙で恥ずべきものと考えているのであれば、数人の友達にいままで彼らは内気を感じたことがあるかどうかを尋ねます。おそらくほとんどの人が時に気おくれ（シャイネス）を感じたことがあると答えるでしょう。
7. 責任再分配技法（２６７頁）	不安や憂うつになるとあなたは自分の欠点を容赦なく非難し、自らを責めるでしょう。責任再分配技法を用いるときには、問題に寄与するすべての要因について考え、自らを責め傷つける代わりに、その解決あるいはそこから学習することに集中します。
意味論的技法	
8. 意味論的技法（２９１頁）	意味論的技法は「すべき」思考そしてレッテル貼りにとくに有効です。軽蔑的、感情的ではない言葉で置き換えます。
9. 言葉を定義する技法（２９７頁）	あなたが自分を「ばか者」または「神経症人間」などとレッテル貼りをするときに、こうしたレッテルの本当の意味を自分に問います。ばかばかしい行為や神経症性の行動は存在しますが、ばか者や神経症人間は存在しません。
10. 具体的に考える技法（３０４頁）	具体的技法を用いるときには、現実から離れることがないよう注意します。また現実の全体的な判断は避けます。自分自身を「失敗者」と考える代わりに、あなたの具体的な長所や弱点を考えます。

論理に基づく技法	
11. 灰色の部分があると考える技法（273頁）	あなたの問題を黒か白かの両極端で考えず、灰色の部分があると考え、より現実的に評価します。
12. 過程 vs. 結果技法（285頁）	あなたの業績を、結果よりもむしろ過程――それに注いだ努力――で評価します。準備や勉強は常にあなたのコントロール下にありますが、結果は通常そうではありません。
定量的技法	
13. セルフ・モニタリング技法（315頁）	あなたの否定的思考や幻想を勘定して短辺3インチ長辺5インチのカード、またはゴルファーがスコアの記録に用いるような腕輪型カウンターを用いて記録します。1日の終わりに思考の総数をカレンダーに記録し、その日のカウンターをゼロに戻します。これを数週間継続することで、しばしば否定的思考は減少または完全に消失します。
14. 心配する時間を作る技法（328頁）	これは逆説的技法の1つです。抑うつ状態になったり、不安になったり、罪責を感じたりする時間を特別に設けるのです。例えば、継続的心配が効果的な試験勉強の妨げとなるような場合、1時間ごとに2分間の心配する時間を設けます。心配する時間には、あなたは確実に落第すると自分に言います。自分をズタズタに傷つけ、可能な限り自分に心配を強いるのです。感情に抵抗し闘おうとしないでください。この時間が過ぎたら、残りの時間は試験勉強に専念します。緊張し始めたら、次の「心配する時間」まで心配は延期する、と自分に言いきかせます。

ユーモアに基づく技法	
15. 恥への挑戦（336頁）	この技法は、対人恐怖に悩んでいる人にはとくに効果的です。「普通に」見えることに腐心する代わりに、意図的に人前でバカげたことを行うのです。例として、混み合ったデパートの中で大声で時刻をアナウンスする、バスの停留所ごとに通りの名を叫ぶなどの行為が挙げられます。そうしたところで、どのみち世界に終わりはこないことを知るためです。この技法を用いるには勇気が必要ですが、大きな解放感を与えてくれるとても啓発的な結果が得られることがあります。恥への挑戦は、対人関係曝露の一形式でもあります。
16. 逆説的拡大視技法（341頁）	否定的思考と格闘する代わりに、その否定的思考を大げさに考えます。そうすることで、逆説的にそれがバカげたことに見えてくることがあります。
17. ユーモラスな空想技法（343頁）	不安や怒りに消耗した気分になったとき、ユーモラスな空想を視覚化することが役に立つ場合があります。あるうつ状態の女性が、こじれた離婚問題にとりつかれていました。きびしい経済状態の中で生活を強いられている彼女は、別れた夫が若く美しい新妻とヨットの上ではしゃぎまわり贅沢な暮らしをしているのを考えるたびに、怒りに震えました。継続する怒りと恨みの感情が、彼女の人生を惨めにしていたのです。そこで、元夫が役員会でパンツひとつになっている姿を想像したところ、彼女はクスクス笑い始めました。彼女を消耗させていた怒りと恨みの感情にとって、ユーモラスな空想技法は効果的な解毒剤となりました。
ロールプレイ技法	
18. 声の外在化技法（349頁）	あなたと助手の相手は否定的思考と合理的思考の役割を順番に演じます。否定的思考を演じる役は二人称の「あなた／君」を用いて攻撃し、合理的思考を演じる役は一人称の「私」を用いて自分を守ります。対話に行き詰まった場合は、役割交替を行います。ロールプレイの形式によくなじむ技法としては、二重の基準、受け入れの逆説、悪魔の代弁者、

恐れている幻想、口説きの練習、デビッド・レターマンなどの技法があります。

スピリチュアルな技法

19・受け入れの逆説技法（359頁）	あなたは自分の欠点を、冷静にそしてユーモアのセンスをもって受け入れます。受け入れの逆説技法は、自分を防御するときにはそこに戦争状態が生まれるという仏教の教義に基づいています。あなたは自分が発した自己批判に対して身を守ろうとすることで、自分自身との終わりなき戦争状態に入ってしまうのです。対照的に、批判の中に真実を見つけ出せば批判の力を殺ぐことができます。もちろん批判している主体は自分ですから、あなたは結局自分と仲良くすることになります。これはもっとも重要で強力な技法ですが、最初のうちは把握することが難しい技法でもあります。声の外在化技法や恐れている幻想などのロールプレイ技法と組み合わせた場合のみ、この技法は生き生きとした効果を生じます。

動機づけの技法

20・メリット・デメリット分析（372頁）	ある否定的思考（例えば「私はひどい敗者だ」）、自虐的信念（例えば「私は常に完璧を目指さなければならない」）、感情（怒り、罪責、不安など）、習慣（飲酒、薬物使用、過食、先延ばしなど）のメリットとデメリットをすべてリストアップします。また、付き合っている相手との問題に関して、彼または彼女を責めることのメリットとデメリットをリストアップすることもできます。 「この思考、信念、感情または習慣のメリットとデメリットは何だろう？　自分にとってそれはどのように役立ち、どのような害を私に及ぼすだろう？」と自問します。考えられるすべてのメリットとデメリットをリストアップしたら、その両方を比較して100点満点で評価します。メリットとデメリットのどちらがより大きいかを考え、メリット・デメリット分析用紙の最下部にある○の中に、足して100となる点数を記入します。

21・逆説的メリット・デメリット分析（３８０頁）	否定的思考または否定的感情のメリットのみをリストアップします。このことが、あなたに不安と行き詰まり感をもたらす強い力の存在を気づかせるのです。次に「この態度や感情にこれだけのメリットがあるのだから、私はなぜこれを変えたいと思うのだろう？」と自問します。ひとたびすべての隠された報酬が明らかになれば、否定的思考や否定的感情はあなたを圧倒する力を失うことがあります。
22・悪魔の代弁者技法（３８７頁）	飲酒、過食、先延ばし、不適切な相手とのデートなどの衝動に屈する直前に心に浮かぶすべての誘惑的な思考をリストアップします。そのリストを友人に渡し、あなたが誘惑に負けるよう誘う悪魔の役を彼または彼女にロールプレイで演じてもらいます。悪魔役は、「なぜこんなにおいしいチョコレートケーキを食べないのだろう。う～ん、たまらなくおいしそうだ！」などと言い、できるだけ相手を惑わすよう努力します。本人役のあなたは、この誘惑的思考に反論し、悪魔を打ち負かさなければなりません。
反先延ばし技法	
23・満足度予想表（４０３頁）	喜び、学習、自己成長などを潜在的にもたらす活動の予定を立てます。そして、それぞれの活動がどのくらいの満足度をもたらすか、０％（最小の満足度）から１００％（最大の満足度）で予想します。そしてそれぞれの活動終了後に、同じ評価尺度で実際の満足度を記録します。しばしば多くの活動が、予想していたよりもずっと満足度が高いことを発見すると思います。この技法は、「自分に価値があると感じ幸せであるためには愛が必要だ。１人ぼっちでは惨めな人生を送ることになる」などの自虐的信念を試すことに用います。
24・大きな仕事のための小さなステップ技法（４０４頁）	とても大きな仕事を前にして自分が圧倒されると感じてしまわずに、仕事を小さなステップに分割します。その後、１つずつのステップに取り組んで行きます。

25. 反先延ばし表（４１０頁）	規模の大きな仕事を小さなステップに分解し、０％から１００％の評価尺度で各ステップがどの程度困難でどのくらい満足をもたらすかを予想します。各ステップを終了したら、実際のステップの難易度と満足度を記録します。一般に、各ステップは予想していたよりもずっと容易でやり甲斐があることをあなたは発見するでしょう。
26. 問題解決技法（４１５頁）	先延ばしにしてきた課題に着手したい具体的な時間を選びます。１枚の用紙の真ん中に横線を引き、一方のコラムの右側上段に「問題」、そして右側下段に「解決策」と記入します。「問題」の欄には課題に着手する上で障害となるすべての問題をリストアップします。それから、「解決策」の欄にそれぞれの問題を解決する方策を書き出します。

曝露技法

古典的曝露

27. 段階的曝露（４３０頁）	段階的曝露を用いるときには、細かいステップに分けて不安の対象に自分を曝露させます。例えばエレベーターへの恐怖がある場合、まずエレベーターに乗り、上下1階分移動してから降ります。それに慣れたら次は2階分というふうに、エレベーターの中にいる時間を徐々に増やして行きます。段階的曝露は、高所、尖端、犬などへの恐怖ならびに内気や強迫性障害などさまざまな種類の不安への対処に使うことができます。また、不安階層表を作成し、不安の対象をレベル１（もっとも不安でない）からレベル10（もっとも不安である）までの尺度で評価します。そしてどれだけ不安を感じていたかの評価点（０％から１００％）とともに毎日行う曝露の種類と分量を記録します。
28. フラッディング（４３９頁）	フラッディングを用いるときは、不安の対象に自分自身をいちどきに曝露させます。例えばエレベーター恐怖の場合、無理をしてでもエレベーターに乗り込み、どんなに不安になってもそのまま乗り続けて、恐怖が消え去るまで上下階への移動を繰り返します。フラッ

	ディングは段階的曝露よりも恐怖の度合いの強い技法ですが、効果はより迅速に現れます。いずれの技法も不安の治療には効果的に用いられてきた実績があり、自分に合った技法を選ぶことができます。
29. 曝露反応予防法（450頁）	強迫儀礼に屈服することを、あなたは拒否します。例えば、ポストに手紙を投函したあと、それが引っかかりはしないかと心配になり確認したい強い衝動があるとしましょう。その場合、ポストをチェックせず無理にでもその場を離れます。あなたの不安は一時的に悪化するでしょう。しかし、その確認したいという衝動に屈することを拒否すれば、最終的には不安は消え去ります。それは依存からの離脱に似ています。
30. ディストラクション（455頁）	不安を感じたとき、動揺を引きおこす思考からあなたの気をそらす技法です。例えば、飛行機での旅行中にあなたがパニック状態に陥ったとしましょう。その場合あなたは、クロスワードパズルへの集中や隣の席の乗客との会話などで気をそらします。この技法は、フラッディングなどの曝露技法を組み合わせると最良の効果を生みます。
認知的曝露	
31. 認知的フラッディング（458頁）	ときには恐れている対象への実際の曝露を行えない場合があります。例えば、飛行への恐怖があるあなたは、恐怖を克服するために飛行機を墜落させることはできません！　しかし認知的フラッディング技法を用いれば、あなたの想像を通してこの恐怖と直面化することができます。墜落しつつある飛行機の中にいるあなたを思い描くのです。できるだけ不安をかきたて、不安をできるだけ長く耐える努力をします。不安と闘ってはいけません。そうではなく、恐怖をできるだけかきたて、それに屈服します。最終的に不安は自ら消えていきます。
32. イメージの置き換え	自分が恐れているイメージを、それよりも合理的または平和的なイメージと置き換えます。飛行への恐怖をもっている場合、飛行機が火の玉になって落ちていくさまを思い描いてい

（４６４頁）	るかもしれません。強度の不安を引き起こすこのイメージの代わりに、飛行機が無事に着陸し家族と共にすてきなヴァカンスを過ごしている様子を思い描きます。
33・記憶の置き換え（４７０頁）	心の痛手となる恐ろしい出来事を経験した場合、その出来事の生々しいフラッシュバックや苦痛を伴う記憶にあなたはつきまとわれているかもしれません。ちょうど映画監督が映画のワンシーンを撮るように、あなたもこうしたシーンを編集すればよいのです。例えば、レイプされたり性的に虐待されたりした屈辱的経験があれば、極度の不安を感じるまで心の中でその出来事を思い描きます。次に、力の強い成人となったあなたをそこへ登場させ、虐待を加える人間に罰を加えます。また、虐待されている子供にあなたが話しかけ、なだめてあげることもできます。もちろんこの場合、成人し愛情に満ちたあなたの自己が、自分の中に住んでいる、傷つき、裏切り、怯え、そして愛されていない子供の部分と言葉を交わすのです。
34・恐れている幻想の技法（４７９頁）	あなたがもっとも恐れていることが現実になる、不思議の国のアリス的な悪夢の世界へ入ります。そこには、あなたの弱点や欠点を最悪の言い方でこきおろし、ズタズタに引き裂く想像上の敵対的批評家があなたを待っています。それに対してあなたは自己弁護技法を用いてその批評家と議論し、あるいは受け入れの逆説技法を用いて批評家の言葉から力を殺いでしまいます。自己弁護技法の理論的枠組みを受け入れの逆説技法と組み合わせることも可能です。敵対的批評家が他人のように思えても、それは実際にはあなた自身による最悪な自己批判の反映です。恐れている幻想の技法は、ロールプレイ技法の１つとしてセラピストや友人の協力を得て行うことも、１人で対話形式で筆記し紙の上で行うこともできます。

対人関係曝露（内気や引っ込み思案を治す技法）	
35．スマイル・アンド・ハローの練習（498頁）	毎日少なくとも10人の他人を相手に微笑みと挨拶を交わすよう努力します。通常予想したよりも人々はずっと好意的なことをあなたは発見するでしょう。
36．口説きの練習（506頁）	あなたは、深刻さ、誠実さ、重々しさなどのない陽気で愛情のこもった態度で人々を口説く方法を学びます。こうすることがあなたをずっと茶目っ気のある、神秘的で刺激的な人物に見せます。
37．拒絶の練習（518頁）	あなたが拒絶を恐れているのであれば、拒絶されることが世界の終わりではないことを理解するため、できるだけ数多くの拒絶経験を積むようにします。例えば、実際にデートの相手を見つけようとするのではなく、1週間に10回振られることを目標にするのです。医学生の頃、パロアルトで私はこれを友人と2人で試しました。当初恐ろしく思いましたが、最後にはとても自由な気分を味わえる経験となりました。もちろんこの過程で実際にデートの相手が見つかるかもしれません。しかしあなたの目標は、拒絶をできるだけ数多く経験することです。
38．自己開示（520頁）	あなたはシャイな性格や神経過敏になってしまうことを恥ずかしがって隠す代わりに、その事実を気楽にそしてオープンに開示します。この技法を裏づける考えは、実際の問題はシャイな性格にあるのではなく、あなたが感じる羞恥心にあるというものです。羞恥心をとり除けば、シャイな性格はあなたの資産になります。なぜなら、それがあなたをより魅力的に、そして傷つきやすく見せるからです。
39．デビッド・レターマン技法（525頁）	デビッド・レターマン、ジェイ・レノなどの成功したトークショー・ホストが用いる技法と同じものを使って、どこでも誰とでも、軽妙で気取らない会話をする方法を学びます。あなたは武装解除技法、思考と感情の共感、質問技法、相手を尊重する技法などを用いて、

相手に集中することを学びます。自分について話すことで相手を印象づけるのではなく、相手にスポットライトを浴びてもらうようにします。これを親愛と尊敬の念のこもった方法で行うことで、最終的に相手はあなたに対してポジティブな感情をもつようになります。

隠された感情技法

40. 隠された感情技法
（541頁）

この技法は、やさしい人だけが不安を発症するという考えに基づいています。実際、やさしさは不安の原因をつくります。怒りや動揺を感じたあなたは自分の感情をただちにカーペットの下に隠してしまうために、問題が何だったかを認識することすらありません。意図的自覚から問題を排除してしまうからです。すぐに心配、不安、パニックなどの感情に襲われますが、その理由すらあなたには分かりません。不安になったら、「自分を動揺させる何らかの問題を避けるために私は不安に注意を集中しているのだろうか？　自分を悩ませている本当の問題は何だろう？　秘かに配偶者、友人あるいは同僚の誰かを嫌っているのだろうか？　仕事や昇進の道に満足しているだろうか？　自分の人生に起こりつつあることを本当はどう感じているのだろうか？」と自問します。ひとたび問題を意図的自覚にのせることができれば、あなたは感情を表出し、自分を悩ませている問題の解決に向けた作業を始めることができます。通常そうすることで不安を減少させ、完全に除去することが可能になります。

隠された感情技法は、心気症、慢性疼痛、めまい、疲労およびその他器質的基盤をもたないと思われる内科的不快感に悩む人にとっては潜在的に貴重な技法となります。

第二十二章　すべてを総合する

〜鼻に傷もつ女性〜

あなたは今までに身体醜形障害（ＢＤＤ）という言葉を聞いたことがあるでしょうか？　ＢＤＤを発症した人は、自分の身体のどこかが極端に醜くグロテスクとの思い込みを持つようになります。彼らは外見を常に心配し、問題を矯正しようと努力します。家族や友人など周囲の人々は通常その欠点が理解できず、彼または彼女が普通に見えることを伝えて安心させようとします。しかし、本人はそれを信じないため、皆最後には腹を立ててしまいます。ＢＤＤは治療が極めて難しいと考えられている重度の不安障害の１つです。

もちろん、私たちの文化は美と肉体的完成度にとりつかれています。「コスモポリタン」や「ＧＱ」などの雑誌には、ほとんど到達不可能と思われる基準が示されています。私たちは皆自分の外見上の欠点に気づいていますが、多くの人は不完全さを受け入れながら人生を送っています。しかしＢＤＤに苦しむ人たちは、自分の外見上の不安を極限まで押し広げてしまうのです。

本章では、突然ＢＤＤを発症したヘレンという女性を紹介します。彼女が欲しいものをすべて手に入れた「ビューティフル・ピープル」の1人と思われていただけに、それは意外なことでした。彼女は魅力的で人から好かれ、2人のすばらしい息子を誇らしげに育てながら幸せな結婚生活を送っていました。また、バリバリのキャリアウーマンでもあり、ビバリーヒルズの豪邸に住んでいたのです。

ヘレンはマサチューセッツ工科大学で電気工学の博士号を取得後、よく知られたエレクトロニクス企業にコンピューターチップの設計者として就職しました。彼女は評判をとったコンピューターチップの開発で重要な役割を果たし、高額の報酬を得るようになりました。地元のコミュニティカレッジで生物学を教えるドンという名の男性に彼女が出会ったのは、ちょうどこの頃でした。彼らは恋に落ち、ほどなく結婚してその数カ月後、ヘレンは妊娠しました。子供が生まれる直前まで働いた彼女は、育児のため休職することにしました。

それから6年、ヘレンとドンは3歳と6歳のかわいい息子と共に暮らしていました。ある日の夕食後、ドンは彼女に仕事に戻る考えはないかと尋ねました。彼らは家の増築を計画していましたが、ドンのサラリーだけではどうやってもそれを実現することはできなかったからです。ヘレンは仕事への復帰を考えて、興奮しているかに見えました。

その夜、ヘレンが台所で食器を洗っていたとき、小さな地震がありました。そして台所の天井から漆喰のかけらが落下し、彼女の鼻に当たりました。鼻の傷からの出血はひどく、ドンはヘレンを連れて救急治療室に駆けつけました。幸い傷は浅く、2~3週後には傷痕もなく治癒しました。しかしヘレンは、鼻に醜い傷が残ったという考えに取りつかれてしまったのです。彼女はドンに傷が目立つかと尋ねましたが、彼はまったく傷痕など見えないと答えました。彼女は彼の言葉を信じることなく、自分の両親にも同じことを尋ねました。しかし両親も夫と同じ答えを返しました。

彼らの保証にもかかわらず、ヘレンは以前にも増して鼻の傷にこだわり始めました。傷が他人に不快感を与えるという考えを振り払うことができず、その考えに強い不安を感じていたのです。鏡に映る自分の姿を見ながら、彼女は鼻にある想像上の傷を隠すメーキャップに一日の多くの時間を費やすようになりました。自分の鼻を不快そうに人々が見つめることへの恐怖から、彼女は日中の外出を恐れ食料品店への買い物にすら行きませんでした。ヘレンに何か大きな異変が起こっていることに気づいたドンが、スタンフォード精神科クリニックに彼女を受診させたところ、クリニックの精神科研修医はＢＤＤの診断を下しました。

ヘレンの日常気分記録表

動揺した出来事　今朝自分の姿を鏡で見たこと。

感情	事前評価(%)	事後評価(%)	感情	事前評価(%)	事後評価(%)
悲しい：気がふさぐ、憂うつ、弱りきった、不幸せな	75%		**きまりの悪い**：当惑した、屈辱的だ、人目を気にする	100%	
不安な：心配した、パニック状態の、神経過敏な、おびえた	100%		**希望がもてない**：落胆した、悲観的な、絶望している	100%	
罪の意識がある：深く後悔している、悪い、恥じている	100%		**失望した**：行き詰まった、邪魔された、打ち負かされた	85%	
劣っている：価値がない、不適格だ、欠点だらけだ、能力がない	100%		**怒った**：激怒した、腹を立てた、苛立った、逆上した、怒り狂った	60%	
孤独で寂しい：愛されてない、望まれていない、拒絶された、1人ぼっち、見捨てられた	80%		**その他**（記述してください）		

否定的思考	事前評価(%)	事後評価(%)	歪み	合理的思考	確信(%)
1. この傷のせいで私の顔は台無しだ。	100%				
2. 私は絶対に仕事が見つからないだろう。	100%				
3. 人々は私の顔をジロジロ見るだろう。	100%				

さて、私たちはここまでに学んできた技法を使ってヘレンに支援の手を差し伸べることができるでしょうか。彼女にとっての動揺した出来事は、その日の朝、傷を隠すメーキャップをしながら自分の顔を鏡で見たという単純なものでした。ヘレンは、悲しい、不安な、欠点だらけだ、孤独で寂しい、屈辱を与えられた、希望がもてない、失望した、怒ったなどの感情を抱きました。「事前評価（%）」の欄に記入された評価点は、こうした感情が圧倒的であったことを示しています。

また、ヘレンは3つの否定的思考を記録し、それらを100%信じていると記しました。ここであなたに、ヘレンの最初の否定的思考である「この傷のせいで私の顔は台無しだ」に潜む認知の歪みを特定してもらいます。必要に応じて739〜740頁の「思考の歪みチェックリスト」を参照しながら、次の表の該当する項目に○をつけてください。回答が済むまで、この先へは読み進まないでください。

思考の歪み	（○）	思考の歪み	（○）
1. 全か無か思考		6. 過大解釈／過小評価	
2. 一般化のしすぎ		7. 感情的決めつけ	
3. 心のフィルター		8. 「すべき」思考	
4. マイナス化思考		9. レッテル貼り	
5. 結論への飛躍：①心の読みすぎ ②先読みの誤り		10. 非難：①個人化 ②責任の押しつけ	

答え

ヘレンと私は、「この傷のせいで私の顔は台無しだ」との否定的思考に10項目すべての歪みを発見しました。

私は638頁の回復のサークル中央に、ヘレンの最初の否定的思考を書き入れました。この思考は彼女を陥れている罠のようなものです。自分の鼻には醜い傷があると考えている限り、彼女は強い不安を感じます。この思考を信じなくなったとき、初めて彼女は自由になります。

しかしヘレンは知的な女性です。そしてすでに多くの人たちが、彼女の鼻に傷はないと説得を試みています。彼らの努力はことごとく失敗に終わりました。私たちには、彼女を助けるための強力で創造性に富んだ技法が必要なのです。

ヘレンの否定的思考の誤りを証明するため、最低でも15の技法を選んでください。そして回復のサークルのボックスに1つずつ書き入れます。577頁の「あなたの恐怖を打ち負かす40の方法」一覧表、あるいは615頁から始まる技法の定義を解説した表を参照してください。選択に際しては、必ず認知モデルから最低12~15の技法、曝露モデルから2つから3つ、そして隠された感情技法を選ぶようにしてください。なぜならこれら3つのカテゴリーは、すべてヘレンの回復に寄与する可能性があるからです。あなたが不安の原因となる思考を打ち負かすために回復のサークルを用いるときも、同じことが言えます。

思考の歪み	(○)	説　　明
1. 全か無か思考（全か無）	○	ヘレンは彼女の容姿について黒か白かの両極端で考えています。たとえ彼女の鼻に傷があったとしても、それが彼女の容姿を台無しにするでしょうか？
2. 一般化のしすぎ（一般化）	○	ヘレンは想像上の傷を容姿全体に一般化しています。
3. 心のフィルター（フィルタ）	○	ヘレンは鼻に注意を集中するばかりで、容姿に関する他の肯定的な面を度外視しています。実際の彼女はとても魅力的な容姿の持ち主です。
4. マイナス化思考（マイナス）	○	ヘレンが魅力的容姿の持ち主で、傷にはまったく気づかないことを多くの人が彼女に伝えてきました。彼女はこの証拠を無視し、彼らは自分を慰めようとしているだけと言い張っています。
5. 結論への飛躍：①心の読みすぎ（読心）②先読みの誤り（先読）	○	ヘレンは人々が彼女の容姿をみてショックを受けると仮定していますが、その証拠はありません（心の読みすぎ）。 また人々が彼女のことをジロジロみつめ気分を悪くするものと予想しています（先読みの誤り）。
6. 過大解釈／過小評価（過大／過小）	○	ヘレンは、実際は他人には見えない傷の重要性を拡大視しています。

7. 感情的決めつけ（感情）	○	ヘレンは人々が自分の鼻を見て気分を悪くすると感じているだけで、人々が実際に気分を悪くすると考えています。
8. 「すべき」思考（すべき）	○	ヘレンは自分がいつも完璧で欠点はまったくないことが当たり前と考えています。これは〝隠れたすべき思考〟です。
9. レッテル貼り（レッテル）	○	ヘレンは彼女の顔が〝台無しになった〟と考えています。
10. 非難：①個人化（自責）②責任の押しつけ（他責）	○	ヘレンは、失望や怒り、動揺などを感じ、彼女の問題の原因は鼻の傷にあると責めているように見えます。

ヘレンに有効な技法を選ぶには、どのようにしたら良いのでしょうか？　選択の基準には、否定的思考に潜む思考の歪み、そして解決に取り組む問題の種類の2つがあることを思い出してください。613〜614頁に記載した表をもう一度見直してください。ヘレンの否定的思考には認知の歪み10項目のすべてが該当しました。そして彼女はBBDに悩まされています。技法の選択には十分な情報が揃っています。すでに述べたように、選択には隠された感情の技法を必ず含めます。というのもヘレンはなんらかの感情あるいは問題をカーペットの下に隠し

ている可能性があるからです。彼女の鼻への執着は本当に突然現れたものでしょうか？　あるいは私たちの知らない何かに動揺を受けたのでしょうか？

次に、ヘレンの回復のサークルを完成させてください。「正しい」技法の選択にはあまりこだわらないでください。効果が期待できそうな技法があれば、その名前をボックスの中に記入します。選択がうまく行き、効果が見込めそうな技法を16以上見つけることができればすばらしいことです。武器の数が多いほど対処は容易になります。

639頁に私が作成したヘレンの回復のサークルがあります。あなたが作成したリストはそれと異なるかもしれません。しかし数多くの技法を選んでいる限り、問題はありません。ある技法を試し効果がないと分かったら、回復のサークルに挙げた次の技法を試します。できるだけ早く失敗するほど、自分に適した技法が早く見つかることを忘れずにいてください。

ヘレンの否定的思考は大きな感情的苦痛の原因となりましたが、彼女はその否定的思考の中に10項目すべての思考の歪みを特定したことで、それが歪んでいることを知りました。私は、彼女の鼻についてより肯定的で現実的な考えはもてないだろうかと尋ねることから始めました。「この傷のせいで私の顔は台無しだ」と考える以外に、動揺させることの少ない自分へのメッセージはないものでしょうか？

一般に患者さんにとって、最初から自分の否定的思考に反論することは容易ではありません。

自分ひとりで否定的思考に挑戦してみても、思いつく合理的思考はあまり効果的ではないからです。ヘレンが考えた合理的思考は、「私の顔は腐乱死体ほどひどくはない。でもそれに近い」というものでした。640頁の表が示すように、この思考はあまり効果的ではありませんでした！　この合理的思考を彼女は100％信じていましたが、否定的思考の誤りを証明できなかったからです。感情的変化を可能にするための2つの条件を思い出してください。

- **必要条件**：合理的思考は100％真実でなければなりません。
- **十分条件**：合理的思考は否定的思考の誤りを証明できなければなりません。

ヘレンの合理的思考は感情的変化のための必要条件を満たしていましたが、十分条件は満たしていませんでした。それでは、ヘレンの回復のサークルに挙げた技法がどのように改善をもたらしたかを見て行きましょう。

ヘレンの回復のサークル

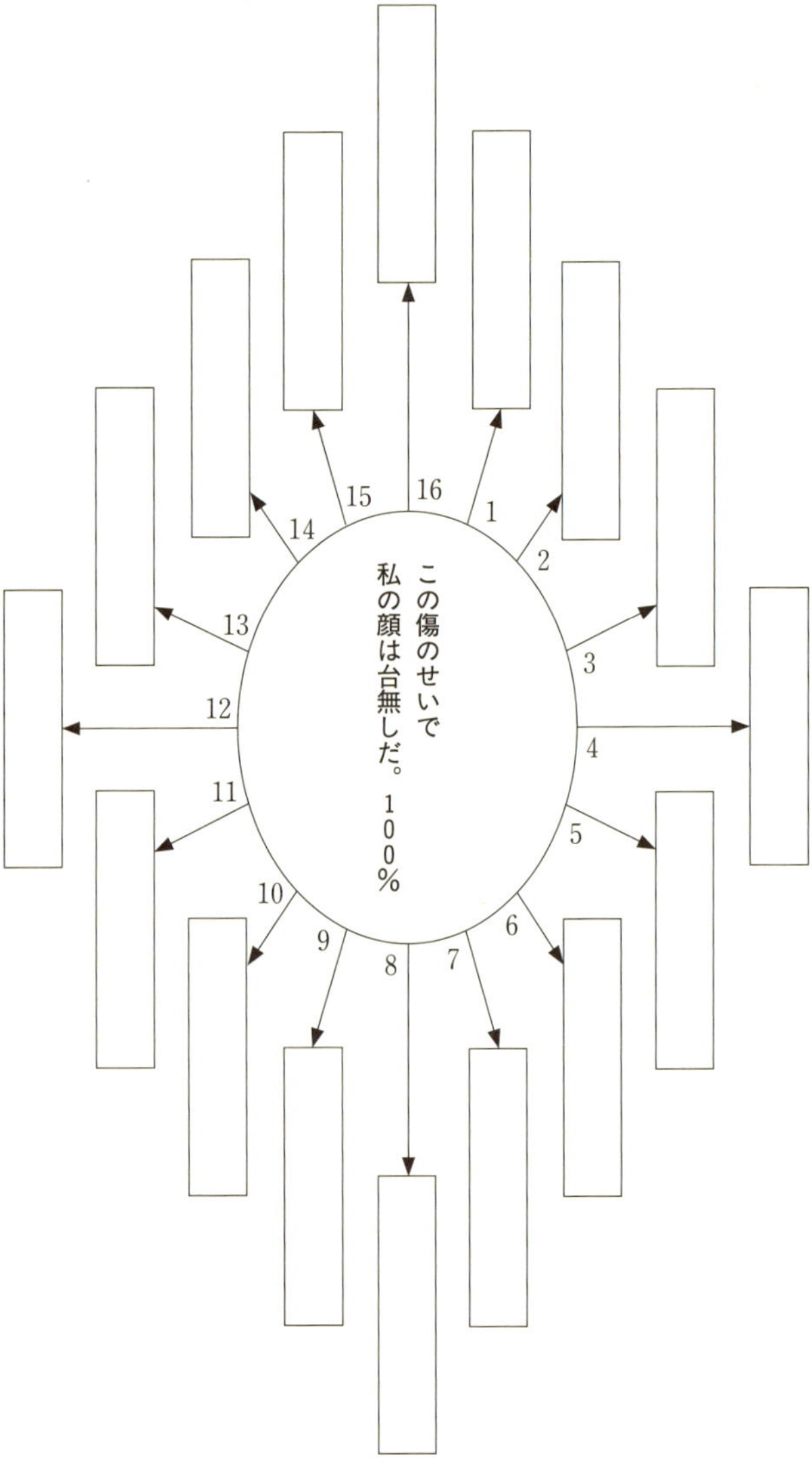

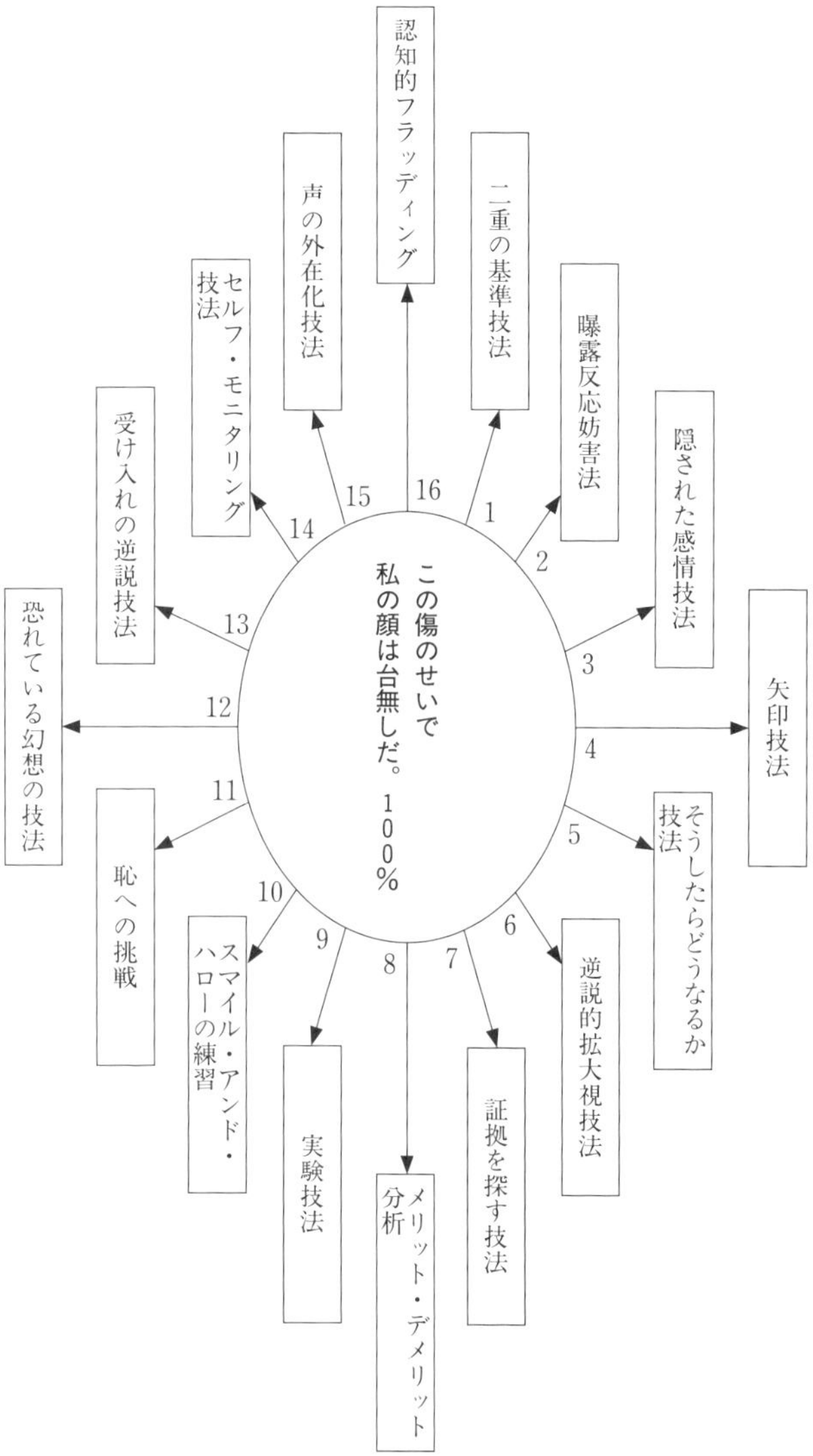
この傷のせいで
私の顔は台無しだ。 100%
1
二重の基準技法
2
曝露反応妨害法
3
隠された感情技法
4
矢印技法
5
そうしたらどうなるか技法
6
逆説的拡大視技法
7
証拠を探す技法
8
メリット・デメリット分析
9
実験技法
10
スマイル・アンド・ハローの練習
11
恥への挑戦
12
恐れている幻想の技法
13
受け入れの逆説技法
14
セルフ・モニタリング技法
15
声の外在化技法
16
認知的フラッディング

ヘレンの回復のサークル

この思考がヘレンに苦痛をもたらしていました。「事前評価（%）」の点数は彼女がこれを完全に信じていることを示しています。

これはヘレンが最初に考えた合理的思考です。「確信（%）」の点数は彼女がこの思考を完全に信じていることを示しています。

否定的思考	事前評価(%)	事後評価(%)	歪み	合理的思考	確信(%)
1. この傷のせいで私の顔は台無しだ。	100%	100%	全か無、一般化、フィルタ、マイナス、読心、先読、過大、感情、すべき、レッテル、他責	1. 私の顔は腐乱死体ほどひどくはない。でもそれに近い。	100%

ヘレンは合理的思考を１００％信じていましたが、彼女の否定的思考の確信度は減少していません。これは彼女の合理的思考が否定的思考の誤りを証明していないからです。結果として彼女の不安は改善していません。

二重の基準技法

私はヘレンに、地震で鼻にケガを負った親友がいると仮定してくださいと言いました。彼女はその親友にどんな言葉をかけるでしょうか？　あなたの鼻には醜く気分の悪くなるような傷があって、そのせいで顔が台無しと言うでしょうか？　ヘレンはこの問いにショックを受けた様子で、自分は友人にそんなことを言うはずがないと答えました。そこで私は、それなら友人にはどんなことを言うのですかと尋ねました。すると、美容整形を勧めるでしょうね、とヘレンは答えました！　二重の基準技法が彼女にとって有効でないことは明らかでした。彼女は二重基準を用いていなかったのです。

曝露反応妨害法

ヘレンは毎日かなりの時間をかけ鏡を眺めて鼻へのメーキャップをほどこしていましたが、このことが問題を悪化させていました。なぜなら、化粧に費やす時間と労力のすべてが、自分の鼻は信じられないほど醜いとの思い込みを強化していたからです。実際に、BDDは強迫性障害の一形態と考える専門家もいます。ヘレンの鼻へのこだわりは強迫観念であり、鏡をみつめてメーキャップを行うことは強迫行為なのです。

曝露反応妨害法は、強迫行為への優れた治療法です。私はヘレンの家からすべての鏡を撤去するよう彼女に求めました。撤去した鏡はすべて壁に向けてガレージに収納されました。彼女の寝室にあった鏡は壁に固定してあり、移動することができなかったため、1日に1分間だけ朝髪をとかす際にそれを使用することが許されました。それ以外は、彼女がどれだけ不安になっても鏡や窓ガラスに映る自分の姿を見ることはできないとの約束に彼女は合意したのです。この曝露反応妨害法に当初彼女の不安は増加しましたが、数日たつうちに鏡を見て鼻をメーキャップで隠したいという強い衝動は減退して行きました。

曝露反応妨害法は抑えがたい衝動をもつ人にとっては必須の技法ですが、通常は治癒力をもつものではありません。容姿を鏡でチェックしたいというヘレンの強い衝動は減少したものの、強迫観念と不安の感情は消失しませんでした。依然として醜い傷が鼻の上にあり、顔を台無しにしていると彼女は確信していたからです。

隠された感情技法

ヘレンは魅力的で才能豊かな女性です。そしてすばらしい家族に恵まれ、仕事の上でもめざましい成功を遂げました。ある日突然自分の鼻は醜いという不思議な思い込みにとらわれてしまったのです。なぜこんなことが起こったのでしょうか？　ヘレンは私たちの知らない何かに動揺を受けたのでしょうか？　本当の問題はどこにあるとあなたは考えますか？　少しの間、この問題を考えてください。答えが正しいかどうかを気にせずに、あなたの考えを2つ3つ以下に書き出してください。

①

②

③

答え

結局のところ、隠された問題が何なのかを私たちに明かすことができるのはヘレンだけです。しかし何が彼女を悩ませているのか、その可能性についていくつか問題を提起することはできます。

ヘレンは仕事に復帰することを切望していたのでしょうか？　ハイテクの世界は激しいスピ

ードで進んでいます。彼女は6年もの間現場から離れていました。もしかすると秘かに自分は錆びついてしまった、もう最盛期を過ぎてしまった、期待どおりの仕事ができないと心配しているのかもしれません。しかし、誰が見ても耐え難く醜い傷が本当に鼻の上にあるとすれば、仕事に復帰して自分が峠を過ぎた人間であることを思い知らされる危険を犯す必要はないのです。

それが彼女の本当の感情だとしましょう。もしそうであれば、なぜ鼻の傷の妄想を考え出す前に、夫に彼女の思いを伝えないのでしょうか？　それはおそらく、ヘレンが人生を通じて自信に満ちた成績優秀な女性だったからです。成長する過程で、彼女は常に人気者で学業に秀でた生徒でした。緊張や不安を感じる経験に彼女は慣れていないため、もしそんな感情をもつことを夫が知ったら軽蔑されるかもしれないと心配していたのかもしれません。

ヘレンは、夫のドンに対して怒りの感情をもっているのでしょうか？　家の増築が可能となるように彼女の職場復帰を言い出したのは彼だからです。ヘレンはプレッシャーを感じ、腹を立てたかもしれません。しかし彼女の「やさしさ」のせいで、こうした感情の表出を望まなかったかもしれません。おそらく彼女の不安が家庭にとどまる口実を与えているのです。そうであれば「ドン、私は本当に仕事に戻りたいのだけれども不安がひどくて無理なのよ」と言うことができるからです。

ヘレンは本当に家にとどまって育児を続けたいのでしょうか？　彼女は息子たちとの一緒の生活を楽しんでいて、あと数年専業主婦を続けたいと望んでいるのかもしれません。しかし彼女にとって、それは認め難いことなのかもしれません。なぜなら、自分は素敵な家族とハイテク業界での華麗な実績を両立させる女性でなければならないと考えているからです。

しかし、これらのいずれの可能性もヘレンにはあてはまらないことを知って私は驚きました。彼女は、本心から職場に復帰したいこと、そして育児の面でもタイミングは最適と思うことなどを説明しました。さらに、再び働くことについての夫への怒りや彼からのプレッシャーなど感じていないこと、自分の知識や能力が時代遅れになっているとも思わないことなどを明らかにしました。

多くの場合、隠された感情技法は信じがたいほど啓発的な結果と迅速な改善をもたらします。しかしヘレンの場合は有効ではありませんでした。私たちは、次の技法へと移ることにしました。

矢印技法

矢印技法を用いるときには、否定的思考の左側に左向きの矢印を描き、「もしこれが真実ならば、私にとってそれは何を意味するのだろう？　なぜそれが私を動揺させるのだろう？」と自問します。そうすると新たな考えが頭に浮かぶでしょう。その考えを矢印の左に書き出します。さらにその左にまた矢印を描き足します。この過程を数回繰り返すことで、あなたの恐怖を引き起こす自虐的信念が特定できます。

あなたはヘレンの立場にたち、以下の矢印技法を完成させてください。私は矢印の隣に質問をあらかじめ書きましたが、先へと進むにつれて答えにふさわしいと考える内容に質問を自由に修正してください。6問以下でも、あるいはそれ以上進んでも構いません。

ヘレンの矢印技法

否定的思考

①この傷のせいで私の顔は台無しだ。

↓

「もしこれが真実ならば、私にとってそれは何を意味するのだろう？　なぜそれが私を動揺させるのだろう？」

②

↓

「もしこれが真実ならば、私にとってそれは何を意味するのだろう？　なぜそれが私を動揺させるのだろう？」

③

④
←
「もしこれが真実ならば、私にとってそれは何を意味するのだろう？　なぜそれが私を動揺させるのだろう？」

⑤
←
「もしこれが真実ならば、私にとってそれは何を意味するのだろう？　なぜそれが私を動揺させるのだろう？」

⑥
←
「もしこれが真実ならば、私にとってそれは何を意味するのだろう？　なぜそれが私を動揺させるのだろう？」

(続き)

６５０頁には、ヘレンの一連の否定的思考が、私の提示した疑問とともに記載されています。ヘレンの思考を読み、彼女の自虐的信念をあなたが正確に特定できるか試してください。その際、30～31頁に記載した「よくある自虐的信念のリスト」を参照してください。

①

②

③

④

⑤

ヘレンの矢印技法

否定的思考

① **この傷のせいで私の顔は台無しだ。**

↓「もしこれが真実ならば、あなたにとってそれは何を意味するのですか？　なぜそれがあなたを動揺させるのですか？」

② **人々が私の鼻の傷を見て気分を悪くすると思う。**

↓「それが本当に起きたと仮定しましょう。あなたにとってそれは何を意味するのですか？　なぜそれがあなたを動揺させるのですか？」

③ **彼らは私のことを軽蔑するでしょう。**

↓「それがどうだというのですか？　なぜそれがあなたを動揺させるのですか？」

④ **彼らは私を拒絶するでしょう。もう私のそばには近寄らなくなるでしょう。**

「彼らがあなたに近寄らなくなったとして、あなたにとってそれは何を意味するのですか？　なぜそれがあなたを動揺させるのですか？」

⑤ **そうなると私は1人ぼっちになるでしょう。**

「あなたが1人ぼっちになったとして、それは何を意味するのですか？　あなたは何を一番恐れているのですか？」

⑥ **それは私が価値のない人間であることを意味するでしょう。**

答え

ヘレンと私が特定した自虐的信念は以下のとおりです。

- **完全主義**：ヘレンは自分が完全な容姿の持ち主でなくてはならず、どんなにわずかな傷も彼女の容姿を完全に台無しにしてしまうと思い込んでいます。
- **自己認識の完全主義**：彼女は、周囲の人々が極端に批判的で、もし容姿が完璧でなければ彼女を拒絶すると考えています。

- **承認への依存：**自分が価値ある人間であるためには、全員の承認が必要とヘレンは考えています。
- **拒絶への恐怖：**誰かに拒絶されたら、自分が無価値な人間であると感じて惨めになるに違いないと彼女は考えています。
- **スポットライトの誤り：**全員からの評価と注目を集めて、舞台の上でスポットライトを浴びながら演技しているかのようにヘレンは感じています。
- **山火事の誤り：**もし1人の人間から軽蔑されたら、たちまち噂が広まり誰もが彼女の陰口をきいて軽蔑するようになるとヘレンは考えています。

これらの自虐的信念が、どれほどヘレンの恐怖をたきつけているかは容易に理解できます。ヘレンが想像しているのは、極端に断定的で表面しか見ようとしない、拒絶的な人ばかりの世界です。彼女はまた、ある1人から軽蔑されたら全員が右へならえをすると思い込んでいます。彼女の不安は、自分の容姿に関する想像上のまたは実際の欠点が原因ではなく、自分と世界に対する彼女の考え方が原因なのです。必要なことは、今この場でヘレンの否定的思考の誤りの証明を手助けするだけでなく、そもそもの恐怖を引き起こす原因となる自虐的信念を変化させる手助けを行うことなのです。それがうまく行けば、将来にわたり苦痛を伴う気分変動による彼女の傷つきやすさを減少させることができるでしょう。自虐的信念の変え方については第7章および8章で少し学びました。本章では、恐れている幻想の技法と受け入れの逆説技法を用いてヘレンが自虐的信念に挑戦する方法について後述します。

そうしたらどうなるか技法／逆説的拡大視技法

そうしたらどうなるか技法と矢印技法は似ているとあなたは記憶しているかもしれません。しかしそうしたらどうなるか技法では、「これがもし現実に起こったらどうなるか？　私は何をもっとも恐れているのだろうか？　起こりうる最悪のことは何か？」と自問します。そうしたらどうなるか技法は、あなたの恐怖をたきつけている隠された幻想を表面に引き出すことに効果的です。この幻想を最悪の極限にまで拡大すると、しばしばそれはバカげたものに見えることがあります。以下はこれら2つの技法を用いたヘレンと私の会話です。

デビッド「ヘレン、あなたがある日スタンフォード・ショッピングセンターに化粧なしで出かけたとしましょう。そこで多くの人からの視線を浴び、あなたの鼻が醜いために周囲の人々をひどい気分にさせていると仮定します。このシナリオにあなたは恐怖を感じますか？」

ヘレン「もちろんです！　身の毛がよだちます」

デビッド「わかりました。ではその幻想に注意を集中してください。あなたは自分の鼻が何人に不快感を与えるだろうと思いますか？」

ヘレン「さあ、よくわかりません。多分１００人くらいかしら」

デビッド「あなたはそのことに恐怖を感じますか？」

ヘレン「恐ろしいことだと思います！」

デビッド「なぜそれが恐ろしいことなのですか？　１００人の人があなたの鼻を見てひどく気分を悪くしたとして、それがどうだというのですか？　あなたは何をもっとも恐れているのですか？」

ヘレン「彼らは友人にそのことを話すでしょう」

デビッド「あなたの鼻を見た１００人がそれぞれ10人の友だちにそのことを話したとします。そうすると１０００人があなたの鼻のことを知ることになります。そうしたらどうなりますか？　そう考えるとあなたは動揺しますか？」

ヘレン「考えることすら耐えられません！」

デビッド「このシナリオがあなたを不安にすることは分かっていますが、もうしばらく我慢してください。もし1000人の人が、あなたの鼻は今まで見た中で最悪の鼻という意見で一致したとしましょう。あなたは何をもっとも恐れますか？」

ヘレン「彼らはさらに多くの人たちにそのことを伝えるでしょう。噂はどんどん広がるわ」

デビッド「分かりました。それでは1000人がそれぞれの友人10人にあなたの鼻の噂を伝えたと仮定しましょう。いまやロサンゼルスに住む1万人があなたの鼻の噂でもちきりです。あなたは動揺しますか？　そうしたらどうなりますか？」

ヘレン「彼らはさらに多くの人たちにそれを伝えるでしょう！」

デビッド「それでは最悪の結果を考えてみます。1万人の人たちが、それぞれの友人10人にあなたの鼻のことを伝え、さらにその人たちが10人に、というふうに噂が広まると仮定します。いまやベイ・エリア全体に山火事のごとくあなたの鼻の噂が広まりました。100万人以上の人たちがあなたの鼻について陰口をきき、気分を悪くしています。多くの人が関心をもつようになって、ロサンゼルス・タイムズの一面にはパパラッチが望遠レンズで隠し撮りしたあなたの顔写真が掲載されました。見出しは、『鼻に傷をもつ女性がショッピングセンターで目撃された。数千人が恐怖におびえ逃げまわった。保護者は日中子供を外に出さぬよう警告が発せられた』となっています」

この会話の最後の部分は、逆説的拡大視技法の1例です。目的はヘレンを笑いものにすることではなく、彼女がいかにものごとを拡大視しているかを悟らせることにあります。人々は本当にそこまでヘレンの鼻の小さな傷に断定的なこだわりをもつでしょうか？

自分がもっとも恐れている幻想を特定した後、あなたは「これが現実に起こる確率はどれくらいだろう？　私の恐怖はどれくらい現実に即したものだろう？」と自問します。また、「もしこれが現実に起こったら、私はそれに耐えられるだろうか？　それで世界は終わってしまうのだろうか？」と問うこともできます。ヘレンの鼻が多くの人たちにショックを与えることは確かに不都合なことでしょう。しかしその場合、考え方がおかしいのはどちらでしょうか？

残念なことに、そうしたらどうなるか技法では、ヘレンを救うことはできませんでした。もっとも恐れていることが現実に起こる確率はきわめて低いことを理解していても、彼女は依然として自分の鼻には傷があり、それが人々の気分を害していると確信していたのです。

証拠を探す技法

証拠を探す技法では、「私の否定的思考を裏づける確かな証拠はあるのだろうか？　そもそもなぜこう結論づけることになったのだろうか？」などの質問を自分に投げかけます。そうすることで、自分の恐怖は感情的決めつけに基づくものであり、状況の現実的評価に基づいていないことを発見するのです。以下はヘレンと私の会話です。

デビッド「ヘレン、なぜあなたは自分の鼻の傷で人々が気分を悪くすると結論づけるようになったのですか？　その思い込みに確かな証拠はあるのですか？」

ヘレン「私が鏡を見て自分の顔は醜いと思うからです。そして私はとても心配になるのです。それが一番大きな理由です」

デビッド「あなたは鏡に映る姿に対してずいぶん自己批判的で、動揺を受けやすいようですね。しかし私が疑問に思うのは、他の人があなたを見て気分を悪くする証拠がどこかにあるのかということです。今まであなたの鼻の傷について誰かから質問されたり、あなたの顔が変わったと言われたりしたことがありますか？」

ヘレン「いいえ、誰もそんなことは言いません。でも外出すると、皆が私の鼻を見て気分を悪くするのではないかと感じるのです」

デビッド「それはとてもストレスの多いことに違いないでしょう。私も人からジロジロ見られたり、相手の気分を損ねたりしたいとは思いません。しかし、他人が実際にあなたの鼻のせいで気分を害したという確かな証拠があるのか疑問に思うのです。あなたが外出すると、周囲の人があなたをジロジロみて恐ろしがるのですか？　子連れの母親が驚いた表情であなたを見て、通り過ぎるまで子供の目を手で隠したりしたことがありますか？」

ヘレン「そういうことではありません。私の鼻はピエロの鼻みたいだと思っていますから、ほとんど外出しません」

デビッド「あることがらをとても強く感じることがあっても、結局はその感情が妥当ではないことがあるものです。自分の鼻がピエロの鼻みたいという結論はどのようにして引き出したのですか？　最近動揺した出来事があったのですか？　外出したときの人々の反応はどんな感じでしたか？」

ヘレン「みんなはいつも礼儀正しいので私の鼻に気づいていないふりをするのです。でも私には皆が気づいているのが分かるのです」

ヘレンは、不安を感じていること、外出を避けていることという事実以外には、自分の鼻に醜い傷があるという思い込みの証拠を見つけることはできませんでした。しかし、彼女は誰もその鼻に不快感を示していないという事実は度外視していました。なぜなら、自分の鼻が実際に他人を不快にさせているという感情が圧倒的に強かったためです。証拠を探す技法は効果的ではありませんでした。そこで私は次の技法に移りました。

メリット・デメリット分析

一般に私たちは、証拠による裏づけのないことがらは信じません。なぜヘレンは自分の鼻に醜い傷があるとの思い込みにしがみついていたのでしょう？　私は、隠された報酬が彼女の不安をたきつけているのではないかと考えました。もしそうであれば、それが理由で彼女はいつまでも動きが取れなかったのかもしれません。その隠された報酬を表に引き出すことができれば、彼女をプレッシャーから解放して自分の容姿についてより現実的に考える手助けになるかもしれないと私は考えました。

その答えを求めて、私は次にメリット・デメリット分析を試すことにしました。自分の鼻には醜い傷があり、そのせいで顔が台無しになっていると考えることのメリットとデメリットをすべてリストアップするよう私はヘレンに言いました。この思い込みは彼女にとってどのように役に立ち、どのような害をもたらすのでしょうか？　ヘレンのメリット・デメリット分析は以下に示すようなものになりました。彼女はその思い込みのメリットとデメリットをかなり数多く書き出すことができました。そして、メリットとデメリットの重みづけを行った結果、彼女はこの思考のデメリットが、メリットをはるかにしのぐと判断しました。残念ながら、メリット・デメリット分析は彼女にとってあまり有効ではありませんでした。なぜならこの否定的

ヘレンのメリット・デメリット分析

あなたが変えたい態度、感情、癖などを説明してください

この鼻のせいで私の顔は台無しだ。

メリット	デメリット
1．私は職探しに出かけなくて済むだろう。	1．私は仕事に復帰できなくなるだろう。
2．私は子供たちと家にいることができるだろう。	2．私は不安と恥ずかしさを感じるだろう。
3．食料品の買出しなどの緊張を強いる用事をする必要がなくなるだろう。	3．夫や両親が私の鼻に傷はないと言い張るのでいつも私は彼らと言い争いになるだろう。
4．私は自分を哀れに思うことができるだろう。	4．私は自分に欠陥があると感じるだろう。
5．夫や両親から十分な気遣いをしてもらえるだろう。	5．私は人との付き合いを恐れてしまうだろう。
6．自分の鼻に醜い傷があると本当に思っているのだから、私は自分に正直だと感じるだろう。	6．私は１人ぼっちで孤立していると感じるだろう。
	7．私は自分の家に引きこもったままになってしまうだろう。
30	*70*

思考のメリットはあまりないと理解していても、依然として彼女はそれが真実と思い込んでいたからです。より強力な技法が必要なことは明白となりました。

実験技法／スマイル・アンド・ハローの練習

実験技法では、否定的思考または自虐的信念の妥当性を、実際に実験を行って検証します。私たちは、ヘレンの鼻に傷はないことを知っています。また鼻にわずかな傷があったとしても、周囲の人々がそれに興味をあまり示さないことも知っています。人々が評価するのは、ヘレンがどのように彼らと付き合い接するかの態度です。しかしヘレンはこのことを理解していません。

私はヘレンに、大胆な実験を行って彼女の否定的思考を試す気はないか尋ねました。私が提案したのは、昼間ビバリーヒルズのファッショナブルなショッピングセンターへ行き、20人の見知らぬ人に微笑みかけてハローと声をかける練習でした。そして、微笑んで挨拶したあとの相手の反応を肯定的、中間的、否定的のいずれかに分け記録するための単語カードを持っていくよう彼女に伝えました。そうすることで自分の鼻が他人の気分を害しているとの思い込みをテストすることができるからです。

ヘレンはこの実験に、極端に気乗りがしない様子でした。彼女はもう何週間も家に引きこもっていて、自分の容姿に人々はショックを受けるに違いないと思い込んでいたのです。しかし彼女は回復することへの強い意思を持っていたので、恐怖心に負けずに実験を行うことに同意しました。実験結果について相談するため、実験後には私とのミーティングを持つよう彼女に提案しました。

翌朝ヘレンはショッピングセンターへと赴き、スマイル・アンド・ハローの練習を実行しました。すると驚いたことに、彼女が声をかけた20人のうち15人が友好的で感じの良い反応を示したのです。5人はヘレンがハローと挨拶したのが分からず、彼女を無視しました。彼女はその5人の反応を中間的と記録しました。彼女の容姿にショックを受けたり、気分を悪くしたりした人は誰もいませんでした。

これは、他人の気分を害する醜い傷が鼻にあるというヘレンの思い込みとは相容れない結果となりました。そして彼女の否定的思考の確信度は70%まで減少しました。私たちにとってこれは鼻の傷の思い込みに有効な最初の技法となりました。しかし彼女はかなり濃い目のメーキャップをしていたことから、この結果を重視しませんでした。出会った人たちがそれに気づかなかっただけで、もし素顔で街に出れば人々は確実に気分を悪くするに違いないと結論づけたのです。あなたがヘレンの精神科医であれば、次にどんな方法を提案しますか？　この先へ進む前にあなたの考えをここに書いてください。

答え

私は彼女に、その翌日今度はメーキャップをせずにショッピングセンターへ行き、実験を再度行うことを提案しました。この提案に彼女は恐れを抱きました。なぜなら人々が間違いなく自分の鼻を見てショックを受けるだろうと考えたからです。私は結果を相談するため、再び実験後のミーティングを提案しました。

ヘレンは実験の結果にショックを受けました。微笑んで挨拶をした人のほとんどが親切で、誰も彼女の鼻に気分を悪くしたようには見えなかったからです。それどころか子連れで買い物に来ていた女性数人と会話を交わすことすらできました。この経験と彼女の鼻に関する思い込みは両立しませんでした。この時点で彼女の否定的思考の確信度は10％にまで下がり、不安は大きく軽減しました。

恥への挑戦

周囲の人々が実際にはヘレンの鼻に不快感を催さないと知り、彼女の気分はとても良くなりました。しかしもし彼女が本当に恥をかいて軽蔑されたとしたら、どのようなことが起こるのでしょうか？　それは世界の終わりを意味するのでしょうか？　その答えを知るために、彼女は勇気を奮って再びショッピングセンターへ行きました。彼女はさらに挑戦的な実験技法である、恥への挑戦を試すことに同意したのです。恥への挑戦の目的は、意図的に公衆の面前でバカバカしい行動をとり、たとえ恥をかいても世界が破滅しないことを知ることにあります。この技法を行うには大きな勇気が必要です。

ヘレンは本当にバカバカしく見えるように、数年前ニューオーリンズで行われたマルディ・グラのパレード参加用に買った大きな羽根のついた紫色の帽子をかぶり、派手な色のビーズが首のまわりに垂れ下がった真っ赤なドレス、それにスパンコールのついたハイヒールという風変わりないでたちででかけました。今度は間違いなく微笑んでハローと声をかける自分を、人々は驚き凝視するに違いないと彼女は考えました。

しかし声をかけた人々がそれでも否定的な反応を示さなかったことに、彼女は驚きました。それどころか以前よりも熱心で親切な反応を人々は示したのです。また彼女は、かなり多くの人が自分よりもずっと風変わりな格好をしていることにも気づきました。なんだかんだと言っても、ここはカリフォルニアなのです！

ショッピングセンターで、ヘレンは偶然コンピュータ・チップの開発チームで一緒だった元同僚に出会いました。彼は仲間が皆彼女の不在を寂しがっていること、その数日前に彼女のことが話題に上ったことなどを伝えました。また、最近競争が激しくなり、彼らの勤める会社がもう一度首位に返り咲くためには強力なチップの開発が必要なことなどを彼女に語ったのです。彼は、もう一度チームリーダーに復帰することを考えてくれないかと彼女に頼みました。ヘレンはとても喜び、新たなハイスピード・チップの設計についての彼女の考えを伝えました。同僚はできるだけ早く会社に来て、チームに話をして欲しいと強く求めました。

その翌週私が会ったとき、ヘレンは大喜びで治療を終える準備ができたと言いました。鼻への恐怖は完全に消え、すでに以前勤めた会社から高額の報酬を提示されていて、彼女はそれを受け入れて復帰することに決めたと言いました。

恐れている幻想の技法／受け入れの逆説技法

ヘレンは、自分の否定的思考が偽物と知り、気分の改善を経験しました。彼女の不安はすべて消えました。しかし、フィーリング・ベター（気分の改善）とゲッティング・ベター（良くなること）との間には決定的に重要な違いがあります。

彼女を解放する前に、将来にわたり同じような問題に何度も苦しむことのないよう、ちょっとした再燃予防訓練を行う必要がありました。彼女はいつまでも若く美しくあることはできません。何年か先に皺や白髪に気づいたとき、気分の落ち込みに再び沈んでしまうことはないでしょうか？

言い換えれば、ヘレンはもっとも恐れている恐怖とまだ対決していなかったのです。ショッピングセンターで彼女が実験を行ったとき、相手の人たちは敵対的でも拒絶的でもありませんでした。しかし仮に彼らが敵対的反応を示したとしたらどうなっていたでしょうか？　彼女はそれに耐えることができたでしょうか？

彼女が現実にこの恐怖と対決することは不可能ですが、幻想の中で対決することは可能です。恐れている幻想の技法では、あなたはもっとも恐れる恐怖が実際に起こる悪夢の世界に入って行きます。覚えているでしょうか？　この想像上の世界では、周囲の人たちが自分を軽蔑しているとあなたが考えるときには、実際に彼らはあなたを軽蔑するのです。そして彼らは、たとえどんなに過酷な内容であっても容赦なく思ったことをそのままの言葉であなたに伝えます。

以下に示す「恐れている幻想の技法」の会話では、ヘレンは悪魔のような主婦役を演じ、ヘレンの役を私が演じています。悪魔のような主婦は、子供を2人連れてショッピングセンターでヘレンと出会います。悪魔のような主婦の役割は、実際には普通決して口にしないような言葉でヘレンの鼻をこきおろし、ズタズタに彼女を引き裂いて侮辱すること、と私は彼女に伝えました。会話は以下のように進みました。

（ヘレン演じる）**悪魔のような主婦**「あらまあ、なんてことかしら。あなたの鼻はどうしたの？」

（デビッド演じる）**ヘレン**「そうなの。最近起きた地震で、天井から漆喰のかけらが鼻の上に落ちてきたのよ。まだ小さな傷が残っているかもしれない」

悪魔のような主婦「それが小さな傷？　まるでグランドキャニオンよ！　表に出るときはマスクでもつけたらいいんじゃない？」

ヘレン「そうかしら。いまマスクは手元にないし、そこまで考えつかなかったわ。この傷であなた気分を悪くした？」

悪魔のような主婦「気分を悪くしたですって？　胸がむかつくわよ。見るに耐えない傷よ！」

ヘレン「私の鼻がそんな影響を周囲の人に与えるとは思っていなかったわ。あなた余ったショッピングバッグもってない？　気分を損なわないように、目と口の部分に穴をあけて頭からかぶることにするわ」

悪魔のような主婦「正直に言うとね、あなたは家にいて公衆の面前に顔をさらさないようにすべきよ。その鼻は人をゾッとさせるわ。このショッピングセンターには子供たちだっていることぐらい分からないの？　子供たちがあなたの鼻を見たらどうなるか考えたことない？　あなたたち、あっち向いてなさい！　この女の人の鼻を見てはダメよ！」

ヘレン「あらっ！　それも考えつかなかったわ。あなたは子供たちが私の鼻を見て動揺すると思う？　この子たちはそんなに傷つきやすいの？　彼らはいままでに身体に障害や欠陥のある人を見たことがないのかしら？」

悪魔のような主婦「私は極力子供たちを守りたいのよ。優良校だけに通わせてきたし、最高の人たちとしかお付き合いさせていないの。あなたの恐ろしい鼻を見たらショックを受けて悪夢を見るようになるわ」

ヘレン「それは大変なことになりそうね。こうして話している間も目をふさいでおいたほうがいいんじゃない？」

悪魔のような主婦「軽々しく言わないでよ！　あなたの態度はでたらめすぎるわ。その鼻を露出したまま公共の場に出ることは公序良俗に反するわ。あなたのことを警察に通報します」

ヘレン「そうしてください。いい考えだと思う。このショッピングセンターには水曜日に来ないよう警告するといいかもしれないわ。なぜって水曜日はふつう私の買い物日だから。そうなれば1人でゆっくり買い物ができて最高よ。レジに並ばずに済むし」

さて、考え方のおかしい人はヘレンでしょうか、それとも悪魔のような主婦でしょうか？ヘレンは悪魔のような主婦のほうに問題があることを理解しました。それは彼女にとって予想外な新事実の発見となりました。なぜなら彼女は常に恐れていた怪物から逃げていたからです。彼女は「それについて考えることは耐えられない。恐ろしすぎる！」と1人で思い込んでいました。しかし受け入れの逆説技法を用いて私が悪魔のような主婦を容易に打ち負かすことを示したとき、彼女はそもそも恐れるものなど何もないことを理解したのです。

恐れている幻想の技法は、主張訓練ではないことを忘れないでください。周囲にこのような振る舞いをする人はまずいません。恐れている幻想の世界であなたが対決する怪物は、あなたの自己批判の投影です。実際にはあなたは自分自身と戦うのです。

ヘレンの最初の勝利は、彼女の鼻を見ても誰も気分を悪くしないことを知ったときに得られました。2番目の勝利が得られたのは、誰かに拒絶されても考え方がおかしいのは相手のほうで自分ではないことを知ったときでした。これが彼女の恐怖のそもそもの原因となっていた完全主義や承認への依存などの自虐的信念に変化を与えたのです。この時点で彼女の治療は終了する準備が整いました。ヘレンの最終的な日常気分記録表は672～673頁に記載されています。

ヘレンの治療面接はわずかに6回で終わりました。回復のサークルに記入したすべての技法を試行する必要もありませんでした。現在、BDDの回復見通しが良好なことは私たちに勇気を与えてくれます。というのも、かつてこの障害は治療不可能と考えられていたからです。ヘレンの例では2つのことが魔法のように作用しました。1つには、彼女に恐怖を打ち負かすための動機づけと決意があったことです。彼女は勇気ある女性で、恐怖心をかきたてる技法を試す強い意志がありました。そして2つ目は、効果的な技法が見つかるまで私たちができるだけ早く失敗したことでした。

ヘレンの例を知った人から、「もし本当に他人が驚くような奇妙な傷が彼女の鼻にあったとしたら、どうしますか?」と尋ねられることがあります。ヘレンは魅力的な女性で、自分の意見をはっきりと述べる人でした。彼女が試した実験は彼女にとって適切なものでした。もし彼女の問題が別なところにあったとしたら、あるいは彼女の置かれた状況が異なるものであったとしたら、私はまったく違う技法を用いたことでしょう。これは本書が訴えているもっとも重要なメッセージの1つです。異なる問題や異なる種類の不安に無条件で適用できる公式や手品はありません。むしろ私があなたに提案しているのは、あらゆる種類の気分障害の克服に用いることができる、柔軟で強力な、個別化したアプローチなのです。

ヘレンの日常気分記録表

動揺した出来事　今朝自分の姿を鏡で見たこと。

感情	事前評価(%)	事後評価(%)	感情	事前評価(%)	事後評価(%)
悲しい：気がふさぐ、憂うつ、弱りきった、不幸せな	75%	0%	**きまりの悪い**：当惑した、屈辱的だ、人目を気にする	100%	0%
不安な：心配した、パニック状態の、神経過敏な、おびえた	100%	0%	**希望がもてない**：落胆した、悲観的な、絶望している	100%	0%
罪の意識がある：深く後悔している、悪い、恥じている	100%	0%	**失望した**：行き詰まった、邪魔された、打ち負かされた	85%	0%
劣っている：価値がない、不適格だ、欠点だらけだ、能力がない	100%	0%	**怒った**：激怒した、腹を立てた、苛立った、逆上した、怒り狂った	60%	0%
孤独で寂しい：愛されてない、望まれていない、拒絶された、1人ぼっち、見捨てられた	80%	0%	**その他**（記述してください）		

否定的思考	事前評価(%)	事後評価(%)	歪み	合理的思考	確信(%)
1. この傷のせいで私の顔は台無しだ。	100%	0%	全か無、一般化、フィルタ、マイナス、読心、先読、過大、感情、すべき、レッテル、他責	1. 私は自分の鼻に醜い傷があるように感じるけれど、誰も私をジロジロ見ないし、ショックを受けた様子もない。それどころか、メーキャップせずに出かけてもほとんどの人が親切でやさしくしてくれる。たとえ私の鼻を見てショックを受ける人がいたとしても、私はそれを我慢できる。誰もが欠点をもっている。そしてほとんどの人は、どんな鼻の傷よりも私の彼らに対する態度のほうを重要視している。	100%
2. 私は絶対に仕事が見つからないだろう。	100%	0%	全か無、マイナス、読心、先読、過小、感情	2. 私の技能は人々に求められている。同僚はおそらく私の鼻には興味を示さないだろう。	100%
3. 人々は私の顔をジロジロ見るだろう。	100%	0%	マイナス、読心、先読、感情	3. これは本当ではない。私の鼻をジロジロ見た人は今までにいない。	100%

第二十三章　フィーリング・ベターvs.ゲッティング・ベター

〜再燃予防訓練〜

例えばあなたが、日常気分記録表と回復のサークルを使って練習を重ねた結果、効果的な技法を発見したと仮定しましょう。あなたは否定的思考の誤りを証明して気分も良くなりました。悩まされていたパニック発作もいまや過去のものとなりました。引っ込み思案でシャイな性格だったあなたが、社会的状況で人目を気にすることもぎこちなさを感じることもなく、他の人と気持ちを通い合わせることができるようになりました。自分は他人に劣っていると感じたり、憂うつな気分を感じたりしていたのが、自尊感情をもつことができるようになりました。自分は生産的であり独創的であると感じるようになり、他の人との対人関係を楽しむことができるようになりました。朝起きたときには、「生きているってすばらしい」とつぶやきながら一日が始まるのを楽しみにしています。

フィーリング・ベター（気分の改善）は、大きな目標達成です。しかし、気分の改善とゲッティング・ベター（良くなること）との間には決定的な違いがあります。気分の改善は、不安や憂うつな感情が消え、幸福感と自信があなたに戻ってくることを意味します。良くなることとは、不安やうつなどに対処するための武器をあなたが生涯にわたり自分のものにすることを意味します。

ひとたび回復すると気分がとても良くなるため、再び気分が悪くなることを想像するのが難しくなります。これを最後に問題がすべて解決し、喜びと自信はこの先も続くものとおそらくあなたは考えるでしょう。しかし将来あなたが再燃を経験する確率はどのくらいだと思いますか？　ヒントを1つ出しましょう。私が「再燃」と呼ぶのは、いやな気分、不安、落胆、自分はダメだという感じ、失望と苛立ちなどを1分間あるいはそれ以上感じ続けることを言います。これを念頭に、再燃の確率を推測してください。次の表で、もっともあてはまると思う数値に○をつけてください。

	(○)		(○)		(○)
0%		25%		75%	
10%		50%		100%	

答え

再燃率の推定はさまざまです。しかし私の考えでは、正解は100%です。不安やうつに悩んだ経験があれば、遅かれ早かれ確実に再び不安やうつを感じるでしょう。実際のところ、人はみな生涯再燃し続けるのです！　仏陀は、苦悩が人間に固有な条件と言いました。それは避けることができないのです。常に幸せを感じていられる人はいませんし、またそのような状態は良いことでもないでしょう。もしいつも幸せを感じているとなると、「人生における変化もなければ挑戦もありません」。そして人生はじきに退屈なものとなるでしょう。なぜなら、あなたはいつもまったく同じ感情しか持たなくなるからです。古いラテン語のことわざを引けば、「空腹にまずいものなし」です。

悪いことは起こるものです。私たち1人ひとりは、それぞれ固有の悩みをもっています。ある人は不平ばかり言って不機嫌になり、ある人は不安とパニックに悩みます。またある人は無価値感やうつに負けてしまいます。時々ひどい気分を感じるのは、毎朝太陽が昇るのと同じように確実なことです。うつや不安に悩む人とそうでない人との違いは、前者がひどい気分に足をとられやすい傾向があるということなのです。動揺を感じた1分間が1時間になり、1時間が1日になります。1日は1週になって、惨めな気分の1年にすらなります。うつや不安に悩まない人も同じ頻度で動揺を受けますが、彼らは嫌な気分からすばやく抜け出す方法を知っているのです。そしてこの方法の習得は、あなたにもできます。

憂うつな気分の1時間や1日、あるいは1～2週間は完全に許容できる範囲にあります。しかし、数カ月や数年も絶望を感じたり、自分はダメだと感じたりする必要は誰にもありません。再燃予防訓練の意味はそこにあるのです。私にはいつもあなたが幸せでいられる方法を示すことはできません。しかし、嫌な気分にあなたがこれ以上囚われることのないように対処方法を示すことはできます。

あなたがひとたび重いうつや不安のエピソードから回復してすばらしい気分を感じるようになったら、再燃を経験するまでその状態をどのくらいの期間維持していられると考えますか？　もちろん人それぞれ異なりますが、あて推量で結構です。再燃がもっとも起こるであろうと考える期間を次の表の該当欄に○で示してください。

	(○)		(○)
1. 数時間以内		4. 数カ月以内	
2. 数日以内		5. 数年以内	
3. 数週間以内		6. 二度と起こらない	

答え

私の臨床経験では、重いうつや不安のエピソードから回復した人のほとんどが、最初の回復から数週間で再燃を経験します。中には数日で再燃する人もいれば、1カ月以上経って再燃する人もいます。しかし、再燃は必ず起きます。

再燃するとあなたは以前よりも重いうつと不安を感じることがあります。それはなぜでしょうか？　あなたは回復の前に、うつや不安と長期間にわたり闘ってきました。そのため、あきらめと共に自分には欠点がありいつまでも不幸せな気分を感じる運命にあるという「事実」を受け入れてしまいます。そして回復すると突然気分が信じられないほど良くなり、「やれやれ問題が永久に解決したぞ！　私はずっとこの良い気分でいることができる。これはすばらしいことだ！」と思うかもしれないのです。

もちろんこれは、全か無か思考の「全」の側面であり、「無」の側面から生じる絶望感と同様に非論理的なことです。なぜならそれは、巨大な期待はずれにあなたを陥れるからです。そしてあなたが数週間後に再燃したときには、それまで楽しんできた信じられないほどの気分の良さと現在の気分との比較から、耐え難い感情があなたに生じます。まるで何者かに打ち砕かれるために期待を抱かせられたような気分になることもあります。顔面に平手打ちを喰ったような、あるいは足元を掬われたような気分になってしまうのです。その痛さは強烈です。

私は、回復した後には再燃するということをあなたに知ってもらいたいのです。それは重力の法則と同様に確実なことです。しかし多くの人が再燃は起こりうる最悪のことと考えますが、実際それは最良のことなのです。なぜでしょうか？　なぜならそれは再燃を克服し、楽観的な気持ちと自尊感情を取り戻す方法を習得できる機会だからです。それによって気分の改善が偶然の産物ではなく、使い方を学んできた技法による直接的な結果であることをあなたは理解します。そうすれば生涯二度とうつや不安を恐れる必要はなくなります。なぜなら苦痛を伴う気分変動にあなたはいつでも対処可能だからです。私があなたに伝えたい、フィーリング・ベター vs. ゲッティング・ベターの意味はここにあります。

第１章であなたは、不安とうつを克服するための認知モデル、曝露モデル、隠された感情モデルの３つのモデルについて学びました。これらは再燃予防の鍵となる３つのモデルでもあります。

認知モデル

ここであなたは、数週間不安やうつとは完全に無縁だったと仮定してください。ある朝目覚めたあなたは、不安とうつを再び感じている自分に気づきます。あなたはどんな気分になるでしょう？　そして何を考えるでしょうか？　もしあなたが、何年もの間私がみてきた患者さんと同じであれば、悲しく、心配で、希望がもてず、自分には価値がないと感じ、挫折を感じ、怒りを感じ、落胆して自分に以下のようなことを言うでしょう。

- 私は決して良くなることのない、希望のもてない患者だ。
- この再燃で治療法に効果がないことがはっきりした。
- 私の経験した改善はただの偶然の結果だった。
- 私は良くなったのではなく、良くなったと考えていただけだった。その間ずっと実際にはうつ状態にあったのだ。
- この治療法は私には効果がない。私の障害は重すぎる。
- わたしは結局価値のない人間だ。
- これからまた10年間も不安とうつに悩まされるというのに、数週間の改善にいったいどんな価値があるのか？
- あまりに不公平な話だ。他の人たちはこれほど努力しなくても幸せにしている。
- 私にはどこか悪いところがあるに違いない。

再燃のさなかには、上記のような思考は絶対に妥当とあなたは思うことでしょう。そしてこれらの思考は破壊的な結果をもたらします。研究の結果、多くの人が再燃期間中にこうした思考を妥当と考え、さらにあまりにも圧倒的な苦痛に耐えられずに自殺することが示されました。しかしこれらの思考は決して妥当ではなく、はなはだしく歪んでいて非論理的です。こうした思考に屈服すると、うつや不安の再発エピソードに引き込まれてしまいます。しかしそうした思考の誤りを証明する方法を知っていれば、あなたは再びもとの状態に戻ることができます。

自分の否定的感情が一過性のものに過ぎず、じきに気分が良くなるという事実をあなたが知っていれば、まったく違った世界が目の前にひらけます。ただ過ぎ去るのを待つだけ、あるいはあなたを動揺させている問題への対処計画を立案すればよいのです。しかしうつ状態にある多くの人は、どんな治療法を試そうが絶対に自分は良くなることがないと思い込んでしまいます。もちろんこの思い込みは、自己達成的予言となります。あなたが諦めてしまえば何も変わりません。結果として状況は絶望的とあなたは結論づけるのです。

解決するにはどのようにすればよいのでしょうか？　それは、気分が良いうちに再燃への備えを予めしておくことなのです。再燃する前に自分の否定的思考への反論を練習しておけば、いざというときの撃退はずっと容易になります。

どのようにそれが効果を生じるのかを説明しましょう。いまあなたはうつや不安のエピソードから回復し、すばらしい気分を感じていると想像してください。しかしあなたは、うつや不安が将来いつか再燃することを知っています。そのために今から再燃に備えます。日常気分記録表の用紙を取り出し、動揺した出来事の欄に「再燃しつつある」と記入してください。実際にはまだ再燃していないことを念頭に置きます。あなたは再燃が実際に起きたらどうなるかを単に想像しているだけなのです。

この日常気分記録表の記入例は684頁にあります。再燃している間に抱くであろう否定的感情を○で囲みその強さを評価した後、抱くであろう否定的思考とその確信度を記入します。日常気分記録表の最初の否定的思考は、「私は決して良くなることのない、希望のもてない患者だ」です。私はその確信度の評価を100%としました。なぜなら現時点でこの思考があまり現実的とは思えなくても、再燃した状態ではそれが完全に妥当と思うようになるからです。

この否定的思考に潜む思考の歪みにはどのようなものがあるでしょうか？　思考の歪みの定義について689～690頁を参照しながら、あなたの答えを733頁の表に記入してください。

再燃の日常気分記録表

動揺した出来事　再燃しつつある。

感情	事前評価(%)	事後評価(%)	感情	事前評価(%)	事後評価(%)
悲しい：気がふさぐ、憂うつ、弱りきった、不幸せな	100%		**きまりの悪い**：当惑した、屈辱的だ、人目を気にする	100%	
不安な：心配した、パニック状態の、神経過敏な、おびえた	100%		**希望がもてない**：落胆した、悲観的な、絶望している	100%	
罪の意識がある：深く後悔している、悪い、恥じている	100%		**失望した**：行き詰まった、邪魔された、打ち負かされた	100%	
劣っている：価値がない、不適格だ、欠点だらけだ、能力がない	100%		**怒った**：激怒した、腹を立てた、苛立った、逆上した、怒り狂った	100%	
孤独で寂しい：愛されてない、望まれていない、拒絶された、1人ぼっち、見捨てられた	100%		**その他**（記述してください）がっかりした	100%	

否定的思考	事前評価(%)	事後評価(%)	歪み	合理的思考	確信(%)
1. 私は決して良くなることのない、希望のもてない患者だ。	100%				
2. この再燃で治療法に効果がないことがはっきりした。	100%				
3. 私の経験した改善はただの偶然の結果だった。	100%				
4. 私は良くなったのではなく、良くなったと考えていただけだった。その間ずっと実際にはうつ状態にあったのだ。	100%				
5. この治療法は私には効果がない。私の障害は重すぎる。	100%				

6. わたしは結局価値のない人間だ。	100%			
7. これからまた10年間も不安とうつに悩まされるというのに、数週間の改善にいったいどんな価値があるのだろうか？	100%			
8. あまりに不公平な話だ。他の人たちはこんなに努力しなくても幸せにしている。	100%			
9. 私にはどこか悪いところがあるに違いない。	100%			

（続き）

思考の歪み	(○)	思考の歪み	(○)
1. 全か無か思考		6. 過大解釈／過小評価	
2. 一般化のしすぎ		7. 感情的決めつけ	
3. 心のフィルター		8. 「すべき」思考	
4. マイナス化思考		9. レッテル貼り	
5. 結論への飛躍：①心の読みすぎ ②先読みの誤り		10. 非難：①個人化 ②責任の押しつけ	

答え

689〜690頁の表にあるように、「私は決して良くなることのない、希望のもてない患者だ」という考えの中に、私は10項目すべての思考の歪みを発見しました。

10項目すべての歪みをもつ思考が妥当である可能性はほとんどありません。あなたならこの思考にどのように反論しますか？「私は決して良くなることのない、希望のもてない患者だ」と思う代わりに、あなたはどのようなことを自分の心の中でつぶやけば良いのでしょうか？おそらく、以下のように自問することが有効となるでしょう。「もし私が今動揺を感じているとすれば、それは治療法が役に立たないということを意味するのだろうか？　今気分がすぐれないのは事実だが、将来二度と気分が改善しないというのは本当に正しいのだろうか？」。

　690頁の日常気分記録表にあるように、私は「歪み」の欄に該当するすべての思考の歪みを書き入れました。こんどはあなたが説得力のある合理的思考を考える番です。考えた思考を「合理的思考」の欄に書き入れ、それをどの程度強く信じているかを0％から100％の範囲で評価し、「確信（％）」の欄に記入してください。感情的変化の必要条件と十分条件を覚えていますか？　合理的思考は100％真実でなくてはならず、それは否定的思考の確信度を減少させなければなりません。

　次に否定的思考をもう一度評価します。現在は否定的思考をどの程度強く信じているか、0％から100％で評価しその評価点を「事後評価（％）」に記入します。あなたの回答が終わってから私の回答を読んでください。まずはあなたの合理的思考を記入してください。

思考の歪み	（○）	説明
1. 全か無か思考（全か無）	○	これは全か無か思考の典型例です。あなたは治療法が完全な効果を発揮するか、まったく無効のいずれかと自分に言っています。灰色で考える部分がないのです。
2. 一般化のしすぎ（一般化）	○	あなたはこの再燃を過度に一般化し、自分は決して良くならないと結論づけています。現在の感じ方が、終わることのない敗北と苦悩のパターンになると考えています。
3. 心のフィルター（フィルタ）	○	あなたは今いかに嫌な気分を感じているかに注意を集中し、気分の良かった過去3週間を度外視しています。
4. マイナス化思考（マイナス）	○	あなたは治療法がとても有用で気分が改善した事実を見逃しています。
5. 結論への飛躍：①心の読みすぎ（読心）②先読みの誤り（先読）	○	あなたは自分が生涯うつ状態のままだろうと考えています（先読みの誤り）。
6. 過大解釈／過小評価（過大／過小）	○	再燃は楽しいことではありません。しかしあなたはそれを過大評価しています。

7. 感情的決めつけ（感情）	○	あなたはどのように感じるかを判断基準に、決めつけを行っています。希望がもてないと感じていることを基準に、希望はもてるはずがないと心の中でつぶやいているのです。
8. すべき思考（すべき）	○	ここには「隠されたすべき思考」が作用しています。あなたは決して動揺を感じてはならない、あるいは再燃してはならないと考えています。
9. レッテル貼り（レッテル）	○	あなたは「希望のもてない患者」というレッテルを自分に貼っています。
10. 非難：①個人化（自責） ②責任の押しつけ（他責）	○	あなたは再燃を他人のせいにはしていません。しかし再燃を発症したのは自分のせいと考え、自分を責めているかもしれません。

日常気分記録表

否定的思考	事前評価(%)	事後評価(%)	歪み	合理的思考	確信(%)
1. 私は決して良くなることのない、希望のもてない患者だ。	100%		全か無、一般化、フィルタ、マイナス、先読、過大、感情、すべき、レッテル、自責		

答え

あなたは実際に合理的思考を書き込みましたか？　それとも頭の中で考えただけですか？　この先へ読み進む前に、実際に合理的思考を書くことを私は強くあなたに勧めます。このことは再燃予防訓練のもっとも重要な部分の1つです。ペンをとり合理的思考を書き込むのには1分もかかりません。

692頁に示したように、私は自分の合理的思考を100％と評価し、否定的思考は25％まで減少したと評価しました。そのため、「事前評価（％）」の100％を抹消し、「事後評価（％）」に25％としました。

これは優れた改善です。しかし否定的思考の確信度をさらに減少させたいのであれば、合理的思考をもうひと押ししても良いかもしれません。613頁に記載した「否定的思考に潜む思考の歪みに基づく技法の選択」の一覧表には、あなたが試すことが可能な数多くの技法のヒントがあります。例えば、この否定的思考は、全か無か思考の典型例です。ですから2～3の例を挙げれば、二重の基準技法などの思いやりに基づく技法、灰色の部分があると考える技法などの論理に基づく技法、あるいはメリット・デメリット分析などの動機づけ技法が有望な選択肢です。またこの否定的思考には「レッテル貼り」も含まれますから、意味論的技法は確実に試す価値のある選択です。

否定的思考	事前評価(%)	事後評価(%)	歪み	合理的思考	確信(%)
1. 私は決して良くなることのない、希望のもてない患者だ。	100%	25%	全か無、一般化、フィルタ、マイナス、先読、過大、感情、すべき、レッテル、自責	1. 私が決して良くなることのない患者というのは本当ではない。なぜなら数週間前に私の気分は良くなったからだ。事実、不安やうつを感じるたびに私は遅かれ早かれ改善を経験してきた。	100%

さて、ここであなたに684頁の「再燃の日常気分記録表」に記載した否定的思考の、残りの項目に潜む思考の歪みを特定してもらいます。この作業にはおそらく5〜10分かかるでしょう。その後、それぞれの否定的思考に合理的思考で挑戦してください。合理的思考を右側の欄に記入し、どの程度強く信じているか、0%〜100%の範囲で評価して点数を記入します。次に再び否定的思考の確信度を再評価して「事後評価（%）」の欄に点数を記入します。

おそらく現在のあなたは再燃を経験してはいないでしょう。ですから、説得力のある合理的思考を考えるのはそれほど難しくはないはずです。しかしいったん再燃が起こってしまうと、効果的な合理的思考を考え出すことがとても難しくなります。なぜなら、否定的思考が間違いなく正しく思えてくるからです。この点を理解して再燃に備えれば、後々再燃を発症したときに否定的思考の誤りを証明することがより簡単にできるようになります。

回答が済んだら、695〜698頁の再燃の日常気分記録表回答例を参照してください。これは精密科学ではありません。ですから、あなたの考えた合理的思考と回答例はほぼ確実に異なると思います。重要なことは、あなたにとって効果的な合理的思考を考え出すことです。確信度は否定的思考次第で減少の幅が大きくなったり小さくなったりすることに気づくことでしょう。もっとも手ごわいのは8番目の否定的思考、「あまりに不公平な話だ。他の人たちはこんなに努力しなくても幸せにしている」です。責任の押しつけを含んでいる否定的思考は、怒り、道徳的卓越性、自己憐憫などの感情を生むために、抵抗が困難になることがあります。これらの感情には依存性があります。この思考の確信度を50％以下に減らすには、613頁の「否定的思考に潜む認知の歪みに基づく技法の選択」一覧表で有効と思われる技法に関する情報を入手してください。例えば、メリット・デメリット分析のような動機づけの技法は有望な候補です。あなたはこの技法をどのように用いて、「あまりに不公平な話だ。他の人たちはこんなに努力しなくても幸せにしている」という否定的思考に挑戦しますか？　メリット・デメリット分析の作用について不明な場合は619頁の技法の定義を参考にして、あなたの考えを以下に記入してください。

再燃の日常気分記録表

動揺した出来事　再燃しつつある。

感情	事前評価(%)	事後評価(%)	感情	事前評価(%)	事後評価(%)
悲しい：気がふさぐ、憂うつ、弱りきった、不幸せな	100%	50%	**きまりの悪い**：当惑した、屈辱的だ、人目を気にする	100%	10%
不安な：心配した、パニック状態の、神経過敏な、おびえた	100%	20%	**希望がもてない**：落胆した、悲観的な、絶望している	100%	25%
罪の意識がある：深く後悔している、悪い、恥じている	100%	10%	**失望した**：行き詰まった、邪魔された、打ち負かされた	100%	35%
劣っている：価値がない、不適格だ、欠点だらけだ、能力がない	100%	15%	**怒った**：激怒した、腹を立てた、苛立った、逆上した、怒り狂った	100%	35%
孤独で寂しい：愛されてない、望まれていない、拒絶された、1人ぼっち、見捨てられた	100%	10%	**その他**（記述してください）がっかりした	100%	25%

否定的思考	事前評価(%)	事後評価(%)	歪み	合理的思考	確信(%)
1．私は決して良くなることのない、希望のもてない患者だ。	100%	25%	全か無、一般化、フィルタ、マイナス、先読、過大、感情、すべき、レッテル、自責	1．私が決して良くなることのない患者というのは本当ではない。なぜなら数週間前に私の気分は良くなったからだ。事実、不安やうつを感じるたびに私は遅かれ早かれ改善を経験してきた。	100%
2．この再燃で治療法に効果がないことがはっきりした。	100%	10%	全か無、フィルタ、マイナス、過小、感情、すべき、他責	2．この治療法は完璧ではないものの効果はある。常に幸せを感じていられる人はいない。以前に効果のあったのと同じ技法を使い腕まくりして挑戦してみよう。	100%
3．私の経験した改善はただの偶然の結果だった。	100%	10%	マイナス、感情	3．それはおかしな主張だ。改善は私の努力の結果だ。「偶然」ではない。	100%

(続き)

4．私は良くなったのではなく、良くなったと考えていただけだった。その間ずっと実際にはうつ状態にあったのだ。	100%	10%	マイナス、感情	4．この考えもおかしい。気分は確かに良くなった。しかし不安とうつが再燃しているので、技法を使って歪んだ思考への挑戦を再開しよう。	100%
5．この治療法は私には効果がない。私の障害は重すぎる。	100%	20%	全か無、一般化、マイナス、先読、過大、感情	5．この治療法は私にとってとても有用だった。再燃は一般的で、誰にも起こり得ることだ。	100%
6．わたしは結局価値のない人間だ。	100%	35%	全か無、一般化、フィルタ、マイナス、過大、感情、すべき、レッテル、自責	6．私はうつ状態にあるだけで価値のない人間ではない！　こうした感情を引き起こす問題について考える必要があるかもしれない。	100%
7．これからまた10年間も不安とうつに悩まされるというのに、数週間の改善にいったいどんな価値があるのだろうか？	100%	25%	マイナス、先読、感情、すべき	7．この3週間の改善はすばらしかった！　すごい前進で大きな安心感が得られた。また挑戦に戻らなければならない。次の改善はさらに長い期間のものになるかもしれない。一歩ずつ進んでいこう。	100%

8. あまりに不公平な話だ。他の人たちはこんなに努力しなくても幸せにしている。	100%	50%	読心、感情、すべき、レッテル、他責	8. また自分を哀れに感じている。私にはそうする権利はあるけど本当にそれを望んでいるのだろうか？　うつに向かう傾向が自分にあることは残念なことだが、それは「あまりに不公平な話」ではない。	100%
9. 私にはどこか悪いところがあるに違いない。	100%	25%	全か無、一般化、フィルタ、マイナス、過大、感情、すべき、レッテル、自責	9. 私にはたくさんの欠点があるけれども、他の人たちにもたくさんの欠点があるように見える。だから自分の足りないところや短所はありのまま受け入れよう。私の本当の問題は欠点にあるのではなく、自分自身を否定的思考で責めていることにあるのだ。	100%

（続き）

答え

「再燃はあまりに不公平」と心の中でつぶやくことのメリットとデメリットをリストアップします。「この考え方がどのように自分に役立つのか、そしてどのような害を及ぼすのか？」

と自問してください。おそらくかなりの数のメリットが考えられるでしょう。

- あなたは不当に苦しめられていると感じ、自分を哀れむことができます。
- あなたは道徳的に他人より優れていると感じることができます。
- あなたは再燃を自らの責任と感じなくても済むように、自分の不運を神のせいにすることができます。
- あなたは怒りを感じることができます。
- あなたは自分の怒りから活力を得られるかもしれません。

以上の他にもたくさんあるでしょう。再燃は「あまりに不公平」と心の中でつぶやくことのメリットとデメリットをすべてリストアップしたら、その両方を比較し重みづけをして評価します。その考え方のメリットとデメリットの、どちらをより重要と考えるか自問します。リストの一番下に2つの◯を描き、その中に足して100になるような点数でメリットとデメリットを評価します。

否定的思考のメリットがより大きいと結論づけた場合、おそらくその否定的思考に挑戦する必要はありません。再燃はあまりに不公平であると思うことが、あなたにとっては良い作用をもたらしていると思われるからです。もしデメリットのほうが大きければ、再び日常気分記録表を用いてその否定的思考に挑戦を試みてください。

再燃の日常気分記録表にあるすべての否定的思考に効果的な答えを書き出したら、声の外在化技法を用いて否定的思考に挑戦することもできます。この技法はロールプレイ技法の1つですから、友人などの助けが必要となります。友人にあなたの否定的思考の役を演じてもらい、日常気分記録表から直接あなたの否定的思考を「二人称（あなた／君）」で読み上げてもらいます。例えば、あなたの友人は以下のように言うことができます。

（あなたの友人演じる）**否定的思考**「君が良くなることは決してないよ。希望のもてない患者だ」

あなたは自分の合理的思考の役を演じ、否定的思考と「一人称（私）」を用いて戦います。例えば以下のように言うことができます。

（あなたが演じる）**合理的思考**「それはバカな話だ。私は再燃したばかりなので、今日は動揺を感じている。でもこれは誰にでも起こることだ。何が私を悩ませているのかをつきとめて、自分の否定的思考にもう一度反論する必要がある」

否定的思考の役を演じる友人があなたを攻撃する他人のように聞こえても、実際は他人ではないことを忘れないでください。友人はただ単にあなた自身の心の中の否定的な声を代表しているのです。実際には、あなたは自分との戦いに臨んでいます。あなたの反応が効果を生まない場合、役割の交替を行ってください。そうすることで、あなたの友人はより効果的な反応例を示すことができるかもしれません。役割交替を頻繁に行うと、通常かなり迅速に効果的な合理的思考を導き出すことができます。

ロールプレイでは混乱を避けるため、2枚の紙にそれぞれ「私は否定的思考役です。二人称を使って話します」、そして「私は合理的思考役です。一人称を使って話します」と書いておくと便利です。この紙を各自が目の前に置いてロールプレイの練習を行うとうまくいきます。

ロールプレイを行う際の注意点は以下のようなものです。

- 2人のうち1人があなたの否定的思考役を演じ、他の1人はあなたの合理的思考役を演じます。
- 前記の役割はいずれもあなた自身の心の中の2つの部分を代表するものです。そしてあなたは他人とではなく自分自身との戦いに挑みます。
- 否定的思考役の人は、常に「二人称」を用いて話さなければなりません。

●合理的思考役の人は、常に「一人称」を用いて話さなければなりません。

上に挙げたことがらは、この練習の成功には必須のきめごとです。以下は声の外在化技法の会話の1例です。

否定的思考（二人称を用いて）「現実を直視するんだ！　今回の再燃はこれらの技法が役に立たないことの証拠なんだ。この治療法が失敗したことは明らかだよ。なぜって、君は今も信じられないほどのうつ状態で不安を感じているからだ」

合理的思考（一人称を用いて）「これらの技法は実際にはとても役に立っている。私のうつと不安は、今自分が再燃していること、そしてこれらの技法を使って気分の改善に取り組む必要があることを示しているに過ぎない。しかし君の絶え間ないでたらめ話に付き合っていると、気落ちして諦めたくなってしまうだろう。だから君を無視するよ」

否定的思考「君が私を無視しようとしても無駄さ。君が希望のもてない患者で価値のない人間という事実から逃れることはできないからだ。おまけにこの治療法は、確実に君の助けにはならない。自分をだましていただけなんだ。気分が良くなったと思っていただけなんだよ。でも実際は違うんだ！」

合理的思考「実際に私は気分が良くなっていた。そして今回も気分が良くなるように、再燃からはやく脱出できるのを楽しみにしているところだ。私は『希望のもてない』あるいは『価値のない』人間ではない。ただ、今はうつと不安を感じている。明らかに何かが私を悩ませているのだから、その原因をはっきりさせる必要があるんだ」

会話は否定的思考役がギブアップするまで続けます。役割交替は何度でも必要に応じ繰り返してください。否定的思考役の負けがはっきりするまで、会話を中止してはいけません。これは潜在的にとても強力で、取り組み甲斐のある練習です。他人があなたの否定的思考を借りて攻撃してくるのですから、それに反論することは容易ではありません。なぜそんなことをするのでしょうか？　その理由は、再燃したときにそれがそっくりそのままあなたの心の中に起きることだからです。再燃が起きるまであなたの否定的思考を放置しておくと、それは圧倒的な現実味を帯びてあなたの動機づけを最低レベルにまで下げてしまいます。その結果、否定的思考への挑戦がよりいっそう困難になってしまうのです。対照的に、再燃が起きる前の気分が良いときに否定的思考と戦う方法を学習しておけば、再燃中に否定的思考の誤りを証明することがずっと容易になるのです。これは必要性のない、複雑でくだらないことのように思えるかもしれません。しかし、いざ実際の戦いが起こったときに必要な筋力と能力を、これによって身に付けることができるのです。

回復した後も、あなたは確実にうつや不安のエピソードと格闘しなければならなくなるでしょう。それを回避することはできません。しかしもし武器を手にとって戦うことができれば、再燃の芽を摘み、迅速な回復が可能となります。

回復のサークルも、重要な再燃予防の武器です。有効な技法を発見するために10から15の技法を試行し失敗を重ねることの重要性を私は前述しました。そのためには忍耐、粘り強さ、勤勉さが必要です。しかし良いニュースがあります。それはあなたに効果的な技法をいったん発見してしまえば、その技法はおそらく常にあなたにとって効果があるということです。

面接の間にパニック発作の誘発を試し、私の目の前で文字どおり治癒したテリという女性を覚えているでしょうか。ジャンピング・ジャックを始めたと同時に、彼女は自分が死の淵にあるとか、窒息する寸前にあるはずはないことを突然理解しました。彼女がそれ以降再びパニック発作に見舞われたら、ただ単にジャンピング・ジャックを行えばよいのです。おそらく彼女には回復のサークルを作成する必要はないでしょう。なぜなら彼女は自分にとって効果的な技法をすでに知っているからです。

また、最初の回復にもっとも効果的だった技法を否定的思考に反論する以外にも利用したいと思うことがあるかもしれません。もちろん効果的な技法は各人それぞれです。矢印技法、二重の基準技法、隠された感情技法、認知的フラッディング、恐れている幻想の技法、受け入れの逆説技法、または2つあるいは3つの技法の組み合わせかもしれません。

1つの見方として以下のようなことが言えます。あなたを含むすべての人に幸福、内面の安らぎ、自尊感情、自信などをもつ潜在能力があると仮定します。しかしときにその潜在能力はダイアル錠のかかった金庫の中にしまい込まれてしまい、手に入れることができなくなるのです。結果としてあなたは苦しむことになります。

このダイアル錠を開けるために私たちは一緒に努力します。ダイアル錠の数字の組み合わせを試してみますが、錠は開きません。もう1つ別の組み合わせを試して見ても、おそらくそれも正しいものではなく、錠は開かないでしょう。何度も数字の組み合わせを試しますが、私たちは連続して失敗します。しかし忍耐強く続けて行けば、最終的には正しい組み合わせが見つかるはずです。そのときには突然金庫の扉が大きく開かれて、あなたは幸せな気分と自信をとりもどすことができるのです。

しかし、その組み合わせをあなたは覚えておかなければなりません。忘れないように紙に書いておきましょう。なぜなら、いつ何時金庫の扉がふたたび閉まってしまうかもしれないからです。しかしダイアル錠の組み合わせさえ覚えておけば、心配は要りません。

曝露モデル

どのような形の不安であっても、その克服には遅かれ早かれ自分が一番恐れている対象と対決しなければなりません。ひとたびあなたがその怪物を打ち負かし不安が消滅すれば、すばらしい気分を手に入れることができます。しかし、満足に浸りすぎてはいけません。あなたの自信が育つように、たびたび効果を促進させるための曝露を行わなくてはならないのです。再び恐怖の対象を避けるようになると、恐れていた怪物が復活し不安が再発するかもしれないからです。

高校時代の私が高い脚立の上に立ち、下で辛抱強く待つ演劇の教師に勇気づけてもらい高所恐怖を克服したことについてはすでに書きました。それ以降私は脚立に登ることが大好きになり、さらにはアリゾナ州にある自宅近くの砂漠地帯で急な崖に沿ってハイキングを楽しむまでになりました。それはある種の快感を与えてくれ、私の高所恐怖は完全に消滅したかに見えました。

大学へ進み、医学部へ通うようになって、私は高さへの曝露をやめました。それは意図的なものでなく、私の人生が新たな方向に向かって進み始めたことで、高さに関する仕事の必要がなくなったからでした。その20年後、子供たちと一緒にアリゾナ州のハヴァスパイ峡谷に遊んだとき、私は激しい高所恐怖が戻ってきたことを知りました。もちろん動機づけさえあれば、曝露技法を使っていつでも克服することはできます。有利な立場を維持できることで、克服ははるかに容易になるのです。

また、オックスフォード大学での最初の学術講演がスピーチ不安のせいで完全な失敗に終わった後、イメージの置き換え技法を用いて不安を克服した経緯についても紹介しました。それは魔法のように効果的でした。現在の私は頻繁に講演やプレゼンテーションを行っています。精神療法セミナーを毎週スタンフォード大学で行い、精神衛生専門家対象のワークショップを毎年22回以上米国内で行っています。私は通常メモを参照せずに自然なスタイルで話をします。プレゼンテーションは私にとっていつも楽しい経験です。通常これら講演の開始前に、私が不安になることは少しもありません。実際、始まるのをとても楽しみにしています。

あなたが気おくれ（シャイネス）を克服し始めたところだと仮定しましょう。あなたはスマイル・アンド・ハロー・の練習やデビッド・レターマン技法などの対人関係曝露技法を用いているでしょう。緊張が解け、以前に比べあなたはより自然で効果的に他人との付き合いができるようになりました。ここでもしあなたが自分の殻に戻るようであれば、否定的思考と否定的感情はまた大きくなります。そしてじきに社会的状況における不安があなたを洪水のように襲います。しかし、自分自身に挑戦し続け限界を試す努力を続けていれば、あなたの対人関係技能と自尊感情は改善を続けるでしょう。そして新たに学習した技能は、あなたの第二の天性となるでしょう。

隠された感情モデル

一般に不安は、あなたに何か問題が起きていることを告げる身体からの警告であることを忘れないでください。心配、パニック、めまいなどの不安症状について何度も繰り返し考えるのではなく、自分が誰かに対して怒りを感じてはいないか、または最近あなたが動揺した出来事が起きていないかを自問します。問題は何なのかを見つけ出すよう努力してください。そして感情を表出し問題を解決したら、一般にあなたの不安は消滅します。こうして考えると不安やパニックの感情もそう悪いものではなく、あなたが注意する必要のある何かが起こりつつあることの重要なシグナルであることが理解できるでしょう。

かつて私は、うつと不安を抱えるウィルソンという名のニューヨークの株式ブローカーを治療したことがありました。彼は軽度の慢性不安とパニック発作に悩まされていました。パニック発作を起こすと、心臓の動悸が気がかりになってもうじき死ぬのではないかと彼は思うのでした。そして近所の救急治療室に駆け込むのです。簡単な検査の後、医師はいつも彼に異常がないことを告げ安心するように言いました。ことを複雑にしたのは、ウィルソンが不整脈の治療を受けていたことでした。しかし、それも命に関わるような病状ではなく、パニック発作とは無関係でした。

また、ウィルソンは軽度のうつに悩まされていて、自分には能力が足りないという強迫観念にいつもとりつかれていました。彼の暮らしぶりは十分に良いもので、すてきな住宅街にある立派な家に住んでいましたが、彼の友人の何人かはストックオプションと呼ばれる株式売買で数百万ドルの利益を上げていました。彼は常に彼らとの比較で自分は劣ると感じ、大金持ちの「ビューティフル・ピープル」のみが経験する強力ですばらしい感情があるに違いないと確信していたのです。この信念は私たちの文化に広く見られるものです。多くの人が、幸福と自尊感情は自宅前のドライブウェイに止めたレクサスの新車にほぼ同じと考えています。

ウィルソンは自分が自尊心の基礎を成功に置いていることを理解していました。これは、もっとも一般的な自虐的信念の1つである「業績への依存」です。また彼は常にこの信念で自分を責め続けているため、それが自分のメリットにならないことも知っています。しかし、とてつもない成功を収めた大金持ちは、自分よりも幸福で、より価値ある人々と彼は信じているのです。もちろんこの信念の「証拠」を、彼はいくつか持っていました。彼自身は目を見張るような成功を収めていないし、本当に幸せを感じたことも、自分が価値ある人間と感じたこともそれまでなかったからです。ですから彼は、成功が幸せをもたらすと確信していました。

ウィルソンは過去を反芻することが好きでした。そして自分の低い自尊感情の原因が父親との関係にあると考えていました。彼は、父の愛情を獲得するには学校で全科目「A」の成績を取らなければならないと感じていたし、無条件の愛情は経験したことがないと言っていました。

彼はこのことが自分の成功へのこだわりを生んだ原因と考えました。こうした洞察がより高い自尊感情をもたらすと彼は考えましたが、その期待は外れました。毎週行う簡易気分調査票の点数は、彼のうつと不安の感情がまったく改善していないことを示していたのです。

私はウィルソンの「大成功を収めた人々に比べると私は劣っている」という思考への挑戦に、数多くの認知行動療法技法を用いました。いくつか例を挙げれば、矢印、証拠を探す、メリット・デメリット分析、声の外在化、恐れている幻想、受け入れの逆説などの技法です。ウィルソンはこれらの技法を気に入っていたので、面接は常に興味深く、とてもやり甲斐のあるものに思えました。しかし彼は人生を惨めにしている否定的思考の誤りを証明できず、不安やうつと戦い続けていたのです。

ある日ウィルソンは上司との内々のミーティングで、不況のために会社が財政的危機に陥っていることを知りました。上司は、会社がこの危機を切り抜けられると確信しているもののしばらく苦しい状況が続くだろう、と彼に言いました。そして上司は、会社が再び利益を上げるまでウィルソンと同僚には一律20%の給与カットをのんでもらうしかない、と伝えたのです。上司は会社の業績が復活したら必ずウィルソンの給与を上げると約束しました。ウィルソンはこの上司を尊敬し、会社の窮地を救いたいと考えていたので、この申し出に同意しました。

それから6週間ほどたって、ウィルソンは同僚のディーンと退社後ビールを飲みにでかけました。ウィルソンはディーンに、給与カットについてどう思うかを尋ねました。ディーンは、給与カットははっきり断ったと答えました。さらに、彼が知る限り同僚の株式ブローカーは全員給与カットを断ったはずと続けたのです。ウィルソンは、同僚の中で自分だけが給与カットに同意したことを悟り、だまされたと感じました。彼は不意にパニック状態に陥り、心臓の状態への強迫観念をもち始めました。ディーンに気分が良くないことを告げ、彼は近くの救急治療室に行き心臓の検査を依頼しました。もちろん医師からはまったく異常なしと太鼓判を押されましたが、彼の不安とうつの感情は止むことはありませんでした。

この出来事は、ウィルソンの問題にまったく異なる角度から光を当てました。私は彼の症状が、ほとんどいつも妻や友達あるいは上司など、他人との対立が生じた直後にひどくなることを知っていました。しかし彼は常にやさしく振る舞い、自分の感情はカーペットの下に隠していました。すると不安や不適応の感情が突然燃え上がり、彼をむしばみ始めたのです。

私はウィルソンに、給与カットに関する彼の感情が不安とうつの急な症状増悪に関連すると考えるかどうか尋ねました。彼はその潜在的関連性について、考えもしなかったと言ったのです！　私はさらに、上司とその問題について話し合い、だまされたと感じていることを伝える気持ちはないのですか、と聞きました。この提案は彼の不安を急上昇させ、それが効果的でも適切でもないことの言い訳をいくつも挙げました。彼は、ことを荒立てるつもりのないこと、そして上司を尊敬していることなどを説明し、上司は会社運営に最善を尽くしていると言いました。さらに、自分は同僚ほど会社が長くないことや、どのみち経営危機はすぐに収まるであろうこと、そして上司ができるだけ早い時期に彼の給与を元どおりに回復してくれるはずだ、と述べました。

私はウィルソンに「あなたはごまかしているでしょう。言い訳している間バイオリンの伴奏でもつけましょうか？」と言いました。最終責任は彼にあり、彼は自分が正しいと考えるところを実行しなければなりません。しかし、対立への恐怖を彼が抱えていることはどうやら明白なことを私は伝えました。自分のために立ち上がり、周囲の人々に彼の本当の気持ちを伝えない限り、慢性的な不適応感と不安感を克服できないのではないかと私は心配しました。閉ざされた扉を開け、避け続けてきた怪物と対峙するのですからそれが恐ろしいことは私にも理解できる、と彼に言いました。ウィルソンは上司とのオープンな話し合いが理にかなっていることをしぶしぶ認め、恐れは大きいものの上司と話し合うことを約束しました。

その次の面接では、ウィルソンは上司との面談が予想よりもうまくいったことを喜んで報告しました。上司は戸惑いつつも減額したウィルソンの給与を全額払い戻すことに同意したのです。彼はウィルソンの会社への貢献を非常に高く買っていて、今後も一緒に働くことを望んでいると言いました。ウィルソンはにわかに自信の高まりを感じて、うつと不安の気分テストの点数は初めてゼロにまで下がりました。ウィルソンと私が6カ月挑戦し続け、打ち負かすことのできなかった問題が突然消え去ったのです。ウィルソンは何年もの間経験したことのないほどの良い気分を感じると言いました。

とうとう回復したことにウィルソンはとても感動していましたが、問題の解決がこれほど簡単だったことにはわずかな失望も感じていました。面接で彼は自分の幼児期のことについて語り、深い心理的問題の探究を好んでいたからです。私自身もウィルソンのことを大変好ましく思っていたので、面接をとても楽しみにしていました。しかしそうした面接が、治癒はおろか改善すらもたらすことはありませんでした。その一方で、隠された感情技法を用いた途端に彼の症状は24時間で消え去ったのです。

ここで私はあなたのためにいくつかの設問を用意しました。ペンまたは鉛筆を手にとって以下の設問に答えてください。

①ウィルソンはとうとう回復しました。不安、パニック、劣等感などの感情はすべて消え去りました。あなたは、この先彼がどのくらいの確率で再燃を経験すると思いますか？　あなたの予測する答えを以下に記入してください。0％（再燃はまったく起こりそうにない）から100％（ウィルソンは確実に再燃する）の間の点数で回答してください。

私はウィルソンが再燃する確率は［　　］％だと思います。

②もしウィルソンが将来再燃し、不安とうつのエピソードを経験するとしたら、その原因は何だと思いますか？

③ 将来ウィルソンが再燃した場合、どのような治療法が有効と考えますか？

答え

① 答えは100％です。遅かれ早かれウィルソンは不安とうつを感じることになるでしょう。重要な疑問は、彼が再燃するか否かではなく、彼がいつ再燃するか、そして対処の準備ができているか否かという点にあるのです。

② ウィルソンの不安とうつの感情は、対立や仲たがいから彼がやさしく振る舞ったり、対立の回避を望むがゆえに感情をカーペットの下に隠したりすれば、いつでも起きる可能性があります。当然、彼の心を再び否定的思考が洪水のように襲います。不安とうつの原因が彼の思考にあると言うことはできますが、本当の疑問は彼の否定的思考と否定的感情の急激な高まりを引き起こす原因は何かということです。ウィルソンの場合、原因

はほとんど常に、彼が避けたがる対立にあります。

③ 隠された感情技法はウィルソンの問題解決に有効なことがわかりました。ですから将来も彼にとってこの技法は、不安とうつの対処に唯一必要な技法となるでしょう。彼が不安になるということは、おそらく彼が誰かに動揺を受けているものの、感情を表出していないことを意味します。問題と取り組んで初めて、彼は否定的感情を消し去ることができます。

さてここで、あなたに最後の宿題を出しておきます。あなた自身の以下の点に関する記述を含んだメモを、「回復への私の設計図」と題して作ってください。

● あなたにうつや不安の感情を典型的に引き起こす出来事の種類。例えば自分はとくに失敗、批判、あるいは拒絶などに傷つきやすい、など。
● あなたが動揺を受けたときに通常どのような感情をもつか。例えば、劣等感、不安、パニック、傷ついた感じ、自分に満足できない感じ、怒り、自分に価値がないとの感じ、希望がもてない感じ、など。
● あなたがもつ典型的な否定的思考の種類。例えば、自分に満足できない、皆が自分を軽蔑していると心の中でつぶやくことなど。

● あなたの否定的思考の誤りを証明するのに有用だった技法。これはあなたが将来動揺を受けたときにはいつでもすぐに使える技法です。それは、矢印技法、実験技法、二重の基準技法、メリット・デメリット分析、恐れている幻想の技法、受け入れの逆説技法、自己開示技法、あるいは「あなたの恐怖を打ち負かす40の方法」にある他の技法かもしれません。

このメモを常に手元に置き、再燃したときには参照できるようにしておいてください。必ず695〜698頁に例示した「再燃の日常気分記録表」をメモには含めておきます。いつもあなたを悩ます否定的思考の種類と、それと戦うための合理的思考も含めます。次回ブラックホールに落ちてしまったら、このメモを読んでください。それはちょうど脱出のための脚立を常に用意しておくことに似ています！

不安のツール・キット

ここには各技法の練習に必要な用紙のいくつかを用意しました。本書に紹介した技法を用いてあなた個人が練習する際には、これら用紙に直接記入せず必要枚数をコピーして使ってください。

目次

719　不安のツール・キット

簡易気分調査票

この票の使い方：下の欄に調査の日付を記入してください。その日付の左の欄に最近どのように感じているかをもとに気分の点数を記入します。それぞれの票の左側に合計得点を記入します。**すべての項目を記入してください。**

今日の日付を左の欄に記入してください								

点数は左例を参考に評価してください
0＝まったくない　1＝少々ある　2＝ある程度ある　3＝たくさんある　4＝大いにある

不安な気分

1．不安								
2．神経過敏								
3．心配								
4．恐れやおびえ								
5．緊張やイライラ								
今日の合計点↓								

不安の身体症状

1．不整脈の結滞や動悸								
2．発汗、悪寒、ほてり								
3．身震いやふるえ								
4．息切れや呼吸困難								

5．息苦しさ								
6．胸の痛みや胸が締めつけられる感じ								
7．胃痙攣、吐き気、胃の不調								
8．めまい、ふらつき、平衡感覚の不調								
9．自分や周囲の世界が非現実的な感じ								
10．感覚の麻痺やうずき感								
今日の合計点→								

うつ

1．悲しみや憂うつ								
2．がっかりした、または希望がもてない								
3．自尊心が低い								
4．無価値感や自分がダメだという感じ								
5．人生の楽しみや満足感の喪失								
今日の合計点→								

自殺衝動

1．あなたは自殺について考えていますか？								
2．自分の人生を終わらせたいと思いますか？								
今日の合計点→								

日常気分記録表の使い方

日常気分記録表はすべての技法の中でもっとも基本的で重要なものです。記入は5つのステップに従って行います。

ステップ① 動揺した出来事：あなたが不安と取り組むのであれば、不安を感じた具体的瞬間について記述します。取り組む対象がうつであれば、憂うつを感じた具体的瞬間について記述します。対人関係の問題に取り組むのであれば、相手から動揺を受けたり、相手と対立した具体的な瞬間について記述します。日常気分記録表の動揺した出来事の欄にあなたが動揺した出来事を簡単に記述します。問題を、あいまいにあるいは全体的に記述したのでは効果は期待できません。それは人間、場所、時間について具体的でなければならないことを忘れないでください。「それはその日の何時頃に起きたか？　私はどこにいたか？　私の相手は誰だったのか？　どんなことが起こっていたのか？」などと自問します。

ステップ② 感情：そのときどのように感じたかを表す言葉を選び○で囲みます。そして０％（最小）から１００％（最大）でその感情を評価します。評価した点数は、「事前評価（%）」の欄に記入します。

ステップ③　否定的思考：あなたの否定的思考に周波数を合わせてください。動揺を受けたときあなたはどんなことを心の中でつぶやいていましたか？　それぞれの種類の否定的感情は特定の種類の否定的思考に関連していることを忘れないでください。

例えば、

- **不安、緊張または心配**：あなたは自分が危険な状態にある、または何か恐ろしいことが起こると心の中でつぶやきます。
- **パニック**：あなたはもうじき死ぬ、窒息する、失神する、自分を制御できなくなる、気が狂うなどと心の中でつぶやきます。
- **きまりの悪さ**：あなたは他人の前で恥をかいたと心の中でつぶやきます。
- **内気**：あなたは自分が緊張し不安を感じているのを他の人々に知られてしまい軽蔑されると心の中でつぶやきます。
- **孤独感**：あなたは他人から愛されることなくずっと1人ぼっちの運命だと心の中でつぶやきます。
- **憂うつ**：あなたは自尊感情に大切な何かを失ってしまったと心の中でつぶやきます。

- **希望がもてないこと**：あなたは、問題は決して解決されず永久に自分は苦しみ続けると心の中でつぶやきます。
- **罪責感**：あなたは、自分は悪い人間で自らの価値観を犯してしまったと心の中でつぶやきます。
- **恥辱**：あなたは、他の人々から不適応または不適切と見られていて、軽蔑されていると心の中でつぶやきます。
- **劣等感**：あなたは自分が他の人々ほど優れてはおらず、自分で考えた基準にも到達していないと心の中でつぶやきます。
- **無価値感**：あなたは生まれつき自分に欠陥があると心の中でつぶやきます。
- **失望**：あなたは、世間は自分の期待どおりであるべきだと心の中でつぶやきます。
- **怒り**：あなたは、他の人々は自己中心的な間抜けで、あなたのことを不当にまたは意図的に利用していると心の中でつぶやきます。
- **身動きがとれない感じ**：あなたは、配偶者、恋人、友人または家族の要求を受け入れなければならないと心の中でつぶやきます。

それぞれの否定的思考を自分がどの程度信じているか、0％（まったく信じない）から100％（完全に信じる）までの範囲で評価し、その点数を「事前評価（％）」に記入してください。

ステップ④ 歪み：日常気分記録表の最終頁にある思考の歪みチェックリストを参考に、それぞれの否定的思考の中に歪みを特定します。記入には、全か無か思考を「全か無」、過度の「一般化」を一般化などの略語で表記します。

ステップ⑤ 合理的思考：それぞれの否定的思考に、よりポジティブで現実的な新しい思考で挑戦します。それぞれの合理的思考をあなたがどの程度信じているか、0％（まったく信じない）から100％（完全に信じる）までの点数で評価し「確信（％）」の欄に記入します。合理的思考は、感情的変化の必要条件と十分条件の両方を満たさない限り効果が得られないことを忘れないでください。

- **必要条件：**合理的思考は100％真実でなければなりません。
- **十分条件：**合理的思考は否定的思考の誤りを証明しなければなりません。

最後に、否定的思考をもう一度評価して、新たな評価点を「事後評価（％）」に記入します。もし合理的思考が有効ではない場合、再度挑戦を繰り返します。否定的思考の誤りを証明するまでには、ときとしてさまざまに異なる角度から挑戦しなければならないことがあります。これは認知行動療法においてもっとも重要かつもっとも理解されていない考えの1つです。

回復のサークル

回復のサークルは、日常気分記録表のステップ5を補完するものです。挑戦したい否定的思考をまず選んでください。それを回復のサークルの中心部に記入します。そしてこの思考に挑戦するための技法を少なくとも15選びます。技法の名を各ボックスに記入してください。認知技法から最低12～15の技法、曝露技法から2つから3つ、そして隠された感情技法を含めるようにしてください。

技法の選択には、736頁にある「あなたの恐怖を打ち負かす40の方法」の1頁もののリスト、および615頁から始まるより詳細なリストを参照してください。

習熟するにつれて、有効と思われる技法の選択が円滑に進むようになるでしょう。737頁には、否定的思考に潜む「全か無か思考」、「先読みの誤り」、「すべき」思考などの思考の歪みに有効と思われる技法別のリストがあります。738頁のリストは、気おくれ（シャイネス）、強迫性障害、うつなどの障害の種類別に有効と思われる技法を挙げたものです。しかし各個人に有効な技法は常に予測不可能です。ですからこれらリストを厳格に文字どおり適用するのは避けてください。しかしひとたびあなたに有効な技法を発見できれば、それは常にあなたにとって有効な技法となる確率が高いでしょう。

日常気分記録表

動揺した出来事

感情	事前評価(%)	事後評価(%)	感情	事前評価(%)	事後評価(%)
悲しい：気がふさぐ、憂うつ、弱りきった、不幸せな			**きまりの悪い**：当惑した、屈辱的だ、人目を気にする		
不安な：心配した、パニック状態の、神経過敏な、おびえた			**希望がもてない**：落胆した、悲観的な、絶望している		
罪の意識がある：深く後悔している、悪い、恥じている			**失望した**：行き詰まった、邪魔された、打ち負かされた		
劣っている：価値がない、不適格だ、欠点だらけだ、能力がない			**怒った**：激怒した、腹を立てた、苛立った、逆上した、怒り狂った		
孤独で寂しい：愛されてない、望まれていない、拒絶された、1人ぼっち、見捨てられた			**その他**（記述してください）		

否定的思考	事前評価(%)	事後評価(%)	歪み	合理的思考	確信(%)
1.				1.	
2.				2.	
3.				3.	
4.				4.	
5.				5.	
6.				6.	
7.				7.	
8.				8.	

思考の歪みチェックリスト

1. **全か無か思考**：ものごとを黒か白かという絶対的な二分法で見ています。

2. **一般化のしすぎ**：たった1つの否定的な出来事を、全体の失敗として捉えます。「いつもこんなふうになる」とつぶやきます。

3. **心のフィルター**：マイナスのことばかりくよくよと考えて、プラスのことを無視します。

4. **マイナス化思考**：自分のプラスの資質が、大したことはないとかたくなに主張します。

5. **結論への飛躍**：事実に裏づけられていない結論に飛躍します。
①**心の読みすぎ**：他人が自分に対して否定的に反応していると思い込みます。
②**先読みの誤り**：何か悪いことが起きると予言します。

6. **過大解釈／過小評価**：度を越えて物事を誇張したり、重要性を過少に評価したりします。

7. **感情的決めつけ**：「自分が失敗者のように感じるから、きっと本当に失敗者だ」などのように、自分の感じ方から推論します。

8. **「すべき」思考**：「すべき」「すべきではない」「しなければならない」という言葉を使います。

9. **レッテル貼り**：「私は間違ってしまった」とつぶやくかわりに、「私は失敗者だ」または「私はまぬけだ」というレッテルを貼ってしまいます。

10. **非難**：問題を解決する代わりに、あなたは欠点を見つけます。①個人化：自分ひとりがすべての責任を負っているわけではないのに自分を容赦なく非難します。②責任の押しつけ：問題にかかわった自分の責任を否定して、あなたは他の人々を非難します。

日常気分記録表（2頁目）

否定的思考	事前評価(%)	事後評価(%)	歪み	合理的思考	確信(%)

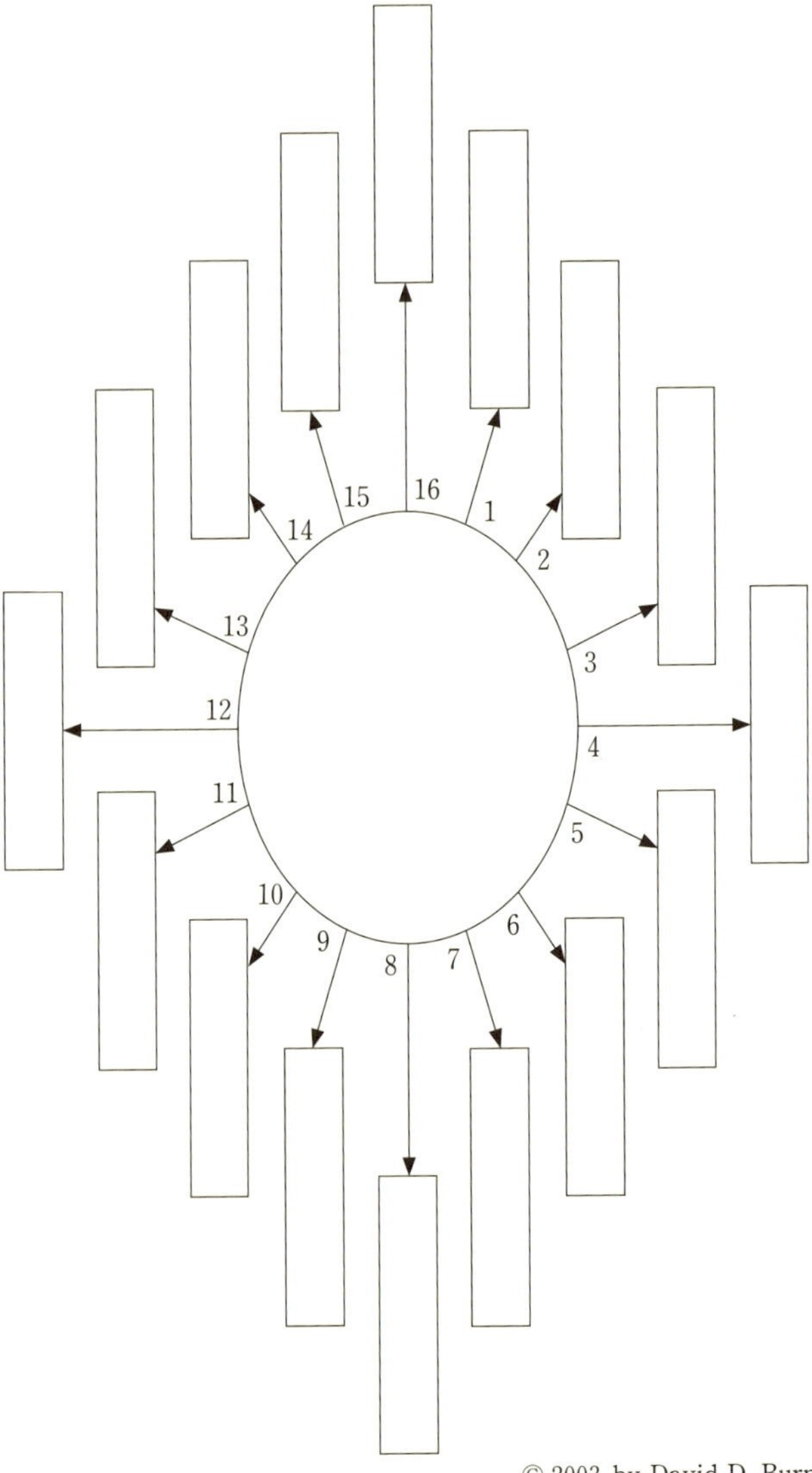

回復のサークル

回復のサークル（2頁目）

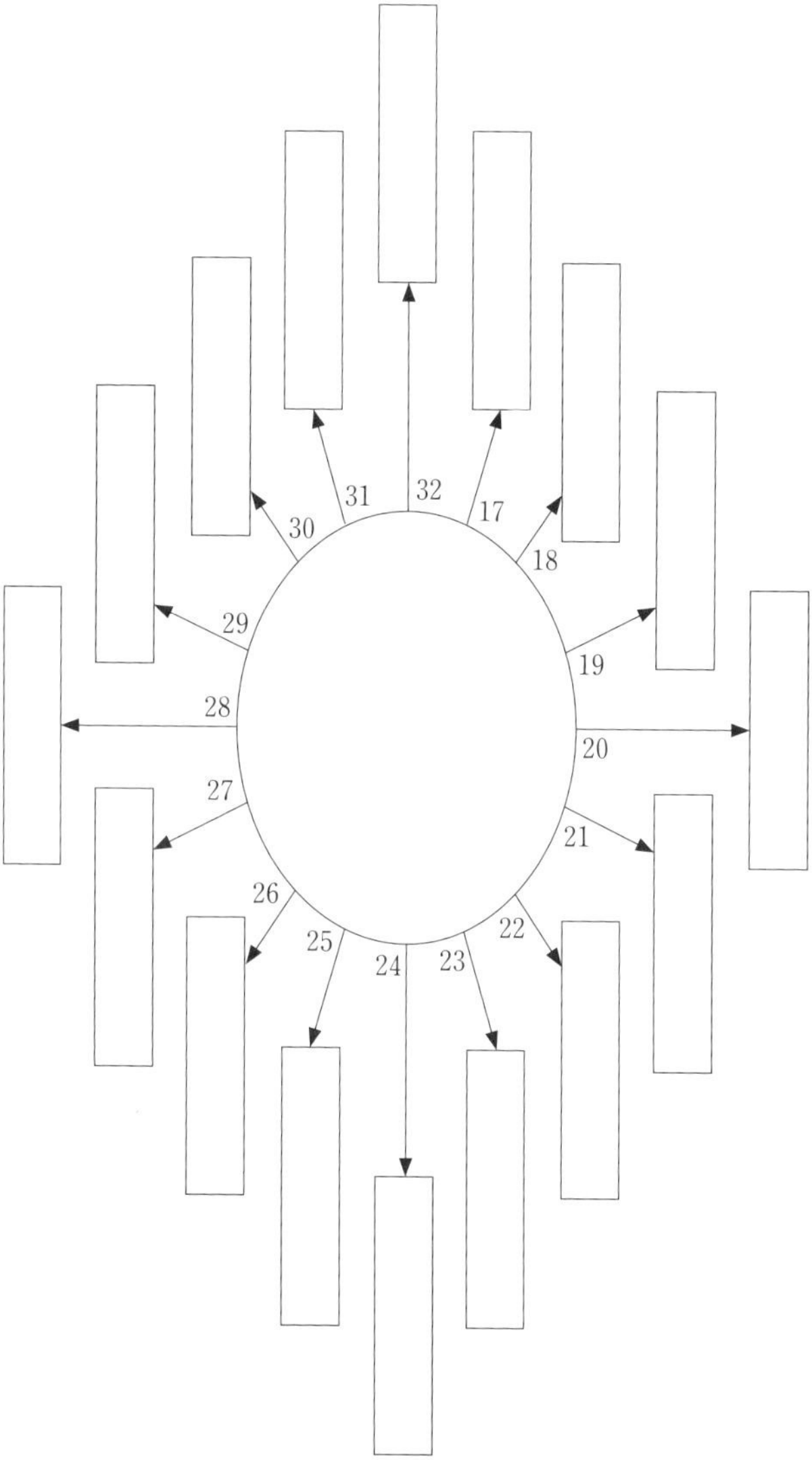

あなたの恐怖を打ち負かす 40 の方法

認知モデル

覆いをとる技法
1. 矢印技法
2. そうしたらどうなるか技法

思いやりに基づく技法
3. 二重の基準技法

真実に基づく技法
4. 証拠を探す技法
5. 実験技法
6. 調査技法
7. 責任再分配技法

意味論的技法
8. 意味論的技法
9. 言葉を定義する技法
10. 具体的に考える技法

論理に基づく技法
11. 灰色の部分があると考える技法
12. 過程 vs. 結果技法

定量的技法
13. セルフ・モニタリング技法
14. 心配する時間を作る技法

ユーモアに基づく技法
15. 恥への挑戦[a]
16. 逆説的拡大視技法
17. ユーモラスな空想技法

ロールプレイ技法[b]
18. 声の外在化技法

スピリチュアルな技法
19. 受け入れの逆説技法

動機づけの技法
20. メリット・デメリット分析
21. 逆説的メリット・デメリット分析
22. 悪魔の代弁者技法

反先延ばし技法
23. 満足度予想表
24. 大きな仕事のための小さなステップ
25. 反先延ばし表
26. 問題解決技法

曝露モデル

古典的曝露
27. 段階的曝露
28. フラッディング
29. 曝露反応妨害法
30. ディストラクション

認知的曝露
31. 認知的フラッディング
32. イメージの置き換え
33. 記憶の置き換え
34. 恐れている幻想の技法

対人関係曝露
35. スマイル・アンド・ハローの練習
36. 口説きの練習
37. 拒絶の練習
38. 自己開示
39. デビッド・レターマン技法

隠された感情モデル

40. 隠された感情技法

a：この技法は対人関係曝露技法の１つとして分類することもできます。
b：ロールプレイを活用できる他の技法には、二重の基準技法、受け入れの逆説技法、悪魔の代弁者技法、恐れている幻想の技法、口説きの練習、デビッド・レターマン技法などがあります。

否定的思考に潜む思考の歪みに基づく技法の選択

		思考の歪み											
		1. 全か無か思考	2. 一般化のしすぎ	3. 心のフィルター	4. マイナス化思考	5. 結論への飛躍 ①心の読みすぎ	5. 結論への飛躍 ②先読みの誤り	6. 過大解釈／過小評価	7. 感情的決めつけ	8. 「すべき」思考	9. レッテル貼り	10. 非難 ①個人化	10. 非難 ②責任のおしつけ
認知技法	覆いをとる技法	✓	✓	✓	✓	✓	✓	✓	✓	✓	✓	✓	✓
	思いやりに基づく技法	✓	✓	✓	✓	✓	✓	✓	✓	✓	✓	✓	
	真実に基づく技法	✓	✓	✓	✓	✓	✓	✓	✓	✓	✓	✓	✓
	意味論的技法	✓	✓	✓	✓	✓	✓	✓	✓	✓	✓	✓	
	論理に基づく技法	✓		✓	✓			✓		✓	✓	✓	
	定量的技法			✓	✓	✓	✓	✓			✓	✓	
	ユーモアに基づく技法					✓	✓	✓	✓	✓	✓	✓	✓
	ロールプレイ技法	✓	✓	✓	✓	✓	✓	✓	✓	✓	✓	✓	✓
	スピリチュアルな技法	✓	✓	✓	✓	✓	✓	✓	✓	✓	✓	✓	✓
	動機づけの技法	✓	✓	✓	✓	✓	✓	✓	✓	✓	✓	✓	✓
	反先延ばし技法					✓	✓	✓	✓				
曝露技法	古典的曝露					✓	✓	✓	✓				
	認知的曝露					✓	✓	✓					
	対人関係曝露					✓	✓						
隠された感情技法	隠された感情技法					✓	✓						

解決に取り組む問題の種類に基づく技法の選択

		あなたが抱える問題											
		慢性不安	パニック発作	広場恐怖	恐れと病的恐怖	気おくれ（シャイネス）	パフォーマンス不安とスピーチ不安	強迫性障害（OCD）	心的外傷後ストレス障害（PTSD）	心気症	身体醜形障害（BDD）	うつと恥辱	習慣と依存
認知技法	覆いをとる技法	✓	✓	✓	✓	✓	✓	✓	✓	✓	✓	✓	✓
	思いやりに基づく技法	✓	✓	✓	✓	✓	✓	✓	✓	✓	✓	✓	
	真実に基づく技法	✓	✓	✓	✓	✓		✓		✓	✓	✓	
	意味論的技法					✓	✓				✓	✓	✓
	論理に基づく技法					✓	✓				✓	✓	
	定量的技法	✓					✓	✓			✓	✓	
	ユーモアに基づく技法					✓	✓				✓	✓	
	ロールプレイ技法	✓	✓	✓	✓	✓	✓	✓	✓	✓	✓	✓	✓
	スピリチュアルな技法		✓		✓	✓	✓		✓		✓	✓	
	動機づけの技法	✓	✓	✓	✓	✓	✓	✓	✓	✓	✓	✓	✓
	反先延ばし技法											✓	✓
曝露技法	古典的曝露	✓	✓	✓	✓	✓	✓	✓		✓	✓		
	認知的曝露	✓	✓	✓	✓	✓	✓	✓	✓	✓	✓	✓	
	対人関係曝露					✓							
隠された感情技法	隠された感情技法	✓	✓	✓	✓	✓	✓	✓	✓	✓	✓		

思考の歪みチェックリスト

1. **全か無か思考**：ものごとを黒か白かの二者択一的に見る思考。完全な成功でない限り、それはあなたにとって完全な失敗となる。
2. **一般化のしすぎ**：1つの否定的なできごとを、「いつもこんなふうになる」または「決してうまく行ったことがない」のように一事が万事式に捉える思考。
3. **心のフィルター**：ビーカーの水にインクを一滴落とすような見方。マイナスのことばかりくよくよと考えて、プラスのことを無視する思考。
4. **マイナス化思考**：自分の達成した業績やプラスの資質が、大したことはないとみなす思考。
5. **結論への飛躍**：事実に裏づけられていない結論に飛躍する思考。
①心の読みすぎ：明確な証拠もないのに、他人の自分に対する言動を否定的に捉える。
②先読みの誤り：何か悪いことが起きると心の中でつぶやく。「来週の試験では、大失敗することが自分にはわかっている」。
6. **過大解釈／過小評価**：度を越えた物事の誇張や、重要性の過少評価。これは「双眼鏡のトリック」とも呼ばれる。一方から覗くと欠点がエベレストのように大きく見え、他方から覗くと自分の強さや長所がほとんど見えなくなる。
7. **感情的決めつけ**：「私は不安だから、きっと危険が迫っているに違いない」、あるいは「自分が失敗者のように感じるから、きっと本当に失敗者だ」などのように、自分の感じ方から推論する。
8. **「すべき」思考**：「すべき」「すべきではない」「しなければならない」という言葉で自分や他の人々を批判する。（例：「こんなに人見知りして神経質になるべきではない」）
9. **レッテル貼り**：ある欠点や間違いが自分そのものであるという思い込み。「私は間違ってしまった」ではなく、自分に「失敗者」というレッテルを貼ってしまう。一般化のしすぎの極端な形。

10．**非難**：問題の原因を正確に突き止めることをせず、自分あるいは他人を非難する。
①個人化：あなたが犯したミスについて、自分が完全な責任を負っていないのに自分を容赦なく非難する。
②責任の押しつけ：問題にかかわった自分の責任を否定して、他の人々を非難する。

（続き）

よくある自虐的信念のリスト

達　成

1. 業績の完全主義：私は決して失敗したり誤りをおかしてはならない。
2. 自己認識の完全主義：私に欠点があったり、傷つきやすかったりしたら、誰も私を愛し受け入れてくれない。
3. 達成への依存：私の人間としての価値は、達成した業績、知性、才能、社会的地位、収入、容姿などに左右される。

愛　情

4. 承認への依存：自分が価値ある人間であるためには、全員の承認が必要だ。
5. 愛情への依存：私は、愛されていなければ幸せや満足を感じることができない。
6. 拒絶への恐怖：誰かに拒絶されるということは、私自身に何かまずいところがあるに違いない。1人ぼっちでは、私は惨めで無価値な人間と感じる。

服　従

7. 他者を喜ばせる：私は、自分がみじめになっても、常にあなたを喜ばせなければならない。
8. 対立への恐怖：互いに愛し合っている人間同士は決してけんかをしたり口論したりしない。
9. 自己非難：私の対人関係上の問題は、自分に落ち度があるにちがいない。

過度な要求

10. 他者非難：私の対人関係上の問題は、常に他人に落ち度がある。
11. 全能感：あなたは私を、常に私の希望どおりに扱うべきである。
12. 真実：私は正しく、あなたは間違っている。

抑うつ

13. **絶望感**：私の問題は決して解決されないだろう。私は決して本当の幸せや満足を感じることはないだろう。

14. **無価値感／劣等感**：私は基本的に無価値で、欠陥があり、他人よりも劣った存在である。

不安

15. **感情の完全主義**：私は常に幸せを感じて、自信にあふれ、自分をコントロールしなければならない。

16. **怒りへの恐怖**：怒りは危険であり、どんな代償を払っても回避すべきである。

17. **否定的感情への恐怖**：私は決して、悲しみ、不安、不適格、嫉妬、傷つきやすさなどを感じてはならない。私は感情を隠すべきで、他人を動揺させてはならない。

18. **他者の自己愛への過敏性**：私が大切に思う人々は皆、要求が厳しく、他人を操るのがとても巧みで、力がある。

19. **山火事の誤り**：すべての人はクローンのようにまったく同じに考えるものだ。もし1人の人間が私を見下したとすると、たちまちその事実が広まって、誰もが私を見下し始める。

20. **スポットライトの誤り**：他人と会話するのはスポットライトを浴びながら演技するようなものだ。もし私が洗練され機知に富んだ興味深い人物との印象を与えられないと、私は人々から好かれることはない。

21. **呪術思考**：私が十分に心配すれば、すべてはうまく行く。

その他

22. **低い欲求不満耐性**：私は苛立ってはならない。人生はいつもゆったり過ごさなければならない。

23. **スーパーマン／スーパーウーマン**：私はいつも強くなければならない。決して弱くあってはならない。

(続き)

メリット・デメリット分析

あなたが変えたいと望んでいる，態度，気分，習慣を記述してください

メリット	デメリット

私の不安階層表

あなたの恐怖を説明してください（　　　　　　　　　　　　　　　　　　　　　　　　　　　　　　　　　）

恐怖の対象を、レベル1（最も恐ろしくない）からレベル10（最も恐ろしい）で評価しリストアップしてください。

レベル	不安の対象
1	
2	
3	
4	
5	
6	
7	
8	
9	
10	

曝露記録表

この表の使い方：あなたが挑戦している恐怖の階層レベルと日付を記録します。毎分あるいは2分ごとに、あなたの不安度を0％（まったく不安を感じない）から100％（強い不安を感じる）までの尺度で評価し、時間とともに記録します。あなたが恐れているあらゆる思考や幻想を記述してください。例えばエレベーターに乗っているのであれば、「四方の壁が迫ってくる」あるいは「エレベーターが故障して私は中に閉じ込められてしまう」または「酸素が欠乏する」などの思考を記入します。

日付＿＿＿＿＿＿　恐怖の階層レベル＿＿＿＿＿＿

時間	不安（0-100%）	恐れている思考と幻想

(続き)

恐怖記録表

この表の使い方：あなたの不安度を曝露セッションの開始時と終了時に０％（まったく不安を感じない）から１００％（強い不安を感じる）までの尺度で評価します。あなたが抱いていた恐れている思考または幻想のすべてを記述します。

曝露の種類

日付	経過時間	開始時の不安（0%～100%）	終了時の不安（0%～100%）	恐れている思考と幻想

効果的コミュニケーションのための5つの秘訣（EAR）

共感＝E

1．**武装解除技法（DT）**：相手の言うことが完全に馬鹿げていてバカバカしいと思っても、その発言の中に真実を見つけます。

2．**共感**：この技法では、相手の身になって彼らの目を通して世界を見るようにします。

① 思考の共感（TE）：相手の言葉を言い換えて復唱します。

② 感情の共感（FE）：相手の言葉から、彼らがどのように感じているかを類推し認めます。

3．**質問技法（IN）**：相手が何を考え何を感じているかを知るため、穏やかにそして正面から質問します。

自己主張＝A

4．**「私は～と感じる」という言い方（IF）**：あなた自身の考え方と感じ方を、直接的かつ巧妙に表現します。例えば、「あなたは間違っている」または「君は私を怒らせている」などの二人称を用いる代わりに、「私は～と感じる」を用いて「私は怒りを感じる」などと言います。

尊敬＝R

5．**相手を尊重する技法（ST）**：あなたがたとえ相手に立腹し怒っていても、相手に対する尊敬の念を伝えます。議論の最中でも、純粋に相手の肯定的な面を探します。

満足度予想表

信念

活動の内容 喜び、学習、自己成長の可能性がある活動予定を記入してください	一緒に行う人 1人で行うときは「自分と」と記入してください	予想される満足度 それぞれの活動の前に0～100％で記入してください	実際の満足度 それぞれの活動の後に0～100％で記入してください

反先延ばし表

活動 課題を数分で実行できる小さなステップに分けてください。	予想する難易度 （０％～１００％）	予想する満足度 （０％～１００％）	実際の難易度 （０％～１００％）	実際の満足度 （０％～１００％）
1.				
2.				
3.				
4.				
5.				
6.				
7.				

文献

はじめに

(1) F. Scogin, D. Hamblin, and L. Beutler, "Bibliotherapy for Depressed Older Adults:A Self-Help Alternative," *The Gerontologist* 27 (1987) : 383-387.

F. Scogin, C. Jamison, and K. Gochneaut, "The Comparative Efficacy of Cognitive and Behavioral Bibliotherapy for Mildly and Moderately Depressed Older Adults," *Journal of Consulting and Clinical Psychology* 57 (1989) : 403-407.

F. Scogin, C. Jamison, and N. Davis, "A Two-Year Follow-up of the Effects of Bibliotherapy for Depressed Older Adults," *Journal of Consulting and Clinical Psychology* 58 (1990) : 665-667.

F. Scogin, C. Jamison, M. Floyd, and W. Chaplin, "Measuring Learning in Depression Treatment: A Cognitive Bibliotherapy Test," *Cognitive Therapy and Research* 22 (1998) : 475-482.

N.M. Smith, M. R. Floyd, C. Jamison, and F. Scogin, "Three-Year Follow-up of Bibliotherapy for Depression," *Journal of Consulting and Clinical Psychology* 65 (1997) : 324-327.

(2) R. J. DeRubeis, S. D. Hollon, J. D. Amsterdam, R. C. Shelton, P. R. Young, R. M. Salomon, J. P.

O'Reardon, M. L. Lovett, M. M. Gladis, L. L. Brown, and R. Gallop, "Cognitive Therapy vs. Medications in the Treatment of Moderate to Severe Depression," *Archives of General Psychiatry* 62 (2005) : 409-416. Web abstract: http://arch psych.ama-assn.org/cgi/content/abstract/62/4/409.

S. D. Hollon, R. J. DeRubeis, R. C. Shelton,J. D. Amsterdam,R. M. Salomon, J. P. O'Reardon, M. L. Lovett, P. R. Young, K. L. Haman, B. B. Freeman, and R. Gallop, "Prevention of Relapse Following Cognitive Therapy vs. Medications in Moderate to Severe Depression," *Archives of General Psychiatry* 62 (2005) : 417-422. Web abstract: http://archpsych.ama-assn.org/cgi/content/abstract/62/4/417.

(3) As quoted in *Medical News Today*, July 8, 2005, "Cognitive Therapy as Good as Antidepressants, Effects Last Longer." Web link: http://medicalnewstoday.com/medicalnews.php?newsid=22319 #.

(4) H. A. Westra and S. H. Stewart, "Cognitive Behavioral Therapy and Pharmacotherapy: Complementary or Contradictory Approaches to the Treatment of Anxiety?" *Clinical Psychology Review* 18, no. 3 (1998) : 307-340.

第1章

(1) H. A. Westra and S. H. Stewart, "Cognitive Behavioral Therapy and Pharmacotherapy: Complementary or Contradictory Approaches to the Treatment of Anxiety?" *Clinical Psychology Review* 18,

no. 3 (1998) : 307–340.

第4章

(1) J. Mendels, J. L. Stinnett, D. D. Burns, and A. Frazer, "Amine Precursors and Depression," *Archives of General Psychiatry* 32 (1975) : 22–30

(2) Hypericum Depression Trial Study Group, "Effect of *Hypericum perforatum* (St. John's Wort) in Major Depressive Disorder: A Randomized, Controlled Trial," *Journal of the American Medical Association* 287 (2002) : 1807–1814. Online summary: http://www.nih.gov/news/pr/apr2002/nccam-09.htm.

(3) I. Kirsch and G. Sapirstein, "Listening to Prozac but Hearing Placebo: A MetaAnalysis of Antidepressant Medication," *Prevention and Treatment* 1 (1998), article 0002a. Online article: http://journals.apa.org/prevention/volumel/pre0010002a.html.

I. Kirsch, T. J. Moore, A. Scoboria, and S. S. Nicholls, "The Emperor's New Drugs: An Analysis of Antidepressant Medication Data Submitted to the U.S. Food and Drug Administration," *Prevention and Treatment* 5 (2002), article 23. Online article: http://journals.apa.org/prevention/volume5/pre0050023a.html.

(4) S. H. Preskorn, "Clinically Relevant Pharmacology of Selective Serotonin Reuptake Inhibitors: An Overview with Emphasis on Pharmacokinetics and Effects on Oxidative Drug Metabolism," *Clinical Pharmacokinetics* 32, suppl. 1 (1997) : 1-21.

I. kirsch and G. Sapirstein, "Listening to Prozac but Hearing Placebo: A Meta-Analysis of Antidepressant Medication," *Prevention and Treatment* 1(1998), article 0002a. Online article: http://journals.apa.org/prevention/volume1/pre0010002a.html.

I. Kirsch, T.J. Moore, A. Scoboria, and S. S. Nicholls, "The Emperor's New Drugs: An Analysis of Antidepressant Medication Data Submitted to the U.S. Food and Drug Administration," *Prevention and Treatment* 5(2002), article 23. Online article: http://journals.apa.org/prevention/volume5/pre0050023a.html.

(5) D. O. Antonuccio, W. G. Danton, and G. Y. DeNelsky, "Psychotherapy versus Medication for Depression: Challenging the Conventional Wisdom with Data," *Professional Psychology: Research and Practice* 26(1995) : 574-585.

D. O. Antonuccio, W. G. Danton, G. Y. DeNelsky, R. Greenberg, and J. S. Gordon, "Raising Questions about Antidepressants," *Psychotherapy and Psychosomatics* 68 (1999) : 3-14.

D. O. Antonuccio, D. Burns, and W. G. Danton, "Antidepressants: A Triumph of Marketing over

Science?" *Prevention and Treatment* 5 (2002), article 25. Online article: http://journals.apa.org/prevention/volume5/toc-jul15-02.htm.

(6) E. J. Garland, "Facing the Evidence: Antidepressant Treatment in Children and Adolescents," *Canadian Medical Association Journal* 170 (2004) : 489–491.

N. Jureidini, C. J. Doecke, P. R. Mansfield, M. M. Haby, D. B. Menkes, and A. L. Tonkin, "Efficacy and Safety of Antidepressants in Children and Adolescents," *British Medical Journal* 328 (2004) : 879–883.

C. J. Whittington, T. Kendall, P. Fonagy, D. Cottrell, A. Colgrove, and E. Boddington, "Selective Serotonin Reuptake Inhibitors in Childhood Depression: Systematic Review of Published versus Unpublished Data," *Lancet* 363 (2004) : 1341–1345.

(7) D. Healy, "Lines of Evidence on the Risk of Suicide with Selective Serotonin Reuptake Inhibitors," *Psychotherapy and Psychosomatics* 72 (2003) : 71–79.

(8) H. A. Westra and S. H. Stewart, "Cognitive Behavioral Therapy and Pharmacotherapy: Complementary or Contradictory Approaches to the Treatment of Anxiety?" *Clinical Psychology Review* 18, no. 3 (1998) : 307–340.

(9) D. O. Antonuccio, W. G. Danton, and G. Y. DeNelsky, "Psychotherapy versus Medication for

Depression: Challenging the Conventional Wisdom with Data, "*Professional Psychology: Research and Practice* 26 (1995) : 574-585.

(10) R. J. DeRubeis, S. D. Hollon, J. D. Amsterdam, R. C. Shelton, P. R. Young, R. M. Salomon, J. P. O'Reardon, M. L. Lovett, M. M. Gladis, L. L. Brown, and R. Gallop, "Cognitive Therapy vs. Medications in the Treatment of Moderate to Severe Depression," *Archives of General Psychiatry* 62 (2005) : 409-416. Web abstract: http://archpsych.ama-assn.org/cgi/content/abstract/62/4/409.

S. D. Hollon, R. J. DeRubeis, R. C. Shelton, J. D. Amsterdam, R. M. Salomon, J. P. O'Reardon, M. L. Lovett, P. R. Young, K. L. Haman, B. B. Freeman, and R. Gallop, "Prevention of Relapse Following Cognitive Therapy vs. Medications in Moderate to Severe Depression," *Archives of General Psychiatry* 62 (2005) : 417-422. Web abstract: http://archpsych.ama-assn.org/cgi/content/abstract/62/4/417.

(11) F. Scogin, D. Hamblin, and L. Beutler, "Bibliotherapy for Depressed Older Adults: A Self-Help Alternative," *The Gerontologist* 27 (1987) : 383-387.

F. Scogin, C. Jamison, and K. Gochneaut, "The Comparative Efficacy of Cognitive and Behavioral Bibliotherapy for Mildly and Moderately Depressed Older Adults," *Journal of Consulting and Clinical Psychology* 57 (1989) : 403-407.

F. Scogin, C. Jamison, and N. Davis, "A Two-Year Follow-up of the Effects of Bibliotherapy for

Depressed Older Adults," *Journal of Consulting and Clinical Psychology* 58 (1990) : 665-667.

F. Scogin, C. Jamison, M. Floyd, and W. Chaplin, "Measuring Learning in Depression Treatment: A Cognitive Bibliotherapy Test," *Cognitive Therapy and Research* 22 (1998) : 475-482.

N. M. Smith, M. R. Floyd, C. Jamison, and F. Scogin, "Three-Year Follow-up of Bibliotherapy for Depression," *Journal of Consulting and Clinical Psychology* 65 (1997) : 324-327.

■監修・監訳者紹介

野村総一郎（のむら そういちろう）

1949年　広島県生まれ
1974年　慶應義塾大学医学部卒業，医師資格取得
1977年　藤田学園保健衛生大学助手
1984年　同講師
1985-86年　テキサス大学医学部ヒューストン校神経生物学教室留学
1986-87年　メイヨ医科大学精神医学教室留学
1988年　藤田学園保健衛生大学精神医学教室助教授
1993年　国家公務員等共済組合連合会立川病院神経科部長
1997年　防衛医科大学校教授（医学博士）
著書　『うつ病をなおす』（講談社），『心の悩み外来』（NHK 出版），『精神科でできること―脳の医学と心の治療―』（講談社），『もう「うつ」にはなりたくない』（星和書店），他。
訳書　『いやな気分よ，さようなら』（星和書店，共訳），『フィーリング Good ハンドブック』（星和書店，監訳），『うつ病の再発・再燃を防ぐためのステップガイド』（星和書店，監訳），他。

中島美鈴（なかしま みすず）

1978年　福岡県生まれ
2001年広島大学大学院教育学研究科を修了後，独立行政法人国立病院機構肥前精神医療センター，東京大学駒場学生相談所助教，福岡大学人文学部教育・臨床心理学科研究員を経て，現在，独立行政法人国立病院機構肥前精神医療センター非常勤研究員。
著書　『私らしさよ，こんにちは―5日間の新しい集団認知行動療法ワークブック』（星和書店），『おかあさんどうしたの？　おかあさんの病気の話』（小学館）
訳書　『もういちど自分らしさに出会うための10日間―自尊感情をとりもどすためのプログラム』（星和書店，共訳），『もういちど自分らしさに出会うための10日間リーダーズマニュアル―自尊感情をとりもどすためのプログラム』（星和書店，共訳），他。

林　建郎（はやし たけお）

1948年　東京に生まれる
1970年　上智大学外国語学部英語学科卒業
1970-99年　一部上場企業の海外駐在員として勤務
現在，科学技術専門翻訳家（英語，仏語）
訳書　『抗精神病薬の精神薬理』（星和書店，共訳），『抗うつ薬の時代』（星和書店，共訳），他。

■著者紹介

デビッド・D・バーンズ（David D. Burns）

ハーバード大学医学部客員研究員を経て現在スタンフォード大学医学部精神行動医学診療准教授。薬物療法によらない，うつと不安の治療法である認知行動療法のパイオニアとしてその発展に尽力してきた。認知行動療法は，これまでもっとも広く用いられ研究の対象となっている精神療法である。

研究，教育，メディア関係で数々の賞を受けたバーンズ博士は，『いやな気分よ，さようなら（Feeling Good)』そして『フィーリングGOODハンドブック（The Feeling Good Handbook)』などの成功を収めたセルフヘルプ本の著書として知られている。とくに上記の2冊は，これまでに米国内だけで500万部以上販売されている。米国で行われた精神衛生専門家対象の調査では，同博士の『いやな気分よ，さようなら』は，うつ病治療のセルフヘルプ本千冊の中で最高の評価を得た。さらに，米国およびカナダのメンタルヘルス専門家は，同書を，すべてのセルフヘルプ本の中でもっとも多く患者に推奨している。

不安もパニックも，さようなら

2011年12月13日　初版第1刷発行
2018年 1 月22日　初版第4刷発行

著　者　デビッド・D・バーンズ
監訳者　野村総一郎，中島美鈴
訳　者　林　建郎
発行者　石澤雄司
発行所　㈱星和書店
〒168-0074　東京都杉並区上高井戸1-2-5
電話　03（3329）0031（営業部）／03（3329）0033（編集部）
FAX　03（5374）7186（営業部）／03（5374）7185（編集部）
http://www.seiwa-pb.co.jp
印刷所　株式会社 光邦
製本所　鶴亀製本株式会社

Printed in Japan　ISBN978-4-7911-0796-4

人間関係の悩み さようなら

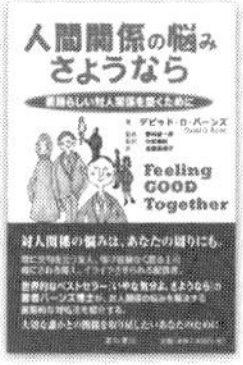

素晴らしい対人関係を築くために

［著］デビッド・D・バーンズ
［監修］野村総一郎 ［監訳］中島美鈴 ［訳］佐藤美奈子
四六判　496頁　本体価格 2,400円

周りに嫌な人がいて、人間関係に悩む人は非常に多い。これら対人関係の悩みを解決するための画期的な対人関係対処法を、世界的なベストセラー『いやな気分よ、さようなら』の著者バーンズ博士が、本書の中で紹介する。難しい人間関係を改善するためのバーンズ博士の技法は、わかりやすく、驚くほど効果的である。なぜ、これほどまでに問題のある対人関係が生じてくるのか？ この問いに、バーンズ博士は、25年に及ぶ臨床経験と、1000人以上に対する調査研究に基づき、全く新しい理論的枠組みを提供する。本書には、役に立つ実例が豊富に含まれている。また親密な関係を築くためのツールキットとして付録に収められているスケールも、極めて使い勝手がいい。専門家にとっても、クライエントとの関係を円滑にする非常に有用な1冊である。

発行：星和書店　http://www.seiwa-pb.co.jp　価格は本体(税別)です